Zu diesem Buch

„Was zuerst?", fragen sich viele Leidende verzweifelt. „Soll ich meine Leber entgiften? Meinen Darm reinigen? Meine Nahrungsmittelallergien und -unverträglichkeiten löschen? Meine Hormone ins Gleichgewicht bringen? Was ist mit meinen Schlafstörungen, Gelenkschmerzen, Migränekopfschmerzen und diesen lästigen unruhigen Beinen? Kann das alles irgendwie zusammenhängen?" Nachdem sie sich bereits von der Schulmedizin mit ihren rezeptpflichtigen Medikamenten abgewandt hatten, sind nun einige dieser Ratsuchenden zunehmend desillusioniert, was die Erfolge der Naturheilkunde betrifft. Der Heilungsprozess ist ihnen zu mühsam, zu zeitaufwendig oder zu teuer. „Es *muss* doch eine bessere Lösung für meine Probleme geben!", klagen sie. In diesem Kontext wurde *Hoffnung auf Gesundheit* geschrieben und die Funktionelle Bio-Analyse war geboren.

Funktionelle Bio-Analyse (FBA) ist eine wissenschaftlich basierte komplementärmedizinische Methode, die dem fachkundigen Therapeuten hilft, die Ordnung im Nervensystem und im Energiefluss des Patienten wiederherzustellen. Das primäre Ziel von FBA ist, durch kinesiologische Testung die Abläufe in den natürlichen inneren Kontrollsystemen des Körpers zu beurteilen. Mit FBA kann der Therapeut einer vom Körper vorgegebenen Hierarchie Schritt für Schritt folgen, um genau das Vitamin, Mineral, Heilkraut, eben die eine Substanz zu finden, die einen positiven Einfluss auf viele Systeme gleichzeitig entfaltet, die also einen sogenannten *hormetischen Effekt* hat.

Gegenwärtig gibt es nur eine Methode, die FBA für den Therapeuten voll nutzbar macht. Das ist der Manuelle Muskeltest. Trotz solider Begründbarkeit in der Neurologie und in grundlegenden Körperreflexen ist diese Herangehensweise für viele immer noch schwer zu verstehen. Jedoch wird für diejenigen, die neugierig genug sind, die Methode selbst zu prüfen, schnell klar werden, dass die Präzision des Manuellen Muskeltests zusammen mit dem Wissen von FBA vielen verzweifelten Menschen wieder *Hoffnung auf Gesundheit* bringen kann.

Dr. Scott Monk, Autor von *Hope for Health* und Begründer der Functional Bio-Analysis (FBA), erforscht Naturheilmethoden und behandelt seine Patienten ganzheitlich seit über 15 Jahren. Heute praktiziert er in Denver, wo er mit seiner Familie - Ehefrau Carrie und fünf Töchtern - lebt.

http:\\\www.fbahealth.com

Dr. Scott Monk

Hoffnung auf Gesundheit

Einführung in die
Funktionelle Bio-Analyse

Tiefenwirkung
Verlag Ludwig Petzi

Sie erreichen uns unter:
Verlag Ludwig Petzi
Marsstr. 21 Rgb
80335 München
http://www.tiefenwirkung.de

Haftungsausschluss:

Die in diesem Buch genannten Substanzen sind in der Regel Nahrungsergänzungsmittel. Ihre Verwendung setzt den fachkundigen Rat und die Diagnostik eines Arztes oder Heilpraktikers voraus.

Covergestaltung:
Verlag Ludwig Petzi, http://www.tiefenwirkung.de

Coverbilder:

http://www.fotolia.com, Andrea Danti, Bildnummer 28999181

http://www.istockphoto.com, Spa, Stock Photo, File #15614314

Originalausgabe:
Hope for Health by Dr. Scott Monk
Philadelphia/USA, 2011

http://www.fbahealth.com

Übersetzung:
Regina E. Wahlen, Heilpraktikerin und FBA-Therapeutin
http://www.tiefenwirkung.de
"Funktionelle Bio-Analyse nach Dr. Scott Monk®" ist eine eingetragene Marke beim Deutschen Patent- und Markenamt Nr. 30 2013 065 337

2. überarbeitete Auflage

Herstellung

Books on Demand GmbH, Norderstedt

ISBN: 978-3-9810788-4-8

EINFÜHRUNG

Dr. Scott Monk, der Autor von „Hope for Health" und Begründer der „Functional Bio Analysis", war 1990 als junger Mann Mitglied des Baseballteams der University of Florida. Das Team trainierte täglich zweieinhalb Stunden in der heißen Sonne. Entsprechend beschreibt Monk sein übliches Erscheinungsbild: völlig durchgeschwitzte Trainingskleidung mit scharf abgegrenzter brauner Haut, gestreift wie ein Zebra. Aber dazu gesellte sich etwas nicht so Lustiges: Einen weißen Salzring am Rand der Baseballkappe sah er als sicheres Zeichen für hohen Mineralverlust an.

Dieser Verlust notwendiger Mineralien forderte seinen Tribut: Wenn Monk sich abends schlafen legte, begann sein Herz schneller zu schlagen, dann wieder langsamer, und es gab sogar Aussetzer. Meldete sich ein Herzinfarkt an? Oder war er sonst ernsthaft krank? Aber er verdrängte das Problem, was in der Folge zu einer unterschwelligen emotionalen Ängstlichkeit führte. Die Symptome kamen und gingen scheinbar ohne Zusammenhang mit seiner Lebensweise; sie reichten von kaum wahrnehmbar bis hartnäckig und beängstigend.

In diese Zeit fiel Monks eher zufällige Begegnung mit dem Onkel eines Mitbewohners, die sein Leben verändern sollte. Dr. Dugan war Chiropraktor und Kinesiologe. In seiner jahrelangen Praxisarbeit benutzte Dr. Dugan eine schnelle Diagnostikmethode, die er bei allen Patienten anwandte. Er erklärte, jeder Muskel sei mit einem Organsystem verbunden: Der Deltoideus mit den Lungen, der Bizeps mit dem Magen usw. Wenn ein unverletzter Muskel unter konstantem Druck nicht stark bleiben könne, signalisiere das ein mögliches Problem im zugeordneten Organsystem.

Bei seinem ersten Besuch untersuchte Dr. Dugan Monk so in acht Minuten. Die Muskeln konnten dem Druck problemlos widerstehen, bis er zum rechten Arm kam, zum M. subscapularis – ein großer Muskel, der an der Unterseite des Schulterblattes beginnt, sich über die Rippen fortsetzt und an der Innenseite des Oberarmes endet. Dieser Muskel schien plötzlich keine Kraft mehr zu haben. Monk war geschockt. Er war schließlich ein starker und gesunder junger Mann, der Gewichte von 300 Pfund drücken konnte. Dr. Dugan erklärte ihm, diese Schwächung habe mit dem aktivsten Organ des Körpers zu tun, das außerdem selbst ein Muskel ist – mit dem Herzen.

Dr. Dugan fuhr mit der Untersuchung fort, indem er Monk in jeder Hand einen Kupferstab halten ließ, der über elektrische Leitungen mit einem Gerät verbunden war, das er dann einschaltete. Über die Stäbe lief ein feiner elektrischer Strom durch Monks Körper. Dr. Dugan platzierte verschiedene Mineralproben auf die Kupferplatte am Gerät und behielt die Messskala genau im Auge. Wenn der Körper das gegebene Mineral nicht brauchte, rührte sich nichts auf der Skala.

Aber dann geschah etwas. Als Dr. Dugan das Kaliumröhrchen auf die Kupferplatte stellte, sprang der Zeiger von links nach rechts. Irgendwas am Kalium veränderte signifikant den elektrischen Stromfluss durch Monks Körper. Was bedeutete das? Dr. Dugan nahm ihm die Kupferstäbe aus der Hand, ließ ihn die Kaliumprobe direkt halten und testete noch einmal den Subscapularismuskel des rechten Arms. Zu Monks großer Überraschung war der Muskel nun wieder stark.

Durch spezifische Körperreaktionen konnte Dr. Dugan feststellen, dass Monks Organismus einen funktionellen Kaliummangel aufwies. Er verordnete ihm Kalium als Nahrungsergänzung, und Monk schluckte die nächsten drei Wochen eine oder zwei Kaliumtabletten pro Tag, obwohl er eigentlich keine große Veränderung feststellte. Er fühlte sich stark und gesund. Erstaunlicherweise blieben nach kurzer Zeit die Herzprobleme aus. Sie sind bis heute nicht zurückgekommen.

Dieses Erlebnis beeindruckte Dr. Monk stark. Weil es ihn aber mit vielen Fragen zurück ließ, machte er sich auf die Suche nach Antworten für das erstaunliche Geschehen. Woher wusste sein Körper, dass in der Flasche in seiner Hand Kalium war? Wieso verändert der Muskel seine Kraft augenblicklich wegen irgendeiner Substanz außerhalb des Körpers? Was für Beziehungen gibt es zwischen Muskeln und Organen? Korreliert der Muskeltest mit normalen Bluttests und Laboruntersuchungen? Könnte ein Arzt auch andere Dinge, z. B. Energieblockaden durch toxische Belastungen oder durch Gefühle oder Überzeugungen auf diese Weise feststellen? Bei seinen Studien in Angewandter Kinesiologie (AK) fand Dr. Monk Antworten auf diese und weitere Fragen.

Der Muskeltest aus der AK hat in der Komplementärmedizin inzwischen einen langen Erfahrungsweg hinsichtlich der Evaluierung von Nährstoffungleichgewichten im Körper hinter sich. Viele Nährstoffe sind unverzichtbar für die Funktionen des Nervensystems und des Immunsystems. Wenn ein Therapeut weiß, welches System aus der Balance geraten ist, kann er mit Hilfe von FBA herausfinden, welchen Nährstoff der Körper genau benötigt, um wieder ins Lot, in die Homöostase zu kommen. Dr. Scott Monk hat diese Herangehensweise genutzt, um tausenden Patienten mit den geläufigsten, herausforderndsten und teuersten Krankheiten unserer zivilisierten Welt zu helfen: Depressionen, Diabetes, Verdauungsstörungen, Herzkrankheiten, hormonelle Regulationsstörungen, Hypoglykämie, Stoffwechselstörungen, Migräne und viele andere Schmerzkrankheiten stellen Indikationen für den Einsatz von FBA dar. Sogar bei schwerwiegenden Störungen wie den Autoimmunkrankheiten kann mit FBA zur Linderung des Leidens oder sogar zur Heilung der Erkrankung beigetragen werden. Viele Leiden, die durch FBA regelmäßig gebessert werden können, sind in *Hoffnung auf Gesundheit* thematisiert.

Wenn es allgemein genutzt würde, könnte FBA das Gesundheitswesen in seiner heutigen Form revolutionieren: Ärzte könnten mehr Vorsorge betreiben und Patienten könnten mehr Eigenverantwortung übernehmen. Das Ergebnis wären massiv reduzierte Gesundheitskosten und eine signifikante Reduktion chronischer Erkrankungen.

Hoffnung auf Gesundheit ist ein Buch über die Korrektur funktioneller Störungen – so nennt man den Bereich zwischen optimaler Gesundheit und erkennbaren, diagnostizierbaren Krankheiten. Funktionelle Störungen sind der Bereich, für den die traditionelle Medizin nur wenige Antworten parat hat, in dem der Bedarf aber am höchsten ist. Hier finden sich die Gründe, warum man z. B. trotz sportlicher Übungen kein Gewicht mehr verliert. Oder warum man trotz gesunder Ernährung keine optimalen Nährstofflevels erreicht. Oder warum Erschöpfung und Schmerzzustände die am häufigsten beklagten Beschwerden in der Hausarztpraxis sind. Oder warum der Schlaf immer noch gestört ist, obwohl der Stress längst vorbei ist. Oder warum so viele Frauen unter PMS, Hypoglykämie, Hypothyreose oder Infertilität leiden. Hier genau liegen die Anwendungsmöglichkeiten von FBA.

Doch bevor wir uns eingehend mit der Mechanik der Funktionellen Bio-Analyse und ihrem Nutzen zur Gewinnung optimaler Gesundheit befassen, ist es wichtig, einen Überblick über die Prozesse im Körper zu erhalten, die Krankheiten, chronische Leiden und das Altern fördern. Genauso wichtig ist es zu erkennen, wie diese Prozesse ineinandergreifen. Welche sind die häufigsten? Welche die schädlichsten? Was sind die inneren und äußeren Anzeichen funktioneller Erkrankungen? Was die häufigsten Fallstricke, die vermieden werden sollen, und welche Schritte sind nötig zur Erhaltung der Gesundheit?

Solches Wissen ist wegbereitend und motivierend, und weil diese Themen für Sie von größtem Interesse sind, werden sie in den ersten beiden Kapiteln

Gesundheit und Stress-Schwelle und *Quelle der Jugend und Anti-Aging* präsentiert.

Wie Sie lernen werden, ist der Körper ein Stoffwechsel-Labyrinth, das an vielen Fronten angreifbar ist. Kein Bereich kann isoliert betrachtet werden. Jedes Leiden hat viele mögliche Ursachen. Die gestörten Funktionen genau zu erkennen ist die herausragende Fähigkeit von FBA-Therapeuten. Die Korrektur dieser Bereiche mit dem, was der Körper am meisten benötigt, lässt manchmal kleine „Wunder" geschehen. Das bedeutet, dass es dem Patienten besser geht. Das bedeutet, dass Entmutigung verschwindet. Das bedeutet, dass es wieder Hoffnung auf Gesundheit gibt.

GESUNDHEIT UND STRESS-SCHWELLE

Für die Menschen war es immer möglich, zu fliegen. Die Gesetze der Physik haben sich nicht verändert, als die Gebrüder Wright das Flugzeug erfanden. Orville und Wilbur nutzten einfach die natürlichen Eigenschaften der Luft, die es schon immer gab. Sicher, zuerst mussten sie mit dem Spezialwissen der Aerodynamik vertraut werden, um zu erkennen, was möglich ist.

Mit der Gesundheit ist es ganz ähnlich. Gesund zu sein erfordert, sich an einige fundamentale Gesetze des Körpers zu halten – Gesetze, von denen die meisten Menschen nicht wissen, dass sie existieren, obwohl ihr Leben jeden Tag davon bestimmt wird. Um sie zu verstehen, brauchen wir zunächst eine gute Definition vom Begriff „Gesundheit", der heute für alles herangezogen wird: von sich gut fühlen über gut aussehen bis zur Erreichung eines bestimmten Alters.

Ist Gesundheit, wie eine Person sich fühlt? Die meisten Menschen glauben, dass sie gesund sind. In einer Umfrage der National Health Interview Survey (NHIS) wurden die Teilnehmer gebeten, ihre Gesundheit und die ihrer Familienmitglieder als exzellent, sehr gut, gut, mittelmäßig oder schlecht einzustufen. Der Prozentsatz der Menschen, die ihre Gesundheit als exzellent oder als sehr gut einordneten, lag im Jahre 2010 bei 65,6 %.[1]

Ganz ähnlich ist es auf der ganzen Welt. Die Ergebnisse der *Second European Quality of Life Survey* besagen, dass annähernd zwei Drittel der Menschen in Großbritannien ihre Gesundheit als gut oder sehr gut einschätzten.[2] Aber ist es überhaupt möglich, dass zwei Drittel der Menschen, die man auf der Hauptstraße, im Supermarkt oder im Einkaufszentrum sieht, in exzellenter oder sehr guter gesundheitlicher Verfassung sind? Die NHIS-Statistik kommt bei den über 65-Jährigen etwas näher an die Realität heran. Von ihnen glauben nur noch 41,7 %, sie hätten eine exzellente oder sehr gute Gesundheit.[3]

Ist Gesundheit nur die Abwesenheit von Krankheit? Vielleicht hatten die o.g. Personen zur Zeit der Befragung keine Krankheitsdiagnose und schätzten sich darum als gesund ein. Vielleicht müssen sie aber auch nur noch ein paar Jahre warten. Krankheiten aller Art einschließlich Krebs, Herzleiden und Fettleibigkeit steigen allgemein immer mehr an.[4] Gleichzeitig erobern weltweit Geistes- und Gemütsstörungen die Spitze der Krankheitslisten. Wissenschaftliche Einschätzungen sagen voraus, dass Depression im Jahre 2020 die zweithäufigste Erkrankung sein wird.[5]

Ist Gesundheit nur ein langes Leben? Die Lebenserwartung in den Industriestaaten steigt ständig.[6] Im Jahre 2010 betrug die durchschnittliche Lebenserwartung in den USA für Männer 77 und für Frauen 81 Jahre. Gleichzeitig scheinen die Menschen an immer mehr Krankheiten zu leiden, aber dank der modernen Medizin damit fertigzuwerden oder zumindest mit der Krankheit weiter leben zu können. Das wirft die Frage nach der Lebensqualität auf. Ist jemand, der unter Einsatz vieler Medikamente und Operationen und mit großen körperlichen Einschränkungen 85 Jahre alt wird, als gesund zu bezeichnen?

Die Weltgesundheitsorganisation (WHO) definiert Gesundheit als „Zustand völligen körperlichen, seelischen und sozialen Wohlbefindens und nicht nur als das Freisein von Krankheit und Gebrechen". Das klingt nett. Leider ist die Definition der WHO nebulös und pathetisch, sie könnte ein bisschen konkreter sein.

Was in der Definition der WHO völlig fehlt, aber sehr wichtig ist, ist die Kategorie der funktionellen Beschwerden. Der freie Fall von perfekter Gesundheit zu Krankheit und Gebrechen ist nicht die allgemeine Regel. Lange bevor Krankheiten akut werden, werden funktionelle Beschwerden spürbar, manchmal sogar sehr deutlich. Um konsequent den aktuellen Gesundheitszustand genau zu beurteilen, müssen funktionelle Erkrankungen erfasst, subjektive Verzerrungen reduziert und die Auswirkungen auf die Lebensqualität berücksichtigt werden. Diese Faktoren bilden den Rahmen für die *Funktionelle Gesundheitsprüfung.*

Mit einer funktionellen Erkrankung hat eine Person (manchmal sehr schwächende) Symptome, aber ihr Leben ist nicht direkt in Gefahr. Diese Symptome sind Signale des Körpers, die anzeigen, dass etwas aus dem Gleichgewicht geraten ist. Kopfschmerzen, Schlafstörungen, Verdauungsstörungen, Gelenkschmerzen, hormonelle Störungen und Dutzende anderer „normaler" Beschwerden sind allgemeine Anzeichen funktioneller Probleme. Sie sind Warnungen, dass die Gesundheit in Gefahr ist. Sie bilden aber zugleich auch den Schwachpunkt der modernen Medizin: Denn chemische Medikamente oder Operationen tun in diesen Fällen zumeist nicht gut, sind unnötig oder verursachen gar schädliche Nebenwirkungen, die schlimmer sein könnten als das ursprüngliche Leiden. Funktionelle Beschwerden gehören ins Reich der alternativen oder Komplementärmedizin, und sie sind eine Spezialität der Funktionellen Bio-Analyse.

In der Grafik unten geht der Bereich der Gesundheit bis zur gestrichelten Linie. Sie ist klar abgegrenzt vom Bereich der funktionellen Beschwerden und dem der Krankheit. Die Linie zwischen funktionellen Beschwerden und

Krankheit ist die *Stress-Schwelle.* Diese Schwelle möchte niemand gerne überschreiten. Sie ist bei jedem Menschen unterschiedlich, individuell, sie basiert auf genetischen Faktoren plus der Gesamtmenge der bereits angesammelten Stressfaktoren. Die Definition von Stress ist mehr als nur das Empfinden einer emotionalen Unruhe. Stress kann aber auch durch ein Trauma auf der körperlichen Ebene, durch ein biochemisches Defizit oder eine Vergiftung verursacht sein, wobei jedes dieser drei Beispiele seine eigenen schädlichen Folgen für die Gesundheit hat.

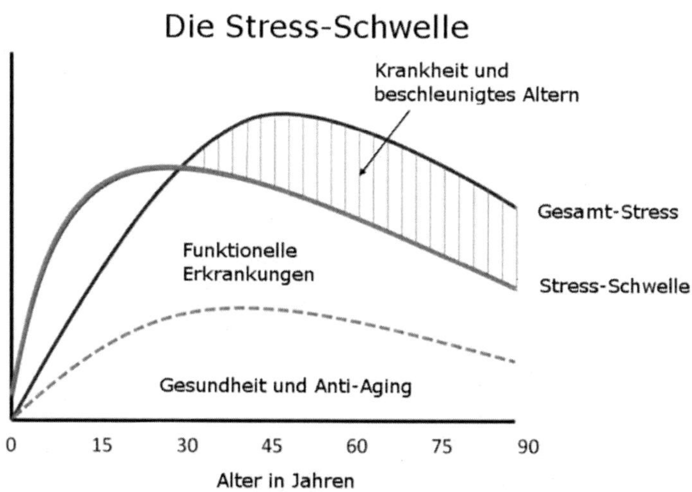

Abbildung 1: Die Stress-Schwelle

Stress gehört zum Leben. Ohne ihn gäbe es für die Menschen weder physische noch emotionale Entwicklung. Das Dilemma beginnt, wenn der Stress des Lebens übermächtig wird und der Körper ihm nicht mehr gewachsen ist. Tatsächlich leiden 43 % der Erwachsenen unter den negativen Auswirkungen von Stress; auf irgendeine Weise steht Stress in Beziehung zu 75 bis 90 % aller Arztbesuche. Stress leistet auch seinen Beitrag zu den chronischen Krankheiten wie kardiovaskulären Erkrankungen, Diabetes, Osteoporose, gastrointestinalen Beschwerden, Adipositas, Krebs, Ängsten und Depressionen[7, 8.] Häufig reicht bereits der Gedanke an ein stressiges Ereignis aus, um den Pulsschlag zu erhöhen, die Schweißsekretion anzuregen und – in schwerwiegenderen Fällen -, um Panikattacken auszulösen.

Kurzzeitiger Stress kann, wenn er schlimm genug ist, zu funktionellen Störungen führen und einen Menschen an den Rand der Stresstoleranz, an die Stressschwelle bringen, während lang anhaltender Stress dazu führen kann, die Stressschwelle insgesamt abzusenken. Das ist der Grund, warum Menschen, die über Jahre an dauerhaften Beschwerden leiden, durch einen zusätzlichen winzigen Auslöser komplett aus dem sensiblen physischen und emotionalen Gleichgewicht geraten können: Ihre Reserven und die Stressschwelle selbst liegen praktisch am Boden.

Nehmen wir als Beispiel zwei gesunde Männer mit wenig Stress und einer hohen Stressschwelle zu Beginn eines Jahres. Der erste Mann hatte ein gutes Jahr: Niemand starb in seiner Familie, er hatte einen guten Job, alle nahen Beziehungen blieben intakt. Für den zweiten Mann begann das Jahr ganz ähnlich, änderte sich dann aber bald: Ein guter Freund bekam Krebs, ein Konkurrent kaufte das Unternehmen auf, in dem er arbeitete, und sein Job war in Gefahr, und durch die Wirtschaftsflaute schrumpften seine Ersparnisse gleich bei mehreren Kapitalanlagen. Zu allem Überfluss gab es in dem Bürogebäude, in dem er arbeitete, einen großen Wasserschaden, später wurden hohe Schimmelpilzkonzentrationen in der Raumluft festgestellt. Nach einem Jahr waren bei diesem zweiten Mann zwei Dinge geschehen. Erstens kam er ganz schnell an seine Stressschwelle. Das bedeutete für ihn höchstwahrscheinlich funktionelle Beschwerden wie Schlafstörungen, Nervosität, Verdauungsbeschwerden und vielleicht sogar Depressionen. Zweitens kam es durch die anhaltende Natur seines Stresses zu einer generellen Absenkung seiner Stressschwelle, was den Weg für noch schlimmere Probleme in der Zukunft bereiten könnte.

Die Komplementärmediziner aller Richtungen halten fast alle Funktionsstörungen für das Ergebnis multipler Faktoren auf verschiedenen Ebenen. Funktionsstörungen haben mehr als einen Grund. Körperliche Leiden wie Fibromyalgie, chronisches Müdigkeitssyndrom, Autoimmunprozesse und erblich bedingte Störungen sind Vermischungen vieler Ungleichgewichte.[9] [10] [11] [12] *Alle* funktionellen Krankheiten sind vielschichtig und haben eine schlechte Prognose. Einmal begonnen, setzen funktionelle Krankheiten oft einen Teufelskreis in Gang, der die emotionale, strukturelle und die Stoffwechselebene gleichzeitig angreift.

Angesichts dieses Dilemmas verwenden alternative Ärzte natürliche Strategien wie Entgiftungsverfahren, Löschung von Lebensmittelallergien und Psychotherapien in der Hoffnung, damit den Gesamtstress des kränkelnden Körpers so weit zu reduzieren, dass er wieder zu einer höheren Lebensqualität gelangt. Diese Herangehensweise ist oft hilfreich, aber nicht für jeden und nicht unter allen Umständen. Für die Therapie ist oft mehr Wissen über die Ursachen der funktionellen Erkrankungen nötig; und meist ist eine höhere therapeutische Genauigkeit erforderlich.

FUNKTIONELLE KRANKHEIT

Zustände mit mehreren Ungleichgewichten haben gemeinsame Charakteristika. Die drei für funktionelle Krankheiten am meisten verantwortlichen Systeme zeigen sich bei der Funktionellen Bio-Analyse auch am häufigsten. Sie werden mit dem Akronym **HIT** definiert: **H**ormonelle Dysregulation, **I**mmunsystemstörungen, **T**oxizität.

Hormonelle Dysregulation kann sich auf jedes hormonelle Problem beziehen; meistens geht es aber um Abweichungen von Insulin bei Blutzuckerschwankungen und Abweichungen von Cortisol bei der Stressreaktion. Störungen des Immunsystems sind alle Arten von Autoimmunprozessen und Entzündungen. Toxizität schließlich bezieht sich auf die Zufuhr von Chemikalien aus Umwelt und Nahrung, die den menschlichen Körper täglich überschwemmen.

Drei der vier Abschnitte im Test zur Einschätzung der Funktionellen Gesundheit basieren in ihrer Anordnung auf HIT. Jede Kategorie von HIT ist, einmal in Gang gesetzt, ein Katalysator für die anderen beiden. Milde ausgedrückt ist der Ablauf von HIT eine Bedrohung für die Lebensqualität eines Menschen. HIT fördert die Bereitschaft für chronische Leiden, weil die Zellen als Heimat der Gene einem andauernden negativen Druck ausgesetzt werden.

Bei der Betrachtung der funktionellen Störungen bietet sich eine einfachere Definition von Gesundheit an als die der WHO. **Gesundheit ist das Befinden eines Menschen weit unterhalb der Stressschwelle.** Ungesund wäre genau das Gegenteil: Nahe an oder bereits jenseits der Stressschwelle. Obwohl kein Labortest ganz genau aufzeigen kann, wo sich die Stressschwelle eines Menschen befindet, macht das Deuten der Zeichen und Symptome der funktionellen Störungen und der Lebensqualität die Einschätzung des Gesundheitszustandes eines Menschen sehr viel einfacher. Je mehr funktionelle Probleme ein Mensch hat, desto schlechter sein Gesundheitszustand und umso höher sein Risiko für zukünftige chronische Krankheiten.

TESTEN SIE IHRE STRESS-SCHWELLE

Der Test auf den nächsten Seiten dient der Bewertung Ihrer aktuellen funktionellen Gesundheit. Die Summen aus allen Einzelbereichen werden addiert und dann in die Stress-Schwellen-Grafik eingetragen. Sie können den Test alle 6 Wochen wiederholen, um den Erfolg Ihrer FBA-Therapie zu überprüfen. Bitte beantworten Sie jede Frage mit einer Ziffer zwischen 0 für „überhaupt nicht" und 5 für „stimmt genau".

ABSCHNITT 1 – BEWERTUNG DES HORMONSYSTEMS

Akne im Gesicht?	0 1 2 3 4 5
Immer hungrig?	0 1 2 3 4 5
Grundlos ängstlich?	0 1 2 3 4 5
Verlangen nach Brot?	0 1 2 3 4 5
Verlangen nach Salz?	0 1 2 3 4 5
Verlangen nach Süßigkeiten nach dem Essen?	0 1 2 3 4 5
Verlangen nach Süßigkeiten tagsüber?	0 1 2 3 4 5
Depression während der Periode?	0 1 2 3 4 5
Probleme beim Wasserlassen?	0 1 2 3 4 5
Schwindelgefühl im Stehen?	0 1 2 3 4 5
Gefühlsausbrüche?	0 1 2 3 4 5
Energieverlust am Nachmittag?	0 1 2 3 4 5
Haarwuchs im Gesicht?	0 1 2 3 4 5
Asthma jetzt oder früher?	0 1 2 3 4 5
Kopfschmerzen im Menstruationszyklus?	0 1 2 3 4 5
Kopfschmerzen am Morgen?	0 1 2 3 4 5
Kopfschmerzen durch Anstrengung oder Stress?	0 1 2 3 4 5
Hitzewallungen?	0 1 2 3 4 5

Unregelmäßiger Monatszyklus?	0	1	2	3	4	5
Gereizt oder benommen zwischen den Mahlzeiten?	0	1	2	3	4	5
Weniger als 8 Std. Nachtschlaf?	0	1	2	3	4	5
Lichtempfindlichkeit (am liebsten immer Sonnenbrille)?	0	1	2	3	4	5
Verlust des sexuellen Verlangens?	0	1	2	3	4	5
Verlust der sexuellen Erfüllung?	0	1	2	3	4	5
Niedriger Blutdruck?	0	1	2	3	4	5
Periodenschmerzen?	0	1	2	3	4	5
Nachtschweiß?	0	1	2	3	4	5
Das äußere Drittel der Augenbraue dünnt aus?	0	1	2	3	4	5
Sehschwäche bei Nacht?	0	1	2	3	4	5
Prostatitis oder Vaginitis (Juckreiz)?	0	1	2	3	4	5
Unruhige Beine (restless legs)?	0	1	2	3	4	5
Zittrig, benommen, wenn Mahlzeit ausfällt?	0	1	2	3	4	5
Kurzatmigkeit?	0	1	2	3	4	5
Trotz sportlicher Aktivität Probleme, Gewicht abzunehmen?	0	1	2	3	4	5
Durchschlafstörungen?	0	1	2	3	4	5
Vaginale Pilzinfektionen?	0	1	2	3	4	5
Sehkraft wechselt im Laufe des Tages?	0	1	2	3	4	5
Gewichtszunahme ohne Änderung der Ernährungs- oder Lebensgewohnheiten?	0	1	2	3	4	5
Gewichtsverlust ohne Änderung der Ernährungs- oder Lebensgewohnheiten?	0	1	2	3	4	5

ABSCHNITT 2 – BEWERTUNG DES IMMUNSYSTEMS

Aufgeblähter Bauch nach dem Essen?	0 1 2 3 4 5
Vergesslichkeit für Namen von Menschen, die man eben erst traf?	0 1 2 3 4 5
Nicht abschalten können zur Entspannung?	0 1 2 3 4 5
Schmerzen in der Brust?	0 1 2 3 4 5
Kalte Hände oder Füße?	0 1 2 3 4 5
Herpesinfektionen?	0 1 2 3 4 5
Colitis?	0 1 2 3 4 5
Unwohlsein durch Koffein?	0 1 2 3 4 5
Wohlgefühl durch Koffein?	0 1 2 3 4 5
Unwohlsein durch Zucker?	0 1 2 3 4 5
Wohlgefühl durch Zucker?	0 1 2 3 4 5
Trockene Haut?	0 1 2 3 4 5
Extremer Haarausfall?	0 1 2 3 4 5
Müdigkeit?	0 1 2 3 4 5
Verschlechterung an feuchten, dunstigen, modrigen Plätzen?	0 1 2 3 4 5
Nagelpilz?	0 1 2 3 4 5
Gluten-Intoleranz?	0 1 2 3 4 5
Wachstumsschmerzen als Kind?	0 1 2 3 4 5
Gefühl der Abhängigkeit von anderen?	0 1 2 3 4 5
Gefühl von Furcht vor drohendem Unheil?	0 1 2 3 4 5
Schwierigkeiten, Aufgaben zu Ende zu bringen?	0 1 2 3 4 5

Probleme beim Rechnen?	0 1 2 3 4 5
Sodbrennen?	0 1 2 3 4 5
Hämorrhoiden?	0 1 2 3 4 5
Hoher Blutdruck?	0 1 2 3 4 5
Nesselausschlag?	0 1 2 3 4 5
Nachlassen des Langzeit-Gedächtnisses?	0 1 2 3 4 5
Nachlassen des Kurzzeit-Gedächtnisses?	0 1 2 3 4 5
Nachlassen des Geruchssinns?	0 1 2 3 4 5
Nachlassen des Geschmackssinns?	0 1 2 3 4 5
Rückenschmerzen Lendenwirbelbereich?	0 1 2 3 4 5
Tagträumen während wichtiger Arbeit?	0 1 2 3 4 5
Schwache Finger-/Fußnägel?	0 1 2 3 4 5
Nägel haben Rillen?	0 1 2 3 4 5
Nägel schälen sich?	0 1 2 3 4 5
Nase oder Nebenhöhlen verstopft?	0 1 2 3 4 5
Nackenschmerzen?	0 1 2 3 4 5
Taubheit in den Zehen ohne Verletzung?	0 1 2 3 4 5
Ameisenlaufen in den Armen?	0 1 2 3 4 5
Regelmäßige Kopfschmerzen?	0 1 2 3 4 5
Tinnitus?	0 1 2 3 4 5
Schnelle Hautalterung?	0 1 2 3 4 5
Langsame Wundheilung?	0 1 2 3 4 5
Besenreiser-Varizen?	0 1 2 3 4 5

Löffelartig gebogene Nägel?	0 1 2 3 4 5
Magengeschwüre?	0 1 2 3 4 5
Starkes Schwitzen?	0 1 2 3 4 5
Geschwollene Knöchel?	0 1 2 3 4 5
Krampfadern?	0 1 2 3 4 5
Sehschwäche?	0 1 2 3 4 5

ABSCHNITT 3 – BEWERTUNG DER ENTGIFTUNGSFÄHIGKEIT

Bauchschmerzen?	0 1 2 3 4 5
Akne an Beinen oder Rücken?	0 1 2 3 4 5
Arthritis?	0 1 2 3 4 5
Mundgeruch?	0 1 2 3 4 5
Spannungsschmerz der Brust während Periode?	0 1 2 3 4 5
Brennende Schmerzen in Gelenken, Muskeln oder Haut?	0 1 2 3 4 5
Belegte Zunge?	0 1 2 3 4 5
Verlangen nach Alkohol?	0 1 2 3 4 5
Durchfall nach fettem Essen?	0 1 2 3 4 5
Verursachen chemische Belastung oder Gerüche Symptome?	0 1 2 3 4 5
Morgendliche Furcht vor dem Tag?	0 1 2 3 4 5
Ekzeme?	0 1 2 3 4 5
Nahrungsmittel-Allergien?	0 1 2 3 4 5
Wiederkehrende Hautausschläge?	0 1 2 3 4 5

Gallensteine?	0 1 2 3 4 5
Werden Probleme effektiv gelöst?	0 1 2 3 4 5
Hohes Cholesterin?	0 1 2 3 4 5
Vorangegangene Hepatitis?	0 1 2 3 4 5
Ich habe keine Hobbys oder Interessen, für die ich mich aktiv engagiere?	0 1 2 3 4 5
Wadenkrämpfe?	0 1 2 3 4 5
Muskelverspannungen ohne Training?	0 1 2 3 4 5
Häufiges Erwachen zwischen 2:00 und 4:00 Uhr morgens?	0 1 2 3 4 5
Schmerz oder Schwellung in Gelenken?	0 1 2 3 4 5
Tierhaarallergie?	0 1 2 3 4 5
Psoriasis?	0 1 2 3 4 5
Regelmäßig Verstopfung?	0 1 2 3 4 5
Regelmäßig Durchfall?	0 1 2 3 4 5
Regelmäßig Verdauungsstörungen?	0 1 2 3 4 5
Schmerzende Gelenke durch Training?	0 1 2 3 4 5
Tabakrauch ist sehr widerwärtig?	0 1 2 3 4 5
Einschlafstörungen?	0 1 2 3 4 5

ABSCHNITT 4 – BEWERTUNG DER VITALITÄT

Dieser letzte Abschnitt beschäftigt sich mit Lebensumständen, die die Genesung verhindern oder verlangsamen können. Veränderungen der Lebensgewohnheiten könnten viele dieser Umstände ausräumen. Andere sind Einflüsse aus der Vergangenheit, die abgeschlossen bzw. nicht mehr veränderbar sind wie z. B. die Familiengeschichte.

20+ Pfund Übergewicht?	0 1 2 3 4 5
Pilot einer Fluggesellschaft?	0 1 2 3 4 5
Alkoholkonsum pro Woche?	0 1 2 3 4 5
Antibiotika-Einnahme (dieses Jahr oder öfter als drei Mal in den letzten zehn Jahren)?	0 1 2 3 4 5
Durchschnittlicher Stresslevel in den letzten drei Monaten?	0 1 2 3 4 5
Durchschnittlicher Stresslevel im letzten Jahr?	0 1 2 3 4 5
Durchschnittlicher Stresslevel im Laufe des Lebens?	0 1 2 3 4 5
Gegenwärtiger Stresslevel?	0 1 2 3 4 5
Weniger als 1 l Wasser pro Tag?	0 1 2 3 4 5
Weniger als 1 Stück Obst und 2 Portionen Gemüse pro Tag?	0 1 2 3 4 5
Öfter als 2 x / Woche auswärts essen?	0 1 2 3 4 5
Krebserkrankungen in der Familie?	0 1 2 3 4 5
Diabetes in der Familie?	0 1 2 3 4 5
Herzkrankheiten in der Familie?	0 1 2 3 4 5
Geisteskrankheiten in der Familie?	0 1 2 3 4 5
Schlaganfall in der Familie?	0 1 2 3 4 5
Kein Interesse mehr an früheren Hobbys?	0 1 2 3 4 5
Hoffnungslosigkeit?	0 1 2 3 4 5
Wenig Mitgefühl mit anderen?	0 1 2 3 4 5
Kein Ziel haben?	0 1 2 3 4 5
Das Leben ist sinnlos?	0 1 2 3 4 5

Kein Interesse am Leben?	0 1 2 3 4 5
Cortison-Einnahme?	0 1 2 3 4 5
Krankenhausaufenthalt in den letzten 12 Monaten ohne Notfall?	0 1 2 3 4 5
Notfall-Krankenhausaufenthalt in den letzten 12 Monaten ohne Unfall / Verletzung?	0 1 2 3 4 5
Wenig oder keine sportliche Aktivität?	0 1 2 3 4 5
Größere Lebensveränderung (Scheidung, Jobverlust, Umzug, Tod eines geliebten Menschen etc.)?	0 1 2 3 4 5
Häufig Abendessen nach 20:00 Uhr?	0 1 2 3 4 5
Orale Kontrazeptiva (früher oder jetzt)?	0 1 2 3 4 5
Schwerer Unfall oder Verletzung im Laufe des Lebens?	0 1 2 3 4 5
Ca. 1 x / Jahr krank?	0 1 2 3 4 5
Häufiger als 1 x / Jahr krank?	0 1 2 3 4 5
Raucher?	0 1 2 3 4 5
Weniger als 15 Minuten direkte Sonneneinstrahlung pro Tag?	0 1 2 3 4 5
Operation wegen Unfall / Verletzung?	0 1 2 3 4 5
Operation an Gelenk?	0 1 2 3 4 5
Operation an innerem Organ?	0 1 2 3 4 5
Andere Operation?	0 1 2 3 4 5
Mehr als 2 Medikamente pro Tag?	0 1 2 3 4 5
Dauernd großer Stress?	0 1 2 3 4 5
Täglich Computerarbeit?	0 1 2 3 4 5

ERGEBNISANALYSE

Zählen Sie nun die Antwort-Zahlenwerte in jedem Abschnitt zusammen, um Ihren allgemeinen Gesundheitsstatus zu berechnen. Dann addieren Sie die Summen der ersten drei Abschnitte für die erste Auswertung. Abschnitt 4 wird extra berechnet. Wenn Sie alle Abschnitte so ausgerechnet haben, finden Sie den entsprechenden Gesundheitsgrad in der Tabelle unten.

Grad	Abschnitt 1-3 Summe	Abschnitt 4 Vitalität	Kommentar
A	<50	<40	Wenig funktionelle Probleme mit hoher Vitalität
B	<70	<50	Geringe bis mäßige funktionelle Probleme, gute Vitalität
C	<90	<60	Mäßige funktionelle Beschwerden, mäßige Vitalität
D	<110	<70	Starke funktionelle Beschwerden, erniedrigte Vitalität
F	>130	>80	Stärkste funktionelle Beschwerden, niedrige Vitalität

F = failed und bezeichnet den Bereich unzureichender Gesundheit.

Nun zeichnen Sie Ihren Wert bei dem entsprechenden Buchstaben und Lebensalter in der Stress-Schwellen-Grafik unten ein. Das zeigt dann Ihren aktuellen Stand der funktionellen Gesundheit.

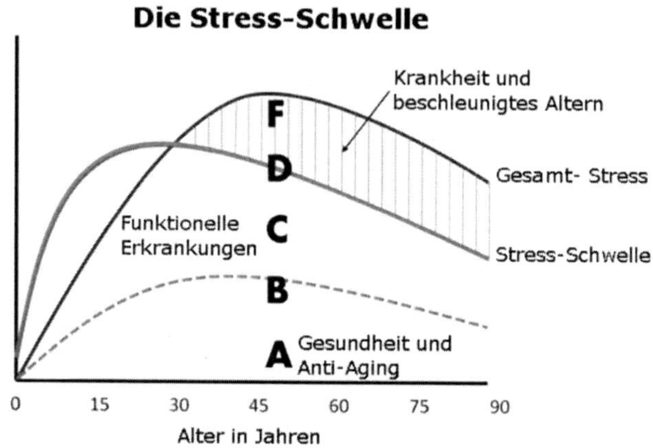

Abbildung 2: Bewertung der Stress-Schwelle

Die goldene Regel der Gesundheitsprävention sagt: Die beste Zeit, um ein Problem zu lösen, ist, bevor es entsteht. Aber die menschliche Natur scheint anders zu funktionieren. Die meisten Hilfesuchenden warten, bis sich Dutzende funktioneller Beschwerden angesammelt haben, entsprechend Grad C, D oder F auf o. g. Skala. Wenn das auch in Ihrem Fall zutreffen sollte, brauchen Sie sich dennoch nicht zu sorgen: Die Funktionelle Bio-Analyse weist auch den Menschen einen Weg zur Gesundung, denen bisher nicht geholfen werden konnte oder die in ihrem Leiden von der Umwelt nicht ernst genommen wurden. Das Know-how aus *Hoffnung auf Gesundheit* von Dr. Scott Monk zeigt die wissenschaftliche und komplementärmedizinische Strategie dazu.

Nachdem nun klar geworden ist, was eine funktionelle Krankheit eigentlich ist, ist es jetzt an der Zeit zu entdecken, wie sie entsteht und welche Mechanismen im Körper sie aufrechterhalten. Dieses Wissen ist für ein langes Leben in Gesundheit von großem Nutzen.

QUELLE DER JUGEND UND ANTI-AGING

Schon lange bevor Ponce de León die neue Welt auf der Suche nach der Quelle der ewigen Jugend durchstreifte, war die Menschheit daran interessiert, Unsterblichkeit zu erlangen. Viele antike Zivilisationen wussten, dass Gesundheit und langes Leben etwas mit Ernährung, Nährstoffen und Lebensgewohnheiten zu tun haben. Daran hat sich bis heute nichts geändert. Aber heute können Forscher und Mediziner wissenschaftlich beweisen, auf welche Weise ein Übermaß an falschen Nahrungsmitteln in Verbindung mit schlechten Lebensgewohnheiten direkt zu Schäden des Erbguts und zu Erkrankungen führen. Mit der Nutrigenomik entstand ein neues Forschungsfeld, das Ernährungsforschung, Genetik, Medizin und Molekularbiologie zusammenfasst.

Diese neuen Erkenntnisse sind nicht besonders überraschend. Menschen waren schon immer klug genug zu wissen, dass gute Ernährung, körperliche Bewegung und Stressvermeidung für eine gute Gesundheit nötig sind. Leider garantiert nichts davon auch ein langes Leben. Die weitergehende Frage ist also: Gibt es ein Wundermittel für gesundes Altern?

Um diese Frage zu beantworten, stellen sich zunächst einige andere Fragen: Was genau ist Altern? Was ist der Mechanismus des Alterns? Und die Antwort lautet: Altern ist mangelhafte Zellreplikation. Wenn sich eine Zelle perfekt reproduzieren könnte, wäre das Ergebnis eine neue perfekte Zelle. Würde sich dieser Prozess unbegrenzt fortsetzen, wäre das Ergebnis Anti-Aging oder sogar natürliche Unsterblichkeit. Aber schon ein kurzer Blick ins Hochzeitsalbum oder auf das Führerscheinfoto ist für jeden Beweis genug, dass dieses Ideal noch nicht erreicht wurde.

Wenn die Quelle oder die Pflanze oder die Frucht des langen Lebens gefunden wäre: Wie würde der Alterungsprozess durch sie aufgehalten? Würde sie neue Zellen wachsen lassen? Würde sie alle Hormone ins Gleichgewicht bringen? Würde sie Angriffe der freien Radikalen abwehren? Oder mit anderen Worten gefragt: Gibt es eine Gemeinsamkeit, einen gemeinsamen Entstehungspunkt für funktionelles Ungleichgewicht, Krankheit und Altern, der dem allen vorbeugen und bei der Heilung helfen könnte? Und die Antwort scheint Ja zu sein.

TELOMERE UND EPIGENETIK

Alle Zellen tragen eine biologische Uhr in sich, welche die maximale Anzahl ihrer Teilungen festlegt. Die Zellalterung bis zum Zelltod wird als Seneszenz bezeichnet.[13] In ihrer normalen Lebenszeit könnte sich eine Zelle etwa 70-mal teilen.[14] Allerdings erreichen nur wenige Zellen ihre natürliche Teilungszahl. Stattdessen sterben viele lange vor ihrer Zeit aus einem anderen Grund: wegen fehlerhafter Replikation der DNA.

Vier Typen von kleinen Bausteinen, die Nukleotiden, ergeben in spezifischer Kombination die DNA. Während der Zellteilung müssen diese Nukleotide sequenziell wieder genauso arrangiert werden wie zuvor. Die DNA ist eine Doppelhelix aus annähernd einer Milliarde Nukleotiden. Um sich selbst zu kopieren, muss sich die Doppelhelix zuerst aufspalten. Die beiden getrennten Hälften müssen dann die jeweils fehlende Seite neu bilden. Wenn alles gut geht, entsteht am Ende eine perfekte Kopie der Original-DNA. Aber der Prozess verläuft nicht immer ganz so perfekt.

TELOMERE

Bei der Zuordnung der Nukleotiden beim Kopiervorgang kommt es immer wieder zu Fehlanpassungen. Diese sogenannten Singulären Nukleotide Polymorphismen oder SNPs (sprich „Snips") müssen abgestoßen und ersetzt werden. Jede Zelle ist darauf gut vorbereitet und hält ausreichend viele zusätzliche lange und sich wiederholende Sequenzen von Nukleotiden bereit. Diese überschüssigen Teile, Telomere genannt, sind der Schlüssel zu Verjüngung und Anti-Aging.

Die Telomere befinden sich an der Spitze des DNA-Stranges wie der kleine Plastikteil am Ende eines Schnürsenkels.[15] Zellen mit langen Telomeren replizieren ihre DNA fehlerlos; solche mit kurzen Telomeren tun das leider nicht. Es gibt eine starke Korrelation zwischen kurzen Telomeren und Krankheit. Nach jeder Zellteilung werden die Telomere kürzer, das genetische Material wird instabiler, und Krankheiten werden damit wahrscheinlicher.[16] [17] [18]

Die Telomere embryonaler Zellen haben eine Länge von ca. 15000 Nukleotiden. Bei der Geburt sind die Telomere bereits verkürzt auf etwa 10000 Nukleotide. Während der Lebenszeit eines Menschen verkürzen sie sich weiter auf durchschnittlich 5000 Nukleotide. Mit weniger als 5000 Nukleotiden kann sich eine Zelle nicht mehr teilen; als Resultat tritt dann der Tod durch Altersschwäche ein. Das geschieht, wenn die Telomere sich nicht wieder verlängern.[19] Forscher gehen jedoch davon aus, es müsse einen Weg geben, die Verkürzung der Telomere zu verhindern bzw. sie wieder nachwachsen zu lassen, weil genau das in einigen Zellen immer schon stattfindet.

Die Reproduktionszellen, Sperma und Ei, haben unabhängig von ihrem eigenen Alter niemals verkürzte Telomere. Der Grund für dieses Phänomen ist ein Enzym namens Telomerase. Im Laborversuch sterben und erkranken Zellen mit viel Telomerase nicht.[20] [21] Das Interessante daran ist: Alle Zellen könnten dieses Enzym selbst herstellen, aber sie tun es nicht. Wie ein Telefon, das still bleibt, bis seine Nummer angewählt wird, warten die Telomerase-Gene in jeder Zelle auf das richtige Signal ihrer Umgebung, das sie zur Aktivität auffordert. Was aber die Telomerase anstößt, unterdrückt die biologische Alterung.

Wie zu erwarten war, arbeitet die pharmazeutische Industrie fieberhaft an der Entwicklung wirkungsvoller Mittel zur Verlängerung der Telomere durch Erhöhung der Telomerase-Aktivität in den Zellen. Die Forschung ist verheißungsvoll, Ergebnisse jedoch sind erst in Jahrzehnten zu erwarten. Ein Grund zur Verzweiflung ist das aber nicht, und auch keiner, sich in eine Tiefkühlkammer zu legen in der Hoffnung, in ferner Zukunft wieder aufgetaut und wiederbelebt zu werden, wenn die Unsterblichkeit dann technisch möglich geworden ist. Das Anti-Aging kann sofort beginnen, wenn wir nur die Dinge anwenden, welche die Telomerase-Aktivität erhöhen, und diejenigen vermeiden, die das nicht tun.

So erzeugt Zellstress häufigere Zellteilungen und einen schnelleren Weg zur Seneszenz. Lebensgewohnheiten, die Krankheitsprozesse stimulieren, verkürzen die Telomere ebenfalls und reduzieren die Telomerase-Aktivität. Weitere allgemein schädliche Faktoren sind psychischer Stress,[22] [23] [24] Oxidation[25] [26] [27] [28] und Blutzuckerschwankungen.[29] [30] Gleichzeitig werden Telomere durch Lebensgewohnheiten verlängert, welche die Gesundheit unterstützen, wie z. B. Aerobic..[31] [32] [33] Insgesamt kann man die Telomerase-Aktivität durch eine anti-entzündliche Ernährung, bestimmte Nahrungsergänzungen sowie regelmäßige moderate körperliche Bewegung und Stressmanagement fördern.[34] Diese „Arzneien" haben von außerhalb der Zelle eine Wirkung auf die Genaktivität, sie haben das, was Zellbiologen „epigenetischen Einfluss" nennen.

EPIGENETIK

Genexpression bestimmt alles im Körper: Wie er aussieht, wie er funktioniert und auch, wie er heilt. Krankheiten können ebenfalls das Ergebnis von Genexpression oder ihrem Fehlen sein. Für viele Jahre glaubten Wissenschaftler, dass schlechte Gene der Grund für *alle* Krankheiten seien. Wenn jemand ein Krankheits-Gen in sich trug, hatte er ein Problem. Wenn nicht, war alles gut. Aber nicht bei jeder Frau mit dem Gen für Brustkrebs kam es wirklich zur Erkrankung. Bei einigen Frauen hat sich das Gen nicht eingeschaltet.

Das Humangenomprojekt begann damit, alle verschiedenen Gene des menschlichen Körpers zu katalogisieren. Die Wissenschaftler erwarteten, in den 23 Chromosomenpaaren des Menschen 120000 oder mehr Gene zu finden, und waren mehr als überrascht, als sie entdeckten, dass es nur etwa ein Fünftel davon gibt. Diese schockierende Erkenntnis machte klar: Gene sind nicht die ausschließlichen Gestalter des Schicksals. Es waren schlicht nicht genug Gene vorhanden, um all die verschiedenen potenziellen Charakteristika und Krankheiten zu begründen.

Stattdessen wurden die klassischen Genforscher von einer neuen, verwirrenden Erkenntnis überrollt. Die Wissenschaft weiß heute, dass ein einzelnes Gen nicht nur eine, sondern 30000 mögliche Ausdrucksformen hat.[35] Es hat sich gezeigt, dass alle Arten von Einflüssen der Außenwelt wie Stress, Ernährung, Bewegung und sogar Gedanken eine nachhaltige Wirkung darauf haben, was ein Gen wann tut. Das alles bedeutet aber, dass Gene nicht, wie jahrzehntelang gedacht wurde, deterministisch sind, sondern vielmehr eine Reihe von Wahlmöglichkeiten haben. Diese Phänomene und ihre neue Realität gehören ins Reich der Epigenetik. Wenn epigenetische Einflüsse den Körper belagern, kommt es zu funktionellen Schwankungen und zu allen möglichen Symptomen aus der Liste der *Beurteilungskriterien der funktionellen Gesundheit (Functional Health Assessment)*.

Von all den extrazellulären Faktoren, welche die Genexpression beeinflussen, finden heute Emotionen die größte Beachtung der Epigenetiker. Jeder Gedanke und jedes Gefühl produzieren tausende von chemischen Komponenten mit dem entscheidenden Potenzial, Gene zu beeinflussen, sie „an"- oder „abzuschalten". Es ist leicht zu verstehen, dass negative emotionale Zustände schädliche Effekte für die Gesundheit haben; aber wenn bloße Gedanken das Potenzial haben, die Genexpression zu verändern, bekommen die emotionalen Auswirkungen positiver Effekte für mentale Gesundheit plötzlich höchste Priorität. Mehr zu diesem Thema finden Sie in *Anhang A*.

Die Zellen vor epigenetischen Einflüssen von außen zu schützen, ist ein Weg der Prävention, der Verjüngung und Vitalität. Aber der Schutz der Zellen von innen verlangsamt das biologische Altern und ist daher der Weg zu einem langen Leben.

ENTZÜNDUNG UND FREIE RADIKALE

Der gemeinsame Ursprung von Alter und Krankheit sind Entzündungen in der Zelle selbst. Entzündung ist der Prozess nach einer Verletzung oder dem Einsetzen einer Infektion. Alles, was rot, geschwollen und schmerzhaft erscheint, ist höchstwahrscheinlich eine Entzündung. Auch Gelenkschmerzen und Muskelschmerzen durch eine virale oder bakterielle Infektion führen zu Entzündungen. Der Entzündungsprozess, initiiert und kontrolliert durch das Immunsystem, ist notwendig zur Reparatur und Heilung geschädigter Gewebe und zur Eliminierung fremder Organismen.

Wie einen Trupp einer „Gesundheitspolizei" sendet das Immunsystem bestimmte biochemische Substanzen für spezielle Aufgaben der Immunabwehr aus. Makrophagen, eosinophile, basophile und neutrophile Granulozyten dienen der Infektionsabwehr. Damit nicht mehr Schaden als Nutzen angerichtet wird, wird der Trupp von starken antientzündlichen Einflüssen wie dem Cortisol aus den Nebennieren begleitet. Ohne diese Begrenzungsmaßnahmen könnte es zu immunbasierten Krankheiten wie Asthma, Rheumatoider Arthritis und Multipler Sklerose kommen.

Die genannten Entzündungsformen entstehen außerhalb der Zelle. Äußere Entzündung ist notwendig, um Verletzungen oder Organismen, die Gesundheit und Körperfunktionen stören können, zu besiegen. Die Effizienz der Prozesse außerhalb der Zellen ist von der vorbildlichen Arbeit innerhalb der Zellen abhängig.

Eine Zelle ist wie eine Miniaturausgabe des ganzen Körpers. In ihr laufen die gleichen Prozesse wie im ganzen Körper ab und sie enthält funktionelle Äquivalente zu Gehirn, Organen, dem Nervensystem, dem Reproduktionssystem und sogar dem Immunsystem. Bevor sich eine Krankheit oder Funktionsstörung im Körper manifestieren kann, finden Entzündungsprozesse innerhalb der Zellen statt. Mit anderen Worten: Was in der Zelle geschieht, geschieht dann auch im Körper. Darum sind Therapien und Techniken zur Heilung der Entzündung in den Zellen die effektivsten zur Unterstützung von Gesundheit und langem Leben. Die Grafik unten zeigt die vier Hauptgebiete, wo Entzündungen auftreten können.

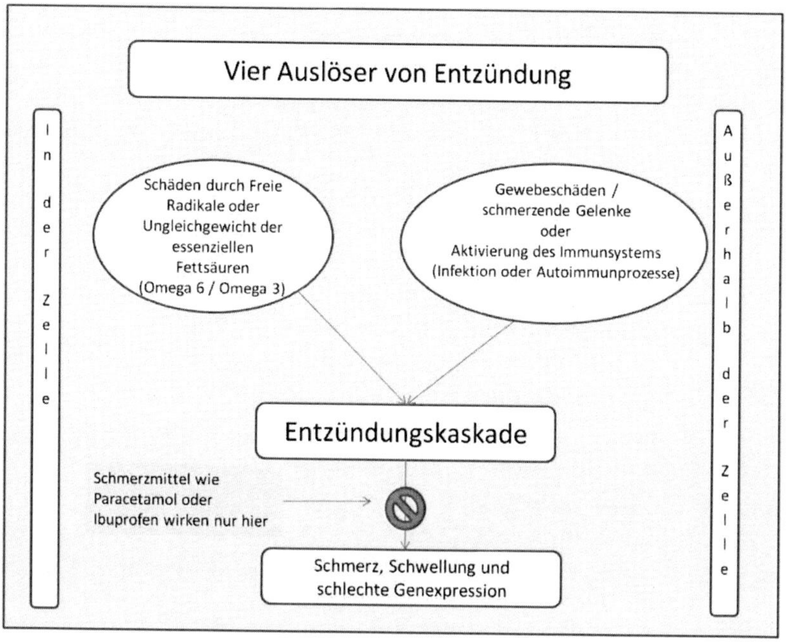

Abbildung 3: Vier Auslöser von Entzündung

Unabhängig von der Ursache der Entzündungen sollen laut Werbung frei verkäufliche Schmerzmittel aus der Klasse der nicht-steroidalen Entzündungshemmer (NSAID, Nonsteroidal Antiinflammatory Drugs) wie Paracetamol, Ibuprofen oder Naproxen den Prozess stoppen können, auch nachdem er schon weit fortgeschritten ist. Es ist zwar kein Problem, diese Mittel nach einer Verletzung, der Verstauchung eines Fußes o. Ä. zur Schmerzstillung einzunehmen, aber der tägliche Einsatz von NSAID zur Schmerzbekämpfung über einen langen Zeitraum führt z. B. bei Arthritis zu einer Funktionsstörung in den Zellen selbst, die langfristig tödlich enden kann. So sind in den USA 16.000 Todesfälle pro Jahr auf NSAID-Missbrauch zurückzuführen.[36] [37]

Eine ganzheitliche Herangehensweise würde stattdessen versuchen, Entzündungen frühzeitig zu unterbinden. Ein Feuer kann durch mehrere Funken entzündet werden. Die schwelende Glut rechtzeitig ganz zu löschen ist die Voraussetzung für Gesundheit und langes Leben.

Die notwendigen Elemente für ein gesundes Leben sind in vielen Fällen genau die gleichen, die auch Krankheit und Altern ermöglichen. Deswegen muss alles in einer vorbestimmten Balance bleiben. Sonnenlicht ist zum Erhalt der hormonellen Balance durch das Anschieben der Produktion von Vitamin D und der natürlichen Biorhythmen nötig; aber zu viel davon führt zu vorübergehenden bis tief greifenden Hautproblemen. Entzündungen heilen zerstörtes Gewebe und bekämpfen Fremdorganismen, aber zu viel davon zerstört gesundes Gewebe und führt zu dauerhaften Leiden wie Arthritis und Ekzemen. Sauerstoff ist lebensnotwendig, aber zu viel davon zerstört die DNS und unterdrückt die Genexpression. In diesem Fall verändern bestimmte Moleküle in Kontakt mit Sauerstoff ihre Form. Das nennt man Oxidation, und das ist die Quelle der meisten freien Radikale.

Ein freies Radikal ist ein Molekül, dem durch Sauerstoff oder andere Substanzen ein Elektron gestohlen wurde. Wie ein ungehaltenes Kind, dessen Lieblingsspielzeug verschwunden ist, wird dieses aggressive Molekül zum labilen Störenfried und bleibt es auch, bis es sein Elektron zurückerhält. Es gibt viele Formen von freien Radikalen. Die durch Oxidation entstandenen heißen ROS (reactive oxygen species). Diese chemische Substanz wird unter normalen Umständen jederzeit bei Anwesenheit von Sauerstoff innerhalb der Zellen produziert, also praktisch immer. Sauerstoff ist nötig, aber die überschüssige Rest-Oxidation ist der Wegbereiter für Altern und Krankheit.

Oxidation fördert das Altern, wenn die produzierten freien Radikale die DNS zerstören.[38] Wie bei einem Hagelschauer muss die DNS etwa 100.000 oxidativen Angriffen pro Tag standhalten.[39] Dieses Dauerbombardement verändert die Struktur der DNS und zerstört Teile der Gene, was zu einem Polymorphismus, das sind Variationen der Gensequenzen, führt. Die Entzündung durch freie Radikale erschwert die Reparatur dieser Polymorphismen und führt zu unbrauchbarer DNS, die Telomere werden verkürzt und die Wahrscheinlichkeit für Krankheiten wird weiter erhöht.

Trotz ihrer Häufigkeit und Intensität sind freie Radikale kein Problem, solange der Körper sie neutralisieren kann. Das ist die Aufgabe der Antioxidanzien. Zu den Antioxidanzien gehören viele verschiedene Komponenten wie Vitamine, Mineralien und Pflanzenstoffe. Am bekanntesten sind Vitamin A, C, E, Zink und Selen. Andere Kategorien wie Karotinoide, Flavonoide und Isoflavone sind nicht ganz so geläufig, aber nicht minder lebensnotwendig. Sie alle werden durch die natürliche Nahrung (das ist die ohne Verpackung) dem Körper zugeführt. Regelmäßige Aufnahme von Früchten und Gemüse füllt die Antioxidanzien-Depots auf. Wenn der Körper aber nicht genug Antioxidanzien-Reserven hat, können freie Radikale die Zellen so schädigen, dass DNS zerstört wird. In diesem Zustand ist dann manchmal sogar schon der Sauerstoff aus der Atemluft zu viel.

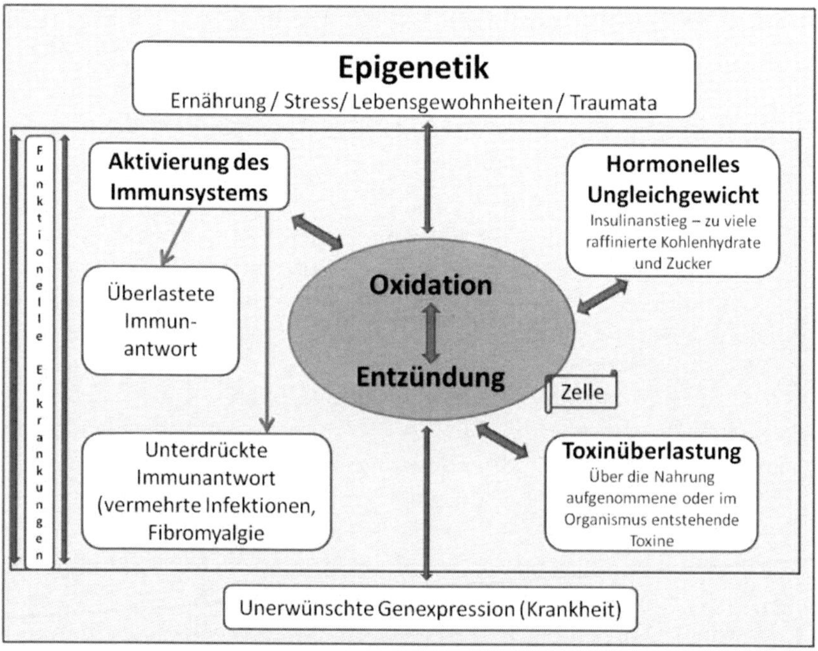

Abbildung 4: Oxidation und Entzündung

Die Armee der Antioxidanzien ist innerhalb und außerhalb der Zellen im permanenten Kampf mit den Kräften der Oxidation. Das mächtigste Antioxidans, das Glutathion, leitet den Angriff. Es wird in der Leber aus drei Aminosäuren gebildet. Es unterstützt die Eliminierung von Umweltgiften, schützt gegen Oxidation und trägt dazu bei, Entzündung durch ein überaktives Immunsystem zu unterbinden.[40] [41] Viele Autoimmunkrankheiten und Störungen im Gehirnstoffwechsel wie ADHS[42] und Alzheimer[43] werden direkt mit einem zu niedrigen Glutathionspiegel in Zusammenhang gebracht. Die drei Aminosäuren, aus denen Glutathion besteht, sind: L-Glutamin, Glycin and Cystein. Im Allgemeinen fehlen bei niedrigem Glutathion eine oder zwei dieser Aminosäuren, aber nicht alle.[44] [45] Bestimmte Heilpflanzen wie der Heilpilz Cordyceps sinensis aus dem tibetischen und chinesischen Hochland können ebenfalls den Glutathionspiegel – manchmal dramatisch – erhöhen.[46] Der Körper bildet bestimmte Antioxidanzien sowieso; die Nahrungsauswahl bestimmt letztlich, wie hoch die antioxidative Aktivität sein kann. Deshalb steht eine Ernährung mit reichlich verschiedenfarbigen Gemüsesorten an der Spitze jeder Gesundheitsliste.

NF-KB, METHYLIERUNG UND STICKSTOFFMONOXID

Die Abläufe im menschlichen Körper sind ein komplexes System aus Rückkopplungsschleifen, Wippschaukel-Effekten und selbstregulierenden Mechanismen. Wenn ein Prozess anläuft, macht sich ein anderer bereit, ihn wieder abzuschalten (z. B. wird der Entzündung durch freie Radikale von Antioxidanzien entgegengewirkt). Wenn das alles harmonisch arbeitet, werden Krankheiten gestoppt und das Altern verlangsamt.

Der Grund, warum Entzündungen so zerstörerisch wirken, ist ihr direkter Effekt auf zelluläre Mechanismen. Freie Radikale setzen ein Feuer der Entzündung mit unvorhersehbaren Konsequenzen und Kollateralschäden in Gang. Zelluläre Regulationssysteme sind zwangsläufig mit im Feuer gefangen. Richtige Nährstoffe sind eine Möglichkeit, die zellulären Schädigungen des Alterns aufzufangen. Geschätzte 50 verschiedene humangenetische Erkrankungen können auftreten, wenn falsche, mutierte Enzyme den Platz der richtigen B-Vitamine, der Coenzyme, einnehmen.[47] Dieser krankheitsfördernde Ablauf beginnt, wenn die Vitamin-B-Spiegel zu niedrig sind, und er kann durch ihre Anhebung abgestellt werden.[48] Höhere Vitamin-B-Spiegel beugen dem Polymorphismus von schlechter Genreplikation[49] und vielen Krankheiten vor, die durch unerwünschte Genexpression entstanden sind.

Entzündungen führen zwangsläufig zu Schädigungen, die aber durch eine starke Verteidigung der Zellen sehr gut repariert werden können. Das Entzündungsgeschehen führt einen direkten Angriff gegen vier nährstoffbasierte Systeme aus, die für die Zellfunktionen wichtig sind. Diese vier Systeme sind die Methylierung, das Stickoxidsystem, die Eicosanoide und das NF-kB-System. Die B-Vitamine Folsäure und B12 sind direkt verantwortlich für die Balance bei der Methylierung. Das Stickstoffsystem und das NF-kB-System sind abhängig von ausreichenden Mengen des Superantioxidans Glutathion, das seinerseits abhängig ist von den Vitaminen B6 und B2 und einer weiteren Komponente namens Sulforaphan Glucosinolat (SGS), das in der Natur vor allem in Brokkolisamen vorkommt.[50] Die Eicosanoide schließlich sind auf die Zuführung ausreichender Mengen von guten Fetten, den essenziellen Fettsäuren, im richtigen Mengenverhältnis angewiesen.

DAS NF-KB SYSTEM

Anti-Aging und langes Leben bedeutet, dass es bei der Zellteilung zu einer perfekten Replikation der DNS kommt und gleichzeitig eine unerwünschte Genexpression verhindert wird. Der Prozess der Genexpression heißt Transkription und findet unter der Führung einer Substanz namens Nuklearfaktor kappa Beta, oder NF-kB-System statt. Dieses Regulationsprotein wird in fast allen tierischen Zellarten gefunden und es reagiert auf so gut wie alle Zellstimulationen. Zu viele unwillkommene epigenetische Einflüsse wie Stress, chemische Belastungen des Immunsystems, freie Radikale, ultraviolette Strahlung, schlechtes Cholesterin und bakterielle oder virale Antigene [51] [52] fahren die NF-kB-Maschinerie hoch und verursachen die Expression von schlechten Genen. Das ist die freundliche Art zu sagen, dass erhöhte NF-kB-Aktivität zu Krebs, Entzündungs- und Autoimmunerkrankungen und zu chronischen Infektionen führen kann.

Die gleichen Lebensgewohnheiten, die Telomere verlängern, dämpfen das NF-kB-System. Es wird durch Glutathion und durch einen Prozess im Zellinneren reguliert, den man Ubiquination nennt. Das Nahrungsergänzungsmittel Ubiquinon, bekannt unter dem Namen Coenzym Q-10, ist eines aus der Gruppe der Nährstoffe, die das NF-kB-System bremsen. Verschiedene Medikamente, wie z. B. Statine gegen Cholesterin, senken aber auch diesen wichtigen Nährstoff[53]: Ein Grund mehr, diese Medikamente, wann immer möglich, zu meiden.

METHYLIERUNG

Bei jedem normalen Stoffwechselprozess, bei dem aus einer chemischen oder hormonellen Substanz eine andere entwickelt wird, entstehen Abfallprodukte. Den Abbau dieses biochemischen Abfalls bezeichnet man als Methylierung. Aber die Methylierung tut noch mehr. Ihre lebensrettende Bedeutung wurde auf dem Forschungsgebiet von Anti-Aging und Genetik erkannt.[54] Methylierung schützt die DNS-Transkription durch Stabilisierung im NF-kB-System.[55] Methyl (CH3) hat die besonders ausgeprägte Fähigkeit, bestimmte Chemikalien zu entgiften. Es ist reichlich in Vitamin B12 und in Folsäure enthalten. Wenn nötig, können diese Vitamine ihre Methylgruppe abgeben und dadurch eine potenziell schädliche Substanz in eine unschädliche oder sogar nützliche transformieren.

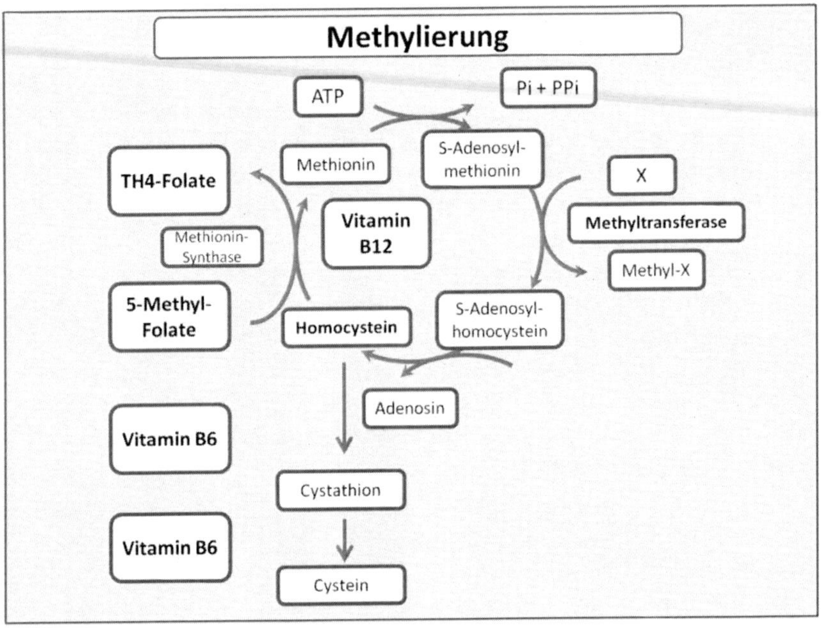

Abbildung 5: Methylierung

Die vielleicht schädlichste aller nicht-methylierten Chemikalien ist die Aminosäure Homocystein. Die Forschung hat gezeigt, dass hohe B6-, B12- und Folsäurezufuhr den Homocysteinspiegel senkt und dass die Gehirnschrumpfung bei Alzheimerpatienten um bis zu 50 % verringert werden kann.[56] Diese drei Nährstoffe sind die primären Unterstützer der Methylierung. Wegen seiner direkten Beziehung zu Herzkrankheiten und Gefäßschäden wird Homocystein im Kapitel *Herz 1* ausführlicher behandelt.

DAS STICKSTOFF-SYSTEM

Wenn die Methylierung durch Oxidationsüberladung fehlerhaft arbeitet, wird ein drittes wichtiges System, das mit Anti-Aging in Beziehung steht, negativ beeinflusst. Wenn die Schädigung durch freie Radikale groß genug ist, fällt der Glutathionspiegel und das Stickstoff-System verändert sich. Die Chemikalie Stickoxid (NO) spielt durch Modulation der Immunantwort bei der Kontrolle von Entzündungen eine führende Rolle.[57] Sie unterstützt auch den Blutfluss zu Gehirn, Händen, Füßen[58] und Sexualorganen[59] und erhöht die metabolische Ausdauer während sportlicher Übungen.[60] Aber nicht alle ihre Einflüsse sind positiv.

NO verrichtet seine Arbeit mithilfe von drei Enzymen, genannt Synthasen: neuronale (nNOS), endotheliale (eNOS) und induzierbare (iNOS) Stickoxidsynthase. Die ersten beiden sind sehr hilfreich, die dritte jedoch nicht.[61] nNOS wird z. B. zur Optimierung der Gehirnfunktionen gebraucht, sie arbeitet speziell zwischen den Neuronen an den Synapsen und fördert das Wachstum neuer Neuronen. eNOS hilft bei der Ausdehnung der Blutgefäße, bei der Blutzuckerbalance und erhöht die Energieausnützung durch Unterstützung der Mitochondrien der Muskulatur. iNOS dagegen ist weniger erfreulich zu bewerten. Ihre Aktivität fördert Entzündungen, den Aufbau von arterieller Plaque, Gewebszerstörung und Autoimmunprozesse durch Freie Radikale.

Die Forschung über Zellmechanismen hat die iNOS und überschüssigen Stickstoff als die Hauptschuldigen für „unerklärliche Krankheiten" wie das Chronische Müdigkeitssyndrom, die Multiple Chemische Sensibilität, Fibromyalgie und Posttraumatisches Belastungssyndrom bezeichnet.[62] Der Schaden, den sie anrichten, ist ein Hauptgrund für funktionelle Krankheiten aller Art, und zwar lange bevor sich komplexere Krankheitsbilder zeigen. Für die Gesundheitsoptimierung ist es daher notwendig, iNOS zu stoppen und Stickoxid in Ausgleich zu bringen. Das geschieht durch Anheben des Glutathionspiegels, Reduktion der Freien Radikale, Förderung einer guten Methylierung und durch andere Mechanismen mehr. Das vierte und letzte System im Anti-Aging-Team hat mit der Gesundheit der Zelle selbst zu tun und ist verantwortlich für die richtige Erfüllung aller zellulären Aufgaben: Das sind die Eicosanoide.

EICOSANOIDE

Eicosanoide sind Hormone, die in jeder der 70 Billionen Zellen des menschlichen Körpers vorhanden sind. Anders als endokrine Hormone wie Östrogen und Testosteron, die im Blutstrom durch den Körper reisen, oder parakrine Hormone, die mit ihren Nachbarzellen kommunizieren, sind Eicosanoide autokrine Hormone. Das heißt, sie wirken auf die Zelle, in der sie anwesend sind, und jedes hat eine ganz spezielle Aufgabe. Bis heute sind etwa 100 Eicosanoide bekannt[63]; zu ihnen gehören z. B. Prostaglandine, Leukotriene und Thromboxane. Alle zellulären Funktionen (und das bedeutet: alle Funktionen des menschlichen Körpers) basieren auf diesen schwer fassbaren biochemischen Substanzen. Die häufigsten Todesursachen einschließlich Herzerkrankungen, Bluthochdruck, Typ-2-Diabetes, Autoimmunkrankheiten,

Krebs, Depression und viele mehr haben oft direkten Bezug zu einem Eicosanoid-Ungleichgewicht.[64] [65] [66] [67]

Alle Eicosanoide sind essenziell, aber unter bestimmten Umständen sind einige wichtiger und andere eher schädlich. Wenn wir die Arbeitshypothese zugrunde legen, dass die meisten Menschen nicht perfekt gesund sind, unter einem gewissen emotionalen Stress leiden und ihre Ernährung verbesserungswürdig ist, dann wird die Bezeichnung von „guten“ und „schlechten“ Eicosanoiden zutreffend.

"Gute" Eicosanoide	"Schlechte" Eicosanoide
Hemmen Thrombozytenaggregation	Fördern Thrombozytenaggregation
Vasodilatatoren	Vasokonstriktoren
Anti-entzündlich	Pro-entzündlich
Kontrollieren Zellproliferation	Fördern Zellproliferation
Verstärken Immunabwehr	Unterdrücken Immunabwehr

Wie ist es möglich, Eicosanoide zur Förderung einer verbesserten Funktion auf natürliche Weise zu beeinflussen? Indem man versteht, wie der Körper sie herstellt. Alle Eicosanoide stammen von Ölen, den sogenannten essenziellen Fettsäuren (EFS). „Essenziell“ bedeutet, dass der Körper diese Öle nicht selbst herstellen kann. Sie müssen mit der Nahrung aufgenommen werden. Aber erst durch Oxidation werden die EFS brauchbar bzw. aktiviert. Sie haben richtig gelesen: Genau der Prozess, der die DNS schädigt, Freie Radikale erzeugt und Entzündungen verursacht, ist derselbe Prozess, der nötig ist, um die Produktion der anti-entzündlichen Eicosanoide in Gang zu setzen.

Es macht Sinn, dass die Öle den Schlüssel zu Gesundheit und Anti-Aging enthalten. Öle sind der fruchtbare Boden im menschlichen Körper, aus dem Gesundheit erwächst. Das Gehirn besteht zu 50 % aus Fetten und Ölen. Alle Nerven des Nervensystems haben eine Ummantelung aus Fett, die Myelinscheide. Aus Fett werden alle Hormone gebildet. Jede Zelle des Körpers hat eine Zellmembran mit einem doppelten Fettanteil, der sogenannten Lipiddoppelschicht.

Die Zellmembran ist der große Umschlagbahnhof für alle Nährstoffe. Ohne gesunde Zellmembran gelangen die Nährstoffe nicht in die Zelle und die Abfallprodukte nicht heraus. Aber das ist nur der Anfang. Hormone, Nährstoffe, Chemikalien aller Art und sogar Lichtwellen beschäftigen die Zellmembran und lösen eine Reaktion von spezifischen Rezeptorproteinen aus. Zellbiologen glauben, dass es über 100.000 dieser Proteine gibt, von denen jedes auf einen bestimmten Reiz aus der Umgebung antwortet.[68] Es ist klar geworden, dass für eine Unmenge von Prozessen und ihren effizienten Ablauf eine intakte Zellmembran erforderlich ist, und diese ist abhängig von einer Fülle an essenziellen Ölen – den gleichen Ölen, aus denen die guten Eicosanoide gemacht werden. Gute Eicosanoide zu fördern und schlechte zu entfernen, muss darum die Basis jedes Anti-Aging-Programms sein.

Seit den frühen Achtzigerjahren haben sich Forscher vermehrt mit Eicosanoiden beschäftigt und – mit unterschiedlichen Ergebnissen – versucht, die richtige Mischung zur Förderung der Gesundheit zu finden. Das ist nicht weiter erstaunlich. Die Kraft und der Erfolg der Öle hängen von zwei wichtigen Voraussetzungen ab. Erstens ist nicht jedes Öl gleich gut. Und zweitens müssen die richtigen Öle auch im richtigen Verhältnis zueinander aufgenommen werden. Das richtige Verhältnis variiert aber von Person zu Person, abhängig von ihrem derzeitigen Gesundheitszustand. Und es ist ein sehr sensibles Verhältnis, das leicht in die eine oder andere Richtung umkippt. Einseitige Überdosierung führt sogar dann zu Problemen, wenn es sich dabei um gute Öle handelt.

Es gibt drei Ölfamilien, aus denen Eicosanoide gemacht werden. Aus Familie 1 und 3 kommen die meisten guten, aus Familie 2 die meisten schlechten Eicosanoide.

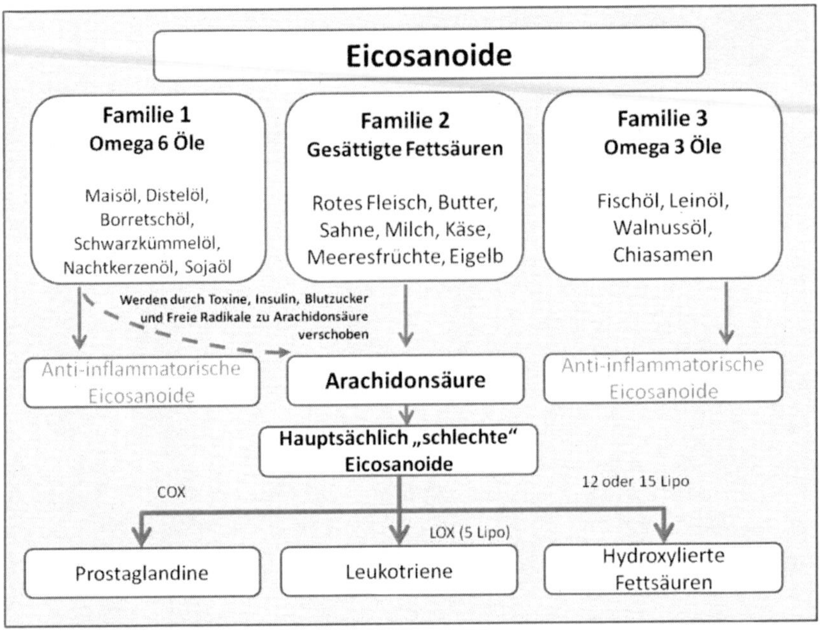

Abbildung 6: Eicosanoide

Familie 1 ist voll von Omega-6-Ölen aus einer Vielzahl von Pflanzen und Gemüsearten. Familie 3 enthält Omega-3-Fette wie Fisch- und Leinöl. Fischöle haben die Fähigkeit, das Herz zu schützen und die Herztodhäufigkeit zu senken[69] [70], indem sie die Entzündungsreaktionen reduzieren.[71] [72] Aber es reicht für die optimale Funktion nicht aus, nur Fischöle zu nehmen. Um Entzündung wirklich reduzieren zu können, müssen diese Eicosanoide im korrekten Verhältnis zu Omega-6-Fettsäuren der Familie 1 vorhanden sein.[73] [74]

In Familie 2 sind all die Fette, die Kardiologen ihren Patienten verbieten, wie gesättigte Fettsäuren aus rotem Fleisch, Butter und Sahne. Diese Fette werden leicht und unmittelbar in Arachidonsäure umgewandelt. Arachidonsäure ist notwendig für die Gehirnentwicklung von Kindern und sie hat noch viele andere wichtige Aufgaben im Laufe des Lebens. Andererseits können die Eicosanoide der Arachidonsäure Schmerzen verstärken, Blutgefäße verengen und die Blutverklumpung fördern. Das sind ihre Auswirkungen bei aggressiven Entzündungen.

Zu dem Thema gibt es aber noch mehr zu sagen. Alle Informationen über die Fette der Familie-2-Öle – und warum es nur eine Art Heftpflaster ist, sie zu vermeiden, das in Wirklichkeit sogar kontraproduktiv wirken kann – wird ausführlich im Kapitel *Gallenblase 1* besprochen.

Aus der Arachidonsäure gehen drei Hauptgruppen von Eicosanoiden hervor. Die erste Gruppe sind die Prostaglandine. Dies sind die Eicosanoide, deren Produktion von den nichtsteroidalen Entzündungshemmern (NSAID) wie Paracetamol und Ibuprofen gebremst wird. Das geschieht, indem sie ein bestimmtes Enzym blockieren. Enzyme sind wie Arbeiter an einem Montageband. Wenn Proteine und Fette auf dem Band ankommen, stecken die Enzyme sie zusammen. Die NSAID lassen jedoch diese Arbeiter nicht ihren Platz am Band einnehmen. Ein Enzym, das schlechte Eicosanoide produziert, ist Cyclooxygenase-1 oder COX-1. NSAID sind COX-1-Hemmer. Das hört sich erst einmal wie eine gute Idee an. Wer braucht überhaupt Enzyme, die schlechte Eicosanoide produzieren? Das Problem dabei ist, dass COX-1 auch gute Eicosanoide produziert wie z. B. solche, die den Magen davor schützen, sich selbst zu verdauen. Zu viele COX-1-Hemmer führen daher häufig zu Magenblutungen.

Zwei weitere Eicosanoid-Gruppen kommen von der Arachidonsäure: Die Leukotriene und die hydroxylierten Fettsäuren. NSAID helfen nicht gegen diese beiden. Die Pharmaindustrie arbeitet an einer neuen Klasse von LOX-Enzymhemmern, um der Leukotrienebildung entgegenzuwirken. Natürliche LOX-Hemmer wie Kurkumin, Fischöle und bestimmte Antioxidanzien kommen alle aus einer guten Ernährung. Allerdings wählen nur wenige Mediziner ausschließlich diese Herangehensweise zur Schmerzreduzierung. Wenn sich ein Dauerschmerz aufgrund von Leukotriene oder hydroxylierten Fettsäuren einstellt, ist das übliche Vorgehen in der heutigen „Reparier-mich-sofort-Gesellschaft" die Steroid-Kanone. Man schießt mit Kanonen auf Spatzen.

Steroidhormone, wie die vom Rheumatologen verordneten, wirken schmerzstillend, indem sie die Produktion der schlechten Eicosanoide bremsen. Aber sie tun mehr als das. Sie bremsen jegliche Eicosanoid-Funktion – gute und schlechte. Menschen, die Steroide einnehmen, legen oft an Gewicht zu, werden depressiv, bekommen Schlafstörungen, entwickeln Glasknochen usw. Noch einmal: Eicosanoide regulieren alle Funktionen im menschlichen Körper, indem sie die Zellfunktionen kontrollieren. Wenn man die entzündungsfördernden und die antientzündlichen Eicosanoide gleichzeitig mit Steroiden ausbremst, hat das einen negativen Effekt auf den ganzen Körper.

ESSEN SIE AUSGEGLICHENE MENGEN AN GUTEN ÖLEN

Die amerikanische Ernährung ist voll von zu viel Omega-6-Ölen. Alle Öle in den abgepackten Produkten der Lebensmittelindustrie sind Omega-6-Pflanzenöle. Diese Öle sind aus zwei Gründen nicht empfehlenswert. Erstens sind sie fast alle vom selben Typ: Maiskeimöl und Sojaöl. Es ist niemals eine gute Idee, immer das gleiche zu sich zu nehmen, selbst wenn es etwas Gesundes ist. Das Beste ist abwechslungsreiche gesunde Ernährung. Zweitens haben die Öle in industriell verarbeiteten Lebensmitteln durch Erhitzen und Sauerstoffexposition jeden Wert verloren. Hohe Temperaturen verändern die Molekülstruktur des Öls und machen es in manchen Fällen sogar toxisch. Sauerstoff erzeugt schädigende Freie Radikale und das Öl wird ranzig.

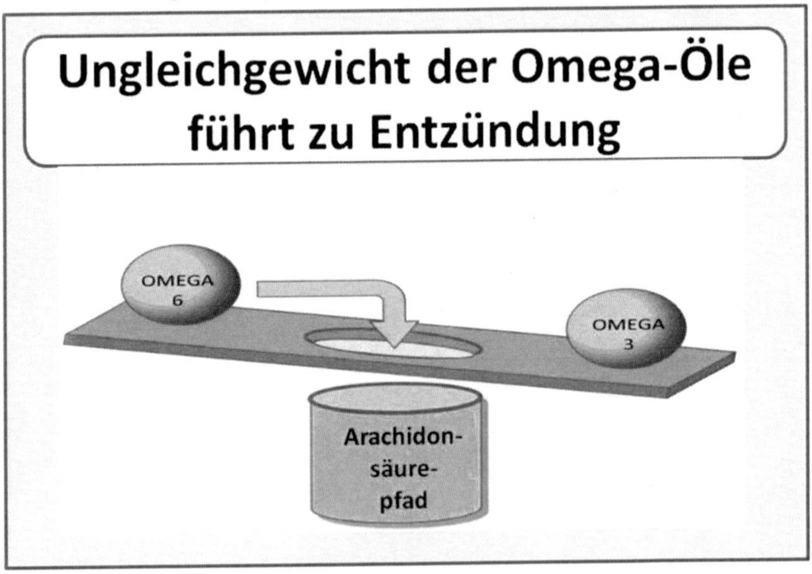

Abbildung 7: Omega-Öle und Entzündung

Außer diesen beiden Gründen können Omega-6-Öle sich bei einem Mangel an Omega-3-Ölen sehr leicht zu Arachidonsäure verwandeln. Das geschieht besonders leicht bei Bestehen eines Blutzuckerproblems wie der Insulinresistenz. Um einen Ausgleich herzustellen, verordnet der Arzt hohe Dosen von Omega-3-Fischölen. Das wirkt anfänglich gut, führt aber bald zu anderen Schwankungen. Gute Eicosanoide kommen von Omega-3- und Omega-6-Ölen, nicht nur von Fischölen. Der Körper wünscht sich beide aus guten

Quellen, um die entzündungsfördernden Eicosanoide gering zu halten. Am besten nimmt man beide Arten im ausgewogenen Verhältnis zu sich und meidet schlechte Fette sowie erhitzte Omega-6-Öle. Es gibt auch noch andere Gefahren, auf die man achten muss.

MEIDEN SIE SCHLECHTE FETTE

Nicht alle Fette sind gleich. Künstlich erzeugte synthetische und industriell verarbeitete Fette (Transfette) stören die Eicosanoidbalance massiv, verstärken Entzündungen und beeinträchtigen den Cholesterinabbau. Darum sollte man sie grundsätzlich meiden. Der Prozess der partiellen Hydrierung (Härtung) verändert die Form der natürlichen Fette und Öle so, dass sie den normalen Fettstoffwechsel eher behindern als fördern. Gemäß der Schätzung einer im *New England Journal of Medicine* veröffentlichten Studie könnten durch das einfache Eliminieren der Transfette aus der Nahrung zwischen 6 und 19 % der Todesfälle durch Herzinfarkte u. Ä. verhindert werden, das wären in den USA über 200000 Todesfälle jedes Jahr weniger.[75]

Diese industriell verarbeiteten Fette sind in fast allem, was man im Lebensmittelladen kaufen kann, von Salatdressings bis Süßigkeiten und von Chips bis Brot. Partiell hydrierte Fette und Öle blockieren den normalen Umbau von Cholesterin in der Leber und verursachen so eine Cholesterinerhöhung im Blut. Die oft marktschreierisch angepriesene cholesterinfreie Margarine enthält gehärtete Fette. Einer der größten Fälle von Fehlinformation in der jüngsten Geschichte ist die Suggestion, dass Margarine statt Butter zu essen den Cholesterinspiegel senken würde. Es stimmt: Butter enthält Cholesterin und Margarine nicht. Aber Butter enthält auch in hohem Maße fettabbauende Nährstoffe. Sie ist ein ganzheitliches Nahrungsmittel, das, in Maßen genossen, für die Weiterverarbeitung der eigenen Fette sorgt. Margarine kann dagegen zu erhöhtem Cholesterinspiegel und Herzinfarkten führen.[76]

ACHTEN SIE AUF ZUCKER

Einige Menschen können eine Menge der gesättigten Fettsäuren aus der Familie 2 zu sich nehmen, ohne irgendein Anzeichen von Entzündung oder gar einer Herzerkrankung zu bekommen. Wie ist dieser scheinbare Widerspruch möglich? Weil sie nicht zu viel Zucker zu sich nehmen und einen normalen Insulinspiegel haben. Gesättigte Fette allein sind neutral oder können sogar entzündungshemmend wirken, aber nicht in Kombination mit Zucker.[77] [78] Amerikaner lieben Süßes und Fettes. In der amerikanischen Standardernährung findet man nur selten gesättigte Fettsäuren ohne die Begleitung von riesigen Zuckermengen. Mit jedem Dessert erhöhen die Amerikaner ihr Herzerkrankungsrisiko,[79] [80] sie essen geschätzte 150 Pfund raffinierter Süßungsmittel jedes Jahr.[81] Zu viel Zucker führt zu Spitzen des blutzuckerregulierenden Hormons Insulin. Dieses Hormon hat den stärksten Einfluss auf die Eicosanoide. Zu viel Insulin als Ergebnis von zu viel Zucker ist ein Auslöser funktioneller Krankheiten. Wie im Kapitel *Milz/Pankreas 21* näher erläutert, hat die Mehrheit der Menschen ein funktionelles Blutzuckerproblem, das zu lebensveränderndem Leiden führt.

Zucker mit den Fetten der Familie 2 ist schlimm genug, aber um das sprichwörtliche Öl ins Entzündungsfeuer zu gießen, braucht man nur die Fette der Familie 2 durch schlechte Transfette zu ersetzen. Seit 1920 hat sich der Anteil der Pflanzenöle in Form von Margarine, Back- / Bratfett und raffinierten Ölen in der Ernährung um fast 400 % erhöht, während der Konsum von Zucker und industriell verarbeiteten Lebensmitteln um 60 % angestiegen ist.[82] Studien aus aller Welt haben durchgängig gezeigt, dass in Gesellschaften mit einer Ernährung reich an Zucker, industriell verarbeitetem Mehl und erhitzten Pflanzenölen die Sterberate bei allen Arten von Krankheiten einschließlich Herzerkrankungen wesentlich erhöht sind.[83] [84] [85] [86] [87]

BALANCE

Im Organismus geht es immer um die Balance zwischen Systemen: nicht zu heiß, nicht zu kalt. Es ist ein guter Anfang, schlechte Öle zu meiden und gute Öle zu konsumieren, das wird sich auszahlen. Allerdings bringen die Öle nur den maximalen Effekt z. B. auch als Unterstützung in der Therapie von Arthritis, Ekzemen und Colitis, wenn die Patienten gleichzeitig Omega-3- und Omega-6-Öle *im richtigen Verhältnis* zu sich nehmen.

In diagnostischen Bluttests können die essenziellen Fettsäuren im Körper bestimmt werden. Allerdings sind die Spiegel unterschiedlich in den verschiedenen Körpergeweben. Das bedeutet, dass Bluttests, so hilfreich sie sein mögen, immer noch viele Fragen offen lassen.

Welche Art von Omega-3-Öl ist das beste: Leinöl, Lebertran oder ein kombiniertes Fischölprodukt? Welche Art von Omega-6-Öl ist das beste: Schwarze-Johannisbeersamen-Öl oder Borretschöl? Oder vielleicht Nachtkerzenöl, Weizenkeimöl, oder eine Kombination davon? Und natürlich, wie viel von jedem? Zwei Teile Fischöl zu einem Teil Borretsch, oder umgekehrt? Und schließlich, ist der Patient fähig, diese Öle zu verdauen und effektiv für seinen Körper zu nutzen? Die Antworten auf diese Fragen legen das Fundament für Gesundheit und Anti-Aging.

Zusammenfassung

Was wir bisher gelernt haben: Die Dinge, die uns krank machen, beschleunigen auch den Alterungsprozess. Der Grund liegt darin, dass alle Krankheiten und funktionellen Störungen durch eine Dysfunktion in den Zellen verursacht sind. Wenn die Zellen unter Stress stehen, erhöht sich ihre Replikationsrate, während ihre Lebenszeit sich verkürzt. Die Verlangsamung des biologischen Alterns beginnt mit einer starken Verteidigung der DNS gegen Entzündungsattacken. Die größten Bedrohungen sind die freien Radikale aus der Oxidation, mangelhafte zelluläre Methylierung, ein überaktives NF-kB-System, ein verändertes Stickstoffsystem und ein unzureichendes Angebot an guten Eicosanoiden. Zur Prävention des Alterungsprozesses ist der gut geschützte Ablauf der zellulären Replikation und Transkription unabdingbar.

- Die Telomere müssen so lang wie möglich bleiben mit Hilfe gesunder Lebensgewohnheiten.
- Die Entzündungen durch freie Radikale müssen durch Antioxidanzien minimiert werden.
- Die Methylierungs- und Stickstoffpfade müssen ungehindert ablaufen.
- Die Bremsen des NF-kB-Systems müssen gezogen werden mit Coenzym Q10 und Glutathion.
- Die Zellmembran muss geschmeidig und elastisch gehalten werden und die pro-entzündlichen Eicosanoide müssen reduziert werden durch die essenziellen Fettsäuren im richtigen Verhältnis.

Jede dieser Gefahren und die grundlegenden Schutzfaktoren sind unten abgebildet.

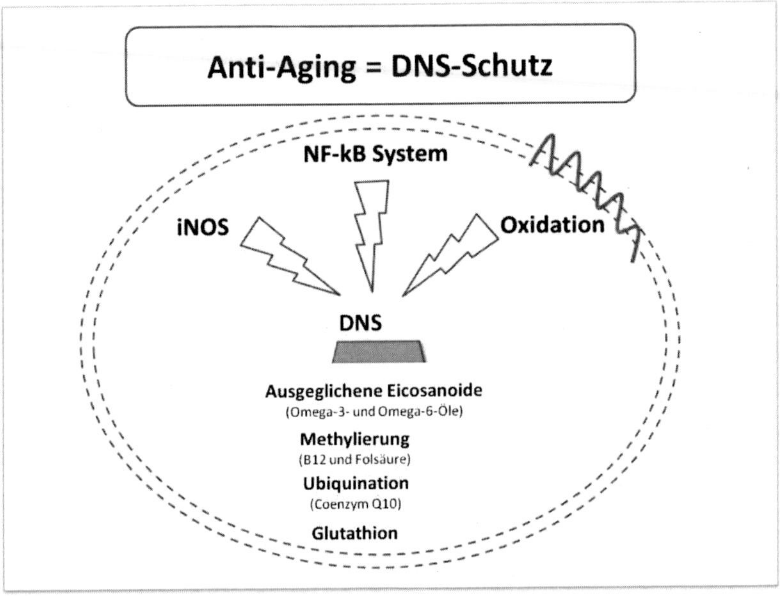

Abbildung 8: Anti-Aging

An diesem Punkt könnten Sie zu dem Schluss kommen, dass Anti-Aging einfach zu kompliziert ist. Telomere? Methylierung? Oxidation? Eicosanoide? Wo soll man anfangen? Eigentlich ist der Körper ganz einfach. Er blüht auf, wenn er bekommt, was er braucht, und meidet, was er nicht braucht. Aber das ist keineswegs simpel. Was genau braucht er und was sollte er meiden? Die Antwort ist für verschiedene Menschen oft unterschiedlich, aber es gibt sie. Die wunderbare Neuigkeit ist, dass man mit einer faszinierenden ganzheitlichen naturheilkundlichen Herangehensweise die Dinge ermitteln kann, die zur Erhaltung der Gesundheit nötig sind.

Es ist an der Zeit, diese neue Welt zu entdecken, die mit modernen diagnostischen Mitteln mitunter bestätigt, aber nicht nachgebildet werden kann; eine Welt, die sich erklärt durch Neurologie, Neurochemie, Bioenergetik, Epigenetik, und in einigen Fällen durch die Quantenmechanik. Eine Welt die, einmal verstanden, durch die Veränderung ihrer Art zu essen, zu denken und zu leben die Gesundheit der Menschen verbessert. Es ist an der Zeit, die Funktionelle Bio-Analyse zu entdecken.

FUNKTIONELLE BIO-ANALYSE

Seit den 1960er Jahren hat sich die alternative Medizin in mannigfaltiger Form in der westlichen Kultur entwickelt, häufig ohne wissenschaftliche Grundlage. Manche dieser alternativen Heilmethoden konnten sich nicht durchsetzen[88] und blieben kurze „Modeerscheinungen". Andere aber konnten sich über die Jahrzehnte im Wettbewerb aufgrund ihrer dauerhaften Erfolge behaupten und finden inzwischen die Zustimmung einer breiten Öffentlichkeit als anerkannter Teil der Komplementärmedizin.

Applied Kinesiology (AK) ist eine Technik, die überlebt hat. Sie bedient sich des Manuellen Muskeltests[89] (MMT) als diagnostischem Mittel[90]. Trotz aller Vorwürfe der Unwissenschaftlichkeit kann sie mitunter Erfolge auch dort aufweisen, wo die Schulmedizin keine Antwort mehr hat.

Die bahnbrechende Entdeckung des MMT hatte Weiterentwicklungen und Seitenableger zur Folge, die meist unter der Flagge der Kinesiologie entstanden: Clinical Kinesiology (CK), Quantum Kinesiology (QK), Nutrition Response Testing (NRT) und Muscle Response Testing[91] (MRT) waren geboren. Der Wettbewerb zwischen diesen Gruppen führte zu weiteren neuen Entdeckungen, Verfeinerungen und Erneuerungen, die gute Behandlungen noch effizienter und effektiver machten. Die Welt der Biochemie, Neurologie und Ernährungsforschung hielt Schritt und stellte die Entdeckungen der Kinesiologie auf eine wissenschaftliche Grundlage. Pioniere der AK, wie Dr. Walter Schmitt[92], Dr. Chris Astil-Smith[93] und Dr. Michael Lebowitz[94], entwickelten umfassende Protokolle und Techniken zur Diagnostik der Biochemie und zur Behandlung des Nährstoffbedarfs des Körpers. Ihre Arbeit und die vieler anderer ist die Basis, auf der FBA steht.

Funktionelle Bio-Analyse (FBA) ist eine wissenschaftlich basierte komplementärmedizinische Methode, die dem fachkundigen Therapeuten hilft, die Ordnung im Nervensystem und im Energiefluss wiederherzustellen. Das primäre Ziel von FBA ist, durch kinesiologische Befragung die Abläufe in den natürlichen inneren Kontrollsystemen des Körpers zu beurteilen. FBA wird wie AK mit dem präzisen Manuellen Muskeltest durchgeführt.

Mit FBA können Therapeuten nach genauen Regeln exakt die Nährstoffe finden, die der Körper für optimale innere Abläufe am dringendsten benötigt. Diese Herangehensweise führt zu einer kleinen Auswahl von Nährstoffen mit hormetischem Effekt. *Hormesis* kommt aus dem Griechischen und bedeutet: in Bewegung bringen, antreiben, anspornen. Ein hormetischer

Nährstoff kann ein einzelnes Vitamin sein, ein Heilkraut oder eine andere Substanz die *mehrere Systeme des Körpers gleichzeitig* positiv beeinflusst.

Zu Beginn der Behandlung wird der FBA-Therapeut die Primären Energie-Punkte (PEPs) testen. Diese Punkte sind seit tausenden von Jahren aus der klassischen Akupunktur bekannt. Mit FBA findet man zuerst den PEP mit der höchsten Priorität und danach alle weiteren relevanten PEPs in der richtigen Reihenfolge. Aufgrund dieser Hierarchie können Behandelnde die wichtigsten Bedürfnisse des Körpers zuerst angehen. Das spart Zeit und Geld, da sich sekundäre Probleme oft wie von selbst lösen, wenn erst die Selbstheilungskräfte wieder „im Fluss" sind.

Entsprechend der Symptome des Patienten kann der erfahrene Therapeut noch andere faszinierende und zielführende Tests hinzufügen. Zum Beispiel gibt es eine Beziehung der drei Primärfarben (grün, rot und violett-blau) zu spezifischen genetisch festgelegten Tendenzen: Jede Farbe ist assoziiert mit einer bestimmten Organschwäche und Nahrungsmittel-Intoleranz und anderen speziellen Anfälligkeiten. Bereits diese kleine Information könnte Millionen Menschen helfen, ihre Gesundheit zu erhalten. (Mehr Information dazu im Kapitel: Welcher Farbtyp sind Sie?). Außerdem gibt es acht Augenpositionen, die erkennen lassen, welche Hauptmineralien wie Calcium, Magnesium, Eisen, Zink etc. aus der Balance geraten sind, und einige Bindegewebe-Tests zur Funktion von Haut, Haaren und Gelenken.

Der Erfolg eines FBA-Therapeuten ist abhängig von seinem Wissen über die physiologischen Abläufe im Körper, seiner Fähigkeit, die Kunst des Manuellen Muskeltests auszuführen, und seinem Wissen über diagnostische Verfahren. FBA stellt die perfekte Brücke zwischen den Welten der Naturheilkunde und der energetischen Medizin dar. In der klassischen Naturheilkunde werden auch Bluttests analysiert und nach den Ergebnissen Naturheilmittel verordnet. In der energetischen Medizin wird der Körper selbst befragt: FBA tut beides.

VIER SCHLÜSSEL-PRINZIPIEN

Erstens: Wenn eine funktionelle Dysbalance oder gar ein Leiden vorliegt, heißt das, dass Gehirn und Körper das Problem erkannt haben und darauf hinweisen, aber aus verschiedenen Gründen das Gleichgewicht, die Homöostase, nicht selbst wiederherstellen können. Wenn das geschieht, werden die betroffenen Bereiche über (aus der Akupunktur) gut bekannte Energiepunkte auf den Meridianen angezeigt. Der FBA-Therapeut muss der energetischen Straßenkarte der Primären Energiepunkte in der Reihenfolge, die von Gehirn und Körper vorgeben werden, folgen, um die aktuell wichtigsten Ungleichgewichte zu finden.

Zweitens: Es gibt eine Hierarchie der Ungleichgewichte. Mit anderen Worten, der Körper weiß, welches Problem zuerst gelöst werden muss. Das ist für FBA entscheidend. Die meisten Methoden beginnen bei den Beschwerden des Patienten. Allerdings sind die meisten Beschwerden schon die Folge anderer Ursachen und damit in der Hierarchie untergeordnet. Aber die Quelle der Beschwerden zu finden und den Energiestau aufzulösen, kann mitunter zu einem scheinbaren „Wunder" führen.

Drittens: Die vom Körper vorgegebenen Schritte in der richtigen Ordnung zu gehen benötigt hormetische Nährstoffe. Das sind fundamentale Nährstoffe, die verschiedene Stoffwechselfunktionen gleichzeitig in Gang setzen. Hormetische Nährstoffe leisten diese Schwerstarbeit. Es kann sich dabei um spezielle Formen von Calcium, Magnesium, B6, Folsäure und viele andere ganz spezifische Substanzen handeln. Die hormetischen Nährstoffe beschleunigen und stabilisieren die gesundheitliche Erholung und bewahren Sie davor, täglich in bestem Glauben Dutzende von nutzlosen oder sogar kontraindizierten Nahrungsergänzungsmitteln zu sich zu nehmen.

Viertens: Der Manuelle Muskeltest ist derzeit die einzige bekannte Methode, die die Heilung des Körpers in der von ihm vorgegebenen Reihenfolge unterstützt. Darum ist der gut durchgeführte MMT essenziell für die richtige Bestandsaufnahme.

WIE DER MANUELLE MUSKELTEST (MMT) FUNKTIONIERT

Von den vier oben genannten Prinzipien sorgt der Manuelle Muskeltest – leider immer noch – am meisten für Verwirrung oder sogar Zorn bei Schulmedizinern. Dabei ist die Theorie hinter MMT voll kompatibel mit dem klassischen Verständnis der Neurologie, Physiologie und elektromagnetischen Prinzipien.[95] Das Konzept beruht weder auf geheimnisvollen Kräften, noch mangelt es an seiner wissenschaftlichen Begründung. MMT ist einfach eine Veränderung im Tonus eines Muskels von stark (förderlich) zu schwach (hinderlich) oder von schwach zu stark in Gegenwart eines gegebenen Stimulus.

Viele der Theorien, die erklären, wie der Muskeltest funktioniert und seine Aussagekraft und Bedeutung für den Rest des Körpers deuten, kommen ursprünglich aus der Angewandten Kinesiologie (AK). Forscher und Therapeuten haben diese Theorien seit Jahrzehnten studiert.[96] In der klassischen AK-

Lehre haben alle Muskeln eine Beziehung zu einem Organ, wie in der folgenden Tabelle beschrieben.

Muskel	**Zugehöriges Organ**
Pectoralis Major Sternal	Leber
Mittlerer Deltoideus	Lunge
Quadrizeps	Dünndarm
Hamstrings	Dickdarm

Die oben gezeigten Beziehungen zwischen Muskeln und Organen sind nur ein kleiner Teil des Phänomens, das man Bio-Einheit nennt. Das bedeutet einfach, dass jeder Teil mit jedem anderen Teil und jedes System mit jedem anderen System verbunden ist. Wegen dieser vernetzten Beziehung hat jede Veränderung in irgendeinem Teil Auswirkungen auf jeden anderen Teil. Wenn also die Theorie der Bio-Einheit gültig ist, so wird sich jedes größere Ungleichgewicht, sei es Nährstoffmangel, eine emotionale Störung, eine Entzündungsreaktion oder sonst etwas, in verschiedenen Körpersystemen zeigen. Wenn eine Person z. B. unter einer Entzündung leidet, kann der Arzt im Bluttest bestimmte Entzündungsparameter wie C-reaktives Protein oder Homocystein untersuchen. Das ist die chemische Seite. Aber gibt es auch neurologische, energetische, neuromuskuläre und sogar emotionale Zeichen der Entzündung? Weil die Antwort dazu "Ja" ist, trifft das für jegliches Ungleichgewicht im Körper zu.

Ein gutes Beispiel ist der Zustand der Depression. Das neuromuskuläre Zeichen ist eine zusammengesunkene Haltung, das chemische Zeichen niedriges Serotonin, das energetische Zeichen ein gestörter Energiefluss im Blasenmeridian, das neurologische Zeichen hat mit spezifischen Störungen der rechten und linken Gehirnfunktion zu tun, und das emotionale Zeichen ist die Depression selbst. Mit anderen Worten: Alle Systeme des Körpers besitzen einen Navigator, der den Therapeuten direkt zu den drängendsten Bedürfnissen des Patienten führt. Einige Pfade sind dabei leichter zu begehen als andere. FBA basiert auf dem Konzept der Bio-Einheit und benützt MMT zum Durchtesten der Körpersysteme in systematischer, wiederholbarer und nachvollziehbarer Weise.

Im Konzept der Bio-Einheit kann die Bewertung der Muskelgruppen signifikante Einsichten über die allgemeinen Körperfunktionen liefern. Zum Beispiel hat ein starker Brustmuskel namens Pectoralis major Beziehung zur Leber.[97] Wenn nun irgendetwas die Leberfunktion beeinträchtigt, wird wahrscheinlich die Funktion dieses Muskels suboptimal sein und nicht mehr stark testen.

Für die Zwecke dieses Buches gehen wir mit dem MMT noch einen Schritt weiter. Therapeuten können mit FBA nicht nur die Muskeln selbst analysieren, sondern auch jede Substanz, die physiologische Funktionen beeinflusst, wie z. B. Hormone, Neurotransmitter, Umweltgifte und Lebensmittel. Der Körper kann eine Substanz deshalb genau beurteilen, weil er durch einen komplizierten und faszinierenden Prozess außerhalb der fünf Sinne in der Lage ist, jeden gegenwärtigen Stimulus zu erkennen und darauf zu reagieren

Die meisten Menschen verstehen, dass der Körper Substanzen erkennen kann durch Geschmack, Berührung, Geruch, Klang und Sehen. Was sie vielleicht nicht verstehen, ist die Fülle der feinsten, bedeutungsvollen Veränderungen, die stattfinden, wenn einer der Sinne berührt wird, oder das noch viel mächtigere Erkennungssystem, das alles, was im Körper geschieht, steuert. Dieses Erkennungssystem ist der sechste Sinn hinter den fünf Sinnen, ein elektromagnetischer Sinn, der eine Substanz an ihrer natürlichen, allgegenwärtigen elektromagnetischen Ausstrahlung erkennt.

In Wirklichkeit ist der menschliche Körper so sensitiv, dass die Anwesenheit der Substanz überhaupt nicht nötig ist. Allein ein Gedanke oder ein Gefühl kann ausreichen, um eine Veränderung im Muskeltonus zu verursachen. Aber bevor wir nun mit der Erörterung dieses verblüffenden Phänomens zu weit gehen, sollten zuerst die Grundlagen der Technik klar werden.

Skeptiker bezweifeln die Möglichkeit, dass ein so minimaler Reiz wie ein Geruch, Geschmack oder ein Gedanke stark genug sein könnte, im Nervensystem eine Reaktion auszulösen, die einen starken Muskeltonus zeitweilig schwächt. Und dass das Gleiche für eine Substanz gilt, die nur in Kontakt mit dem Körper kommt, erscheint ihnen völlig unglaubwürdig. Die Kritik erscheint oberflächlich gesehen vernünftig zu sein, weil sie der alltäglichen Erfahrung entspricht. Skeptiker würden argumentieren, dass niemand plötzlich zu Boden fällt, weil er an Erdnussbutter gerochen, eine Katze gestreichelt oder ein paar Pollen eingeatmet hat. Wie kann also jemand behaupten, dass genau diese Dinge die Muskeln eines Allergikers schwächen, wenn sie nur damit in Berührung kommen? Dennoch geschieht genau das jeden Tag in den Ordinationen der muskeltestenden Therapeuten im ganzen Land und der ganzen Welt.

Wie ist das möglich? Ist es nur der Taschenspielertrick des Therapeuten, der mit geschickter Hand den arglosen Patienten manipuliert? Oder finden da reale und signifikante Phänomene statt, bisher zwar noch wenig verstanden, jedoch fundiert hinsichtlich der Funktionen des menschlichen Körpers und vielversprechend hinsichtlich des zukünftigen Potenzials der Medizin?

DER KÖRPER REAGIERT AUF ALLES

Viele Anpassungen des Körpers an seine Umgebung werden automatisch durch Reflexe vorgenommen. Reflexe sind eine Form des Biofeedbacks. Das Biofeedback, das mit MMT gemessen wird, ist vergleichbar mit den Reflexantworten, die wir in jedem Augenblick mit den fünf Sinnen wahrnehmen können. Die Wissenschaft[98] weiß viel über Reflexreaktionen und kategorisiert sie in zahlreiche Untergruppen.[99] Einen Sehnenreflex untersucht der Doktor, wenn er mit dem Gummihämmerchen aufs Knie klopft.[100] Oberflächenreflexe alarmieren den Körper bei der kleinsten Veränderung der Sinneswahrnehmungen. Autonome Reflexe helfen dem Körper, innere Abläufe wie z. B. den Blutdruck zu regulieren. Sogenannte primitive Reflexe helfen dem Säugling zu saugen und dem Erwachsenen, aufrecht zu stehen.[101] Es gibt Reflexe, die zu erreichen helfen, was der Körper braucht; es gibt Reflexe, die den Körper vor wahrgenommenen Gefahren schützen.

Beispiele für Reflexe der fünf Sinne kennt jeder zur Genüge, weil es alltägliche Erfahrungen sind. Jeder war schon einmal hungrig, und wenn ihm dann der Duft eines leckeren Essens in die Nase stieg, erlebte er den Reflex des Speichelflusses und das Magenknurren. Andererseits löst ein unangenehmer Geruch oder Geschmack eine sofortige starke negative Reflexreaktion aus: Verziehen des Gesichts und Zurückzucken des Kopfes. Das sind die üblichen unwillkürlichen Reaktionen, wenn man einem angenehmen oder unangenehmen Reiz ausgesetzt ist.[102] Ein Erlebnis – auch wenn es nur in der Erinnerung herbeigerufen wird – erschafft augenblicklich eine physiologische und emotionale Veränderung. Wenn die Erinnerung freudig ist, könnte die Reaktion ein Lächeln, Lachen oder ein „warmes Gefühl" sein. Wenn die Erinnerung erschütternd ist, wird das durch emotionale und physikalische Zeichen erkennbar.

Wenn ein emotionaler Stimulus lange anhält, können sich tiefgreifende Merkmale manifestieren. Zum Beispiel verursacht Depression eine zusammengesunkene Haltung mit eingefallenen Schultern, gesenktem Kopf und leicht vorgebeugtem Oberkörper;[103] das Gegenteil ist der Fall bei einer stolzen oder selbstsicheren Person, die aufrecht und gerade mit breiter Brust steht. Das demonstriert ganz generell, dass der Körper mit seinen Muskeln auch auf mentale und emotionale Stimuli reagiert.

Zur Vermeidung von mechanischen Verletzungen wie Muskelzerrungen oder Verstauchungen verfügt der Körper über ein ausgeklügeltes neurologisches Warnsystem. Am Übergang zwischen Muskel und Sehne sitzen spezialisierte Zellen, die "Golgi-Sehnenorgane" genannt werden. Sie sind eine Art Notschalter. Ihr Job ist es, einen Muskel abzuschalten, wenn er sich zu stark kontrahiert, und/oder den Muskel unabhängig von der Intensität der Kontraktion zu schützen. Wären die Golgi-Sehnenorgane nicht da, würden die Sehnen während extremer Anspannung vom Knochen abreißen, oder der Muskel könnte sich beim Einsetzen einer Zerrung einfach weiter kontrahieren.[104] Wenn also eine Verletzung droht, senden die Golgi-Sehnenorgane ein Signal ans Gehirn, das den kontrahierten Muskel über den autogenen Hemmungsreflex umgehend abschaltet.[105] Ähnliche Notschalter sind die Spindelzellen in der Mitte des Muskels, dem Muskelbauch. Ihre Aufgabe ist es, Überdehnung zu verhindern. Das nennt man Dehnreflex.[106] Wenn ein Muskel Gefahr läuft, überdehnt zu werden, signalisieren die Spindelzellen das ans Gehirn, welches alle antagonistischen Muskeln, die eine Dehnung verursachen, blockiert. Diese Beispiele zeigen etwas sehr wichtiges im Hinblick auf die Gültigkeit des Manuellen Muskeltests: Es gibt neurologisch begründete Situationen, in denen der Körper freiwillig seine eigenen Muskeln als Reaktion auf Stimuli abschaltet, insbesondere wenn er diese Stimuli für potenziell schädlich hält.

Diese Beispiele zeigen deutlich, dass der Körper über eingebaute Reflexe mit seiner Muskulatur auf Reize antwortet, und sie bestätigen, dass der Körper das sofort und auf sehr verschiedene Weise tut, abhängig von der Art des Reizes: gut oder schlecht, gesund oder schädlich. Aber die große Frage bleibt: Was ist mit den energetischen Stimuli – jenen, die nicht mit den fünf Sinnen erfasst werden können? Ist der menschliche Körper feinfühlig genug, sie wahrzunehmen, und kann er sich genauso vor ihnen schützen wie vor mechanischer Stimulation? Die Antwort auf diese Frage ist in drei Dingen begründet: erstens, der Fähigkeit des Nervensystems zu verstehen; zweitens in den mikroskopischen Eigenschaften aller Substanzen und drittens in der

Komplexität von zellulären Systemen, die bisher kaum verstanden werden, die aber von grundlegender Bedeutung sind.

DER KÖRPER BEWERTET ALLES

Um sich vor unerwünschten oder schädlichen Einflüssen zu schützen, muss der Körper seine Umgebung in jedem Augenblick genau beobachten und darauf reagieren. Mit jedem Atemzug, jedem Bissen oder jedem Gedanken kommt es zu chemischen Veränderungen auf der zellulären Ebene. Wissenschaftler haben neuerdings ihre diagnostische Bandbreite erweitert, indem sie trainierte Hunde einsetzen, um bestimmte Krebsarten frühzeitig zu entdecken.[107] Grundlage ist der Hinweis, dass die Krankheit ihren ganz eigenen Geruch hat, der sich von gesundem Gewebe spezifisch unterscheidet. Die Hunde sind darauf trainiert, Lungen-,[108, 109] Ovarial-[110] und Kolorektal-Karzinome[111] aufzuspüren. Diese bahnbrechende innovative Diagnoseform zeigt, dass sogar die kleinsten Veränderungen auf der Zellebene messbar sind, wenn man „den richtigen Riecher“ dafür hat. Diagnostische Methoden, die ohne invasive Maßnahmen pathologische Veränderungen aufspüren können, wären ein Segen für die Patienten und ihre Brieftaschen. Aber es gibt noch mehr Grund zum Staunen.

Die meisten "Überlegungen" des Körpers sind unbewusst. Sogar im Wachzustand bleiben 95 % der Eindrücke oder mehr unterbewusst. Wenn das Auge sich auf ein Objekt in der Nähe fokussiert, bleibt der weitaus größte Teil des Sichtfeldes unbemerkt – er wird nicht bewusst verarbeitet. Es ist einfach, das Unbewusste ins Bewusstsein zu holen. Das Winken einer Hand in der Umgebung, das Vorbeiziehen eines bewegten Objektes könnte genug visueller Input sein, um den Fokus zu verändern. Das führt zu einer schnellen Kopfdrehung, um das neue Ding zu sehen. Mit anderen Worten, die ganze Welt wird in jedem Augenblick beobachtet und bewertet, aber nur ein kleiner Teil führt auch zu einer Reaktion. Das scheint schon grundlegend genug zu sein; allerdings kommt die wahre Komplexität erst ans Licht, wenn man versucht, einzuschätzen, wie viele Prozesse der Körper in jeder Sekunde beurteilt.

Temperatur, Druck, Licht, Schall, Gerüche, Gedanken, Eindrücke, Entscheidungen und willentliche Bewegungen sind nur einige der Informationskategorien, die im Körper einer genauen Überprüfung unterliegen. Unterbewusst bewertet er in jedem Augenblick des Lebens jede einzelne der 100 Billionen[112] Zellen und ihre Stoffwechselaktivität. Jedes Hormon, jeder Schritt der Energiebereitstellung, der Verdauung, des Blutzuckerstoffwechsels, der

Immunregulation, der Schilddrüsenaktivität, der Schmerzregulation, der emotionalen Balance und vieles mehr stehen unter dauerhafter Bewertung und Modifikation. Das ist wirklich unglaublich, aber dennoch wahr.

Innerhalb einer Zelle arbeiten permanent tausende von proteinbasierten Enzymen.[113] Nach vorsichtiger Schätzung würde sich die Anzahl der Prozesse in der Zelle pro Sekunde auf mehrere Zehntausend belaufen. Um eine Vorstellung von der Gesamtzahl der Prozesse zu bekommen, die der Körper überprüfen muss, müssten wir diese Zahl mit der Gesamtzahl der Zellen multiplizieren. Das Ergebnis steht in der Nähe von 10^{16} Reaktionen pro Sekunde. In Relation betrachtet gibt es etwa 10^{22} Atome im menschlichen Körper. Das entspricht etwa der gleichen Anzahl von Sternen im Universum. Das ist eine unvorstellbare und scheinbar unendliche Menge an Information unter der Kontrolle des Körpers.

Unter Berücksichtigung alles dessen glauben und lehren Wissenschaftler seit nunmehr fast einem Jahrhundert, dass alle Reaktionen innerhalb einer Zelle und dann auch im Rest des Körpers geschehen, wenn chemische Substanzen in den unklaren offenen Zellräumen sich zufällig begegnen. Wenn das geschieht, behauptet die Theorie, springen Elektronen über und erschaffen neue Moleküle. Das Ganze soll angeblich zufällig, aber in geregelten Bahnen ablaufen. Allein die bereits präsentierten Zahlen und Fakten sollten zu der Frage führen, ob eine planlose „Zusammenstoß-und-Austausch"-Physiologie eine ausreichende Erklärung für das Maß an Komplexität und Genauigkeit ist, das wir nun kennen. Diese Erklärung reicht dafür sicher nicht aus.

Die übliche Erklärung der zufälligen chemischen Reaktionen, wie physiologische Prozesse im Körper gelenkt werden, ist gänzlich unzureichend, weil bisher keine bekannte chemische Reaktion durch zufälligen Kontakt schnell genug wäre, um das Leben in der Geschwindigkeit seiner Abläufe und der Gesamt-Reaktionsrate aufrecht zu erhalten. Wenn zufällige chemische Reaktionen die einzige Erklärung für die menschliche Physiologie wären, wäre die Fließgeschwindigkeit des inneren Lebensflusses nicht möglich. Die Vernunft legt eine andere Erklärung nahe: Es muss ein Ganzkörpersystem existieren, das fähig ist, die Flut von allgegenwärtigen inneren und äußeren Reizen aufzunehmen und unmittelbar darauf zu reagieren.

ALLES IST ELEKTROMAGNETISCH

Wenn man einem Menschen mit verbundenen Augen ein Nahrungsmittel anbietet, kann er es an seinem einzigartigen Geruch und Geschmack identifizieren. Ein Apfel schmeckt nicht wie eine Orange und Schokolade nicht wie eine Stück Brot. Jedes Nahrungsmittel hat eine einzigartige Charakteristik nach seinen Bestandteilen, aus denen es zusammengesetzt ist. Unsere fünf Sinne sind bestens geeignet, diese Substanzen für unseren Organismus nach ihren charakteristischen Merkmalen zu klassifizieren. Aber es gibt auch eine geheimnisvollere Methode der Identifikation.

Jede materielle Substanz besteht aus Atomen, die aus Protonen, Neutronen und Elektronen zusammengesetzt sind. Die Elektronen kreisen mit annähernd Lichtgeschwindigkeit[114] um den Atomkern aus Protonen und Neutronen. Der Raum, in dem sich die Elektronen bewegen, kann 10-millionenfach größer sein als die Partikel selbst[115]. In diesem Orbit vollführen die Elektronen ihren mikroskopischen Tanz. Um eine annähernde Vorstellung von der Choreographie des Tanzes zu bekommen: Die Tänzerin, die das Elektron repräsentiert, wäre nur 60 cm groß und die ganze Erde wäre ihr Tanzboden. Und sie würde sieben Mal pro Sekunde um die ganze Erdoberfläche tanzen!

Dieses Bild verdeutlicht etwas sehr Wichtiges, bezogen auf die physikalische Welt: Was uns als feste Materie erscheint, ist absolut nicht fest. Im Gegenteil besteht Materie aus viel mehr leerem Raum als aus soliden Teilchen. Wenn man die mathematischen Fakten kennt, erscheint es wie ein Wunder, dass ein Stuhl einen Menschen tragen kann, eine Tasse den Kaffee hält und, wenn der Briefträger an die Türe klopft, seine Hand nicht einfach hindurch fährt! Es sind die mächtigen elektrischen und magnetischen Kräfte, die den subatomaren Teilchen erlauben, sich in einer ganz bestimmten Distanz voneinander zu bewegen und dennoch in unserer relativen Wirklichkeit Ganzheiten zu bilden und durch ihre Oberflächenspannung als feste Materie zu erscheinen.

Gehen wir noch einen Schritt weiter. In Begriffen der Quantenmechanik ist alles im Universum Bestehende nur Energie, und Energie ist entweder eine Kraft oder ein Transportmedium für Information. Licht- und Schallwellen sind für uns die häufigsten Kommunikationsträger; Augen und Ohren sind die Empfangsstationen unseres Gehirns. Gerade jetzt lesen Ihre Augen die Worte dieser Seite aufgrund von reflektiertem Licht. Das elektromagnetische Feld ist die Quelle der meisten Frequenzen, egal ob Radiowellen, Mikrowellen, infrarote, sichtbare, ultraviolette, Röntgen- oder Gammastrahlen.

Fast die gesamte elektronische Kommunikation auf dem Planeten wie Radio und Fernsehen findet über solche Wellen[116] statt. Aber auch andere Frequenzen übertragen Informationen. Schallwellen entstehen durch die Vibration, die von einem Sprechenden erzeugt wird oder wenn zwei Gegenstände zusammenstoßen oder wenn sie sich nur gegeneinander bewegen wie im Falle der Luftströmung zwischen den Stimmbändern. Die Vorstellung, dass Frequenzen Information übertragen, ist aus einem sehr wichtigen Grund entscheidend für das Verstehen des Muskeltests bei FBA: Alle Substanzen erzeugen Frequenzen als Teil eines elektromagnetischen Feldes.

Um ein elektromagnetisches Feld zu erzeugen, braucht es zwei Dinge: eine elektrische Ladung und Bewegung[117]. Das aber ist präzise die Bedingung für alle Materie: schnelle Bewegung, bei der negativ geladene Elektronen um positiv geladene Protonen und um Neutronen ohne elektrische Ladung kreisen. Elektromagnetische Felder sind keineswegs ein fremdartiges Phänomen, sondern das grundlegende Prinzip alles Bestehenden. Elektromagnetische Felder sind eine der vier fundamentalen Kräfte der Natur (die anderen sind Gravitation, schwache und starke nukleare Wechselwirkung).

Die Zusammensetzung des elektromagnetischen Feldes jeder einzelnen Substanz ist einzigartig und darum genauso ein Identifikationsmerkmal wie Geschmack oder Geruch. Mit anderen Worten, das elektromagnetische Feld einer Substanz ist ihr energetischer Fingerabdruck. Alle elektromagnetischen Felder erzeugen Frequenzen, die Information übertragen. Jede Substanz gibt über diese Information ihres elektromagnetischen Feldes ununterbrochen ihre Identität preis. Und da die Informationswellen kein Ende haben, kündet jede Substanz (theoretisch) bis ans Ende des Universums von sich. Ostasiatische und indische Philosophien verkünden das schon lange.

Auch der menschliche Körper verhält sich den Naturgesetzen entsprechend. Die Naturgesetze aber bedienen sich einer elektromagnetischen Wirklichkeitsebene. Es sollte also nicht weiter verwundern, wenn sich auch der Körper als Teil dieser elektromagnetischen Realitätsebene mitteilt. Zum Glück findet in unserer Zeit auch die westliche Wissenschaft heraus, was schon immer wirksam war. Moderne Technologien wurden entwickelt, das äußere Universum des Weltraums für wissenschaftliche Zwecke und das innere Universum des menschlichen Körpers für medizinische Zwecke zu erkunden.

Jede Materie absorbiert entweder Energie oder strahlt sie zurück in einem Prozess, der Nukleare Magnetische Resonanz[118] (NMR, Kernspinresonanz) genannt wird. Die Resonanz jedes Materials ist genau wie ihr elektromagnetisches Feld hoch spezifisch. Viele wissenschaftliche Techniken benutzen zum Studium der Molekularphysik, kristalliner und nicht kristalliner Materialien die NMR Spektroskopie[119]. Mittels gezielter Bestrahlung des Körpers oder einer Blutprobe mit Radiowellen können Wissenschaftler aufgrund der abstrahlenden Resonanz verschiedene Gewebearten oder sogar individuelle Komponenten des Blutes identifizieren. Das bildgebende Verfahren Magnetic Resonance Imaging (MRI, Kernspintomografie) ist dafür ein bekanntes Beispiel. Ärzte nutzen es seit Jahrzehnten, um den menschlichen Körper zu untersuchen und Knochen und Gewebe „anzusehen".

Das NMR LipoProfil[120] ist ein anderer wissenschaftlicher Test, der auf dem Prinzip der natürlichen Resonanz beruht. Mit ihm können die 15 spezifischen Untergruppen der Lipoproteine im Blut unterschieden und damit z. B. das Herzinfarktrisiko für einen Patienten bewertet werden.[121, 122] Diese Technologien beweisen eine messbare unsichtbare energetische Spezifität aller Substanzen, ihren „Fingerabdruck", der auf ihrer einzigartigen Zusammensetzung basiert.

Aber es gibt noch viel mehr zu entdecken: Die ganze zivilisierte Gesellschaft ist kontrolliert, arrangiert und verwaltet von einer elektromagnetischen Welt, die der einzelne Mensch weder in allen Teilen sehen noch wirklich begreifen kann. In diesem Augenblick sind auf jedem Fleck der Erde etwa 100 Millionen mit Information bepackte Frequenzen unterwegs, die an uns vorbei und durch uns hindurchrauschen. Sie werden Elektromagnetische Frequenzen (EMF) genannt. Mobiltelefone, kabelloses Internet (WLAN), Satellitensignale, Radio- und Fernsehausstrahlungen durchdringen den Raum und meist unbemerkt: auch unseren Körper. Das Erstaunliche und Relevante in diesem Zusammenhang ist: Jede dieser Kommunikationsformen ist elektromagnetisch und unsichtbar und trägt riesige Informationsmengen augenblicklich über weite Entfernungen und durch feste Materie hindurch; und sie alle tun das mit einer relativ kleinen Kraftquelle[123].

Das Signal eines Mobiltelefons z. B. kann einen viele Kilometer entfernten Sendemast erreichen. Dieselbe Welt, die vor gerade mal 50 Jahren ein großes Gebäude brauchte, um den ersten Computer unterzubringen, der mit Mühe addieren und subtrahieren konnte, nimmt all diese Fakten heute als völlig normal an. Fast könnte man meinen, die Menschen begreifen die heutige Technologie mit ihrer überwältigenden Komplexität umso weniger, je normaler und gewöhnlicher sie ihnen erscheint.

Und kann für den menschlichen Körper nicht Ähnliches angenommen werden? Denn die Spielzeuge unseres täglichen Lebens wie Computer, Handy und MP3-Player mit all ihren erstaunlichen Möglichkeiten wirken, gemessen an der Komplexität des Lebendigen, wie ein Haufen Holzklötzchen aus einer alten Spielzeugkiste. In jedem Augenblick arbeitet eine einzelne lebende Zelle mit höherer Komplexität als ganz New York City, oder, wenn man die DNS mit einbezieht, vielleicht mehr als die ganze technisierte Welt[124]. Der Körper hat mehr als 100 Billionen solcher Zellen[125], und alle arbeiten unter normalen Umständen zum Besten des ganzen Organismus und zum Erhalt der Homöostase harmonisch zusammen.

Hohe Levels Elektromagnetischer Frequenzen (EMF) führen hierzulande und weltweit seit vielen Jahren zu kontroversen Diskussionen. In ausgedehnten Streitgesprächen wird um die Frage gerungen, ob elektromagnetische Frequenzen für Menschen und Tiere schädlich sind. Biologen haben eine hohe Sensitivität biologischer Organismen auf feinste elektrische Reize dokumentiert. Tiere jeder Größe nutzen energetische Hinweise, um sich während ihrer Wanderungen geografisch zu orientieren, um Beute, Jäger oder Partner zu orten, um alle Arten von meteorologischen und geologischen Ereignissen wie starke Stürme, Tsunamis, jahreszeitliche Veränderungen oder sogar Erdbeben[126,127,128] vorherzusehen. Deshalb sorgen sich viele Biologen um dauernd steigende Levels elektromagnetischer Frequenzen, die große Verwirrung bei den Tieren verursachen können, welche spezifische energetische Reize zum Überleben brauchen. Andere befürchten darüber hinaus Störungen der physiologischen Abläufe im menschlichen Organismus durch EMFs. Einige Forscher und Autoren glauben, dass längere EMF-Exposition zu Gesundheitseinschränkungen[129] wie Schlafstörungen, Depression, ADS, Autismus, Müdigkeitssyndrom, Bettnässen, nervösen Beschwerden und zu Krankheiten wie Leukämie[130] und Krebs[131] führen kann.

Dagegen behaupten andere Wissenschaftler, EMFs wirkten nur dann schädigend, wenn sie Gewebe direkt erhitzen und bestrahlen, was zu Ionisierung führt. Sie glauben auch, dass Signale, die schwächer sind als die üblicherweise innerhalb eines Gewebes auftretenden, keinen biologischen Effekt[132] haben. Diese Forscher begründen ihre logische Annahme damit, dass kleine Stimuli kleine Antworten erzeugen und stärkere Stimuli auch stärkere Reaktionen hervorrufen. Überraschenderweise aber verhält sich das nicht so: Diese scheinbar kausal-logische Annahme erweist sich als falsch. Lebende Systeme neigen dazu, sich kausaler Logik zu widersetzen. Sehr häufig produzieren schwache Reize eine heftige Reaktion, während starke Reize nur zu einer kleinen oder gar keiner Reaktion führen[133].

Wissenschaftler am *Neuroscience Research Institute* untersuchten die Beweise und kamen zu folgendem Schluss:

"In Experimenten, in denen adäquate Kontrollmechanismen mit einbezogen waren, wurde ein großes Spektrum an biologischen Interaktionen beschrieben. Die Existenz der biologischen Effekte durch sehr schwache elektromagnetische Felder legt einen außerordentlich effizienten Mechanismus zur Erkennung dieser Felder und ihrer Unterscheidung von viel stärkeren Rauschpegeln nahe. Ein solcher Mechanismus braucht zwangsläufig eine ständig steigende Anzahl von Sensoren im sensuellen System, die, in spezifischer Weise angeordnet, organisiert zusammenarbeiten und über größere Strecken ähnliche Formen und Energielevel aufweisen"[134].

Diese Entdeckungen führten zu weiteren Forschungen im Reich der elektromagnetischen Felder und stellten das wissenschaftliche Fundament für die Praxis des Muskeltests und vieler anderer Formen der Energiearbeit bereit. Wissenschaftler verstehen nun: Gewebe und Zellen sind nichtlinear, zusammen wirkend, schlüssig verbunden und fähig, auch feinste Stimuli zu bewerten und auf starke Weise[135] zu beantworten.

Diese Erkenntnisse haben im Kern bewiesen, was Alternativmediziner seit Jahrzehnten wissen und predigen. Der menschliche Körper ist fähig, kleinste elektromagnetische Reize zu empfangen und augenblicklich zu beantworten. Als Frage bleibt offen: Wie genau erkennt der Körper elektromagnetische Felder?

DIE LEBENDIGE MATRIX

In den letzten Jahren ist die saisonale Gemütsstörung (SAD, seasonal affective disorder) sehr bekannt geworden.[136] SAD ist ein durch Depression und einen Mangel an Motivation charakterisierter Zustand bei Personen, die lange ohne eine ausreichende Menge Sonnenlicht auskommen mussten. Das gibt es am häufigsten bei Menschen, die in den nördlichen Regionen mit weniger als 10 Stunden Tageslicht leben.[137] Eine Menge funktioneller Abläufe im Körper wie die Regulation des Biorhythmus,[138] Calciummobilisierung[139] und die Regulation der Zirbeldrüse[140] erfolgen durch die Stimulation mit Sonnenlicht oder bestimmten Arten von künstlichem Licht.

Aus gesundheitlicher Sicht können die Folgen von zu wenig Sonnenlicht sehr ernst sein. Sie resultieren meistens aus einem Mangel an Vitamin D.[141] Die

Sonne spielt auch eine wichtige Rolle bei den im täglichen Rhythmus nach der inneren Uhr sich wiederholenden Abläufe wie z. B. die Ausschüttung der Schlaf bzw. Stimmung unterstützenden Hormone Melatonin und Serotonin. Obwohl die Augen eine wichtige Rolle spielen, werden die positiven Auswirkungen der Sonne nicht durch sie allein erfasst. Blinde leiden genauso unter den Effekten dunkler Wintertage wie Sehende.

Studien mit Licht zum Nachweis der inneren Uhr haben demonstriert, dass es Photorezeptoren auf der gesamten Hautoberfläche gibt.[142] Die Anwesenheit der Photorezeptoren zeigt, dass der Körper tatsächlich elektromagnetische Energie erkennt, darauf reagiert und von ihr abhängig ist. Sichtbares Licht ist nur ein kleiner Ausschnitt des elektromagnetischen Spektrums.

Alle Zellen besitzen zum Schutz eine Fettmembran aus Phospholipidpaaren, die elektrisch polarisiert und in regelmäßiger Weise angeordnet sind. Diese Anordnung von ähnlich polarisierten Strukturen macht sie zu einer potenziellen Sensorvorrichtung, vergleichbar einer Reihe von Radioteleskopen, die Astrophysikern ermöglichen, extrem schwache elektromagnetische Signale von Milliarden Lichtjahre entfernten Sternennebeln zu empfangen.[143] Viele der Körpergewebe sind in nämlicher Weise angeordnet. Kollagen in Bindegeweben, Myelin um die Nerven, kontraktile Gewebe der Muskeln, Zilien um die Haarzellen, Dendriten im Gehirn, Stäbchen und Zapfen des Auges, das Osteon im Knochen und die fotosensitiven Ganglienzellen der Netzhaut sind nur einige Beispiele.[144] Tatsächlich enthält jeder kleinste Fleck des menschlichen Körpers viele variierende Anordnungen mit der Fähigkeit, elektromagnetische Reize zu bewerten.

Wenn man die Anzahl der Anordnungen innerhalb der zellulären Strukturen und ihre Fähigkeit zur Interaktion mit elektromagnetischen Stimuli bedenkt, scheint es, als sei der Körper so ausgelegt, dass er nicht nur mit den fünf Sinnen seine Umgebung beobachtet und darauf reagiert, sondern viel genauer mit einem allgegenwärtigen elektromagnetischen Erkennungssystem; man nennt es den sechsten Sinn der Biologie.[145]

Aber da ist noch mehr. Der Körper erkennt und reagiert nicht nur auf die Außenwelt durch ein elektromagnetisches Netzwerk, sondern er beobachtet und kontrolliert auch die inneren Abläufe durch ein anderes, nicht minder faszinierendes System. Frühe Elektronenmikroskope zeigten scheinbar große Leerräume innerhalb der Zellen. Hier spalten die Enzyme Aminosäuren und Zucker auf und hier finden die bekannten Stoffwechselprozesse statt. Für Jahrzehnte gründeten Physiologen ihre Forschungen auf dieser Prämisse

– die, wie sich herausstellte, allzu einfach war. Als die Elektronenmikroskope besser wurden, zeigte ein tieferer Blick in die Zelle, dass der leere Raum kein leerer Raum ist. Stattdessen ist er angefüllt mit Filamenten, Röhren, Fasern und Bälkchen - allgemein als zytoplasmatische Matrix oder Zytoskelett bezeichnet.[146] Dieses innere Zytoskelett enthält und schützt die Enzyme, die für chemische Prozesse gebraucht werden. Aber das Zytoskelett ist nicht nur isoliert in der Zelle selbst, sondern ist verbunden mit der Außenseite der Zelle durch Verbindungsmoleküle, sogenannte *Integrine*, die die Zellmembran passieren und es mit einem noch größeren und vielfältigeren Netzwerk verbinden. Mit anderen Worten, jede Zelle des Körpers ist mit jeder anderen Zelle über eine lebendige Matrix verbunden.

Die lebende Matrix ist ein kontinuierliches und dynamisches „supramolekulares" Netzwerk, das in jeden Winkel und jedes Versteck des Körpers hineinreicht: eine Kernmatrix in einer Zellmatrix in einer Bindegewebsmatrix. Das Wesentliche dabei ist: wenn man einen menschlichen Körper berührt, berührt man ein fortlaufend miteinander verbundenes System, das sich aus praktisch allen Molekülen des Körpers zu einem komplexen Netzwerk zusammensetzt. Die lebende Matrix hat keine Steuereinheit oder Zentrale, kein Teil ist wichtiger oder grundlegender als die anderen. Die Eigenschaften des ganzen Netzwerks hängen von den zusammengefassten Aktivitäten all seiner Einzelteile ab. Effekte auf einen Teil des Systems können und werden sich auf die anderen Teile ausbreiten. (James Oschman, *Energy Medicine, The Scientific Basis)*

Diese Fakten über Aufbau und Funktion des menschlichen Körpers sind ein legitimes Fundament für die Anwendung des Muskeltests und viele andere Arten von Energiearbeit. Die traditionelle Schulmedizin wendet seit Jahrzehnten elektrische und Ultraschall basierte Therapien zur besseren Wundheilung[147] und zur Schmerzreduktion an.[148] Ebenso haben Forscher herausgefunden, dass das Nutzen einer Technologie zur Reduzierung potenziell schädlicher EMFs zu einer Balancierung des menschlichen elektromagnetischen Biofeldes und damit zu verbesserten Leistungen bei Athleten und zu Angstreduktion bei Stressgeplagten führte.[149]

Angenommen, die Welt ist voll von elektromagnetischen Strahlungen aus natürlichen und künstlich erzeugten Quellen, deren Art es ihnen erlaubt, feste Körper zu passieren, unzählige Datenmengen zu transportieren und sich wie normale Erscheinungsformen alles Stofflichen zu verhalten; angenommen, dass es mit Veränderungen in der chemischen oder physikalischen Struktur zu Veränderungen in der elektrischen Aktivität kommt; angenommen, der Körper ist fähig, diese elektromagnetischen Fingerabdrücke zu erkennen und mit einer elektromagnetischen Ganzkörper-Matrix (vielleicht sogar besser als mit den anderen fünf Sinnen) darauf zu reagieren; angenommen, die Reaktionen seien oft stark und signifikant, auch wenn die Stimulation nur winzig war: Dann ist es kein großer Schritt mehr zu glauben, dass eine Substanz auf oder neben dem Körper eine Veränderung im Muskeltonus herbeiführen kann.

WARUM FUNKTIONELLE BIO-ANALYSE?

Aufbauend auf der Feststellung einer plausiblen Theorie für den Manuellen Muskeltest bleibt eine andere Frage: Warum überhaupt sich darum kümmern? Warum sich die Mühe machen und Therapeuten in der Methode ausbilden? Warum ist es bei der sich dauernd weiterentwickelnden Technologie zur Diagnostik der Funktionen des menschlichen Körpers noch nötig, eine so einfache praktische Beurteilungsmethode zu haben?

Grund #1: Funktionell versus pharmazeutisch

Die traditionelle Schulmedizin, an die sich die Menschen in der westlichen Welt sehr gewöhnt haben, ist die technisch am weitesten entwickelte Form von Medizin in der Welt. Sie hat aus vielen Gründen eine breite Basis gewonnen. Zuallererst hat die Medizin viel Gutes getan, einschließlich dem Sieg über bzw. das in Schach halten vieler Krankheiten. Das ist weltweit anerkannt. Wenn es um Leben und Tod geht, verlassen Menschen ihre Heimat und reisen in die USA, um die beste Behandlung zu erhalten, die die moderne Medizin anbieten kann. Zudem ist die heutige Medizin für den Patienten sehr einfach. Die Vorstellung, eine Pille zu nehmen, um ein Symptom loszuwerden oder sich auf einen Tisch zu legen, einzuschlafen und beim Aufwachen ist alles besser, ist überaus reizvoll. Es ist mit keinerlei Anstrengung verbunden.

Außerdem ist Medizin aufregend, gar glanzvoll. Stellen Sie sich nur vor, dass es praktisch täglich zur Heilung einer der vielen schrecklichen Krankheiten in der Welt einen medizinischen Durchbruch geben kann. All die Wissenschaftler in den wichtigsten Universitäten der ganzen Welt spähen durch ihre Mikroskope, testen neue chemische Verbindungen und machen neue Entdeckungen. Kein Wunder, dass die Gesellschaft ihre Doktoren so verehrt. Denken Sie an all die Hollywood-Berühmtheiten, die Geld bereitstellen und sammeln, um für diese oder jene Krankheit eine Heilmethode zu finden. Sich an der Finanzierung der wissenschaftlichen Forschung zu beteiligen gibt der Öffentlichkeit die Gelegenheit, auch teilzuhaben an der Entwicklung des

Heilmittels. Solche Bemühungen sind erfreulich und in vielen Fällen tragen sie auch Früchte.

Der nächste Punkt ist, die Versicherungen zahlen für traditionelle Schulmedizin. Das ist oft ein zweischneidiges Schwert. Wenn die Behandlungskosten einer katastrophalen Erkrankung oder Verletzung erstattet werden, ist das zweifellos eine gute Sache. Weil aber die Aufwendungen für relativ unbedeutende Beschwerden auch bei relativ geringem Versicherungsbeiträgen erwartet und auch tatsächlich erstattet wurden, führte das in der Bevölkerung langfristig zu einem weniger verantwortungsvollen Umgang mit der Gesundheit. Die Förderung der symptombezogenen anstatt der Vorbeugungs-Perspektive war eine gute Methode, die Menschen von der schulmedizinischen Betreuung abhängig zu machen. Unglücklicherweise garantiert genau diese Herangehensweise eine zunehmende Ignoranz bzgl. der basalen Notwendigkeiten für die Funktionen des menschlichen Körpers und ihre Aufrechterhaltung, was langfristig mehr Krankheiten mit weitaus höheren Kosten bedeutet.

Schließlich haben viele Menschen, auch Komplementärmediziner, schon von den Errungenschaften der Chirurgie profitiert. Wenn sie angemessen praktiziert wird, kann die Medizin große Taten vollbringen wie z. B. Mutter und Kind retten bei Komplikationen während der Schwangerschaft. FBA-Therapeuten sind in keiner Weise daran interessiert, die Schulmedizin zu ersetzen. Statt dessen möchten sie Bewährtes noch verfeinern und weiterentwickeln.

Will man sowohl die traditionelle Schulmedizin als auch die Komplementärmedizin gelten lassen, so muss man ihre Anwendungsbereiche definieren. Die Leistungsfähigkeit von beiden zu verstehen wäre für den Patienten eine große Hilfe bei der Überlegung, welchen Therapeuten er bei seinem Leiden eigentlich aufsuchen sollte. Die Definitionen könnten klare Abgrenzungen der Stärken und Schwächen beider Methoden feststellen. Z. B. würden viele erkennen, dass der Bereich der funktionellen Störungen eine Schwachstelle der traditionellen Schulmedizin ist.

Gegenwärtig gibt es in unserer Gesellschaft eine Epidemie von Befindlichkeitsstörungen, die unbehandelt unweigerlich in manifeste Krankheiten führen. Diabetes, Herzkrankheiten, Schlaganfall und Krebs, die die häufigsten natürlichen Todesursachen ausmachen,[150] haben alle einmal als funktionelle Störungen begonnen, die vielleicht zu 100 % vermeidbar gewesen wären.

Es ist nicht ungewöhnlich, dass Patienten ihrem Arzt ihre wesentlichen Symptome beschreiben, jedoch nicht ernst genommen werden, weil die diagnostischen Tests nichts ergeben. Der Grund dafür liegt in der Konzeption der Tests, die dafür ausgelegt sind, Krankheiten aufzudecken. Symptome zeigen sich aber oft schon bevor es zu einer Krankheit kommt. Das Problem ist funktionell, nicht pathologisch. Noch einmal: eine funktionelle Erkrankung ist eine Störung in irgendeinem Körpersystem ohne diagnostizierbare manifeste Krankheit. Mit anderen Worten, der Körper kann, aus welchem Grund auch immer, nicht seine volle Funktionsfähigkeit ausschöpfen und verbraucht daher mehr zusätzliche Nährstoffe zur Aufrechterhaltung der Homöostase.

Trotz ihrer Fähigkeit, mit funktionellen Erkrankungen gut fertigzuwerden, was auch durch ihr permanentes Wachstum demonstriert wird, betrachten manche Ärzte die Komplementärmedizin noch als eine Farce oder eine Masche, die sich nur in einer leichtgläubigen Gesellschaft halten kann. Diese Abwehrhaltung wird immer weniger vertretbar, auch wenn sie nicht ganz unerwartet aufkam. Kein Schulmediziner möchte viele akademische und klinische Ausbildungsjahre absolvieren, die Teilnahme am sozialen und vielleicht Familienleben opfern und unter Umständen Hundertausende Euro Schulden anhäufen, um sich dann anzuhören, seine Denkweise und Behandlungsmethode seien unvollständig und möglicherweise schädlich. Der hohe Einsatz, den ein Mensch aufwendet, um Mediziner zu werden, garantiert ihm, sich als vollwertiger Partner in einem Krankheitspflege-System zu identifizieren, das man ironischer Weise als „Gesundheitswesen" bezeichnet, und das nur begrenzte Behandlungsmöglichkeiten (Pharmazeutika und/oder Chirurgie) zur Verfügung stellt und leider zu oft arrogante Ärzte produziert, die das Krankheitsmodell als das einzig gültige anerkennen.

Im Krankheitsmodell sind alle Einsatzmittel der Aufdeckung und Vernichtung einer genau bestimmbaren Krankheit gewidmet. Wenn aber das Ziel die Erhaltung der Gesundheit ist bzw. gar nicht erst eine Krankheit zu bekommen, dann sind Philosophie und Praxis der allopathischen Medizin unzulänglich und begrenzt. Wenn per Definition eine Krankheit bestehen muss, bedeutet das, dass der Patient seine Gesundheit bereits lange vorher auf dem Weg dahin verloren haben muss. Umgekehrt ist die Philosophie der Prävention eine, die ihre Mittel eher zur Korrektur von Störungen in frühen Entwicklungsphasen als erst bei weit entwickelten Erkrankungen einsetzt. Sie ist eher bestrebt, diese funktionellen Störungen mit natürlichen Maßnahmen als später Krankheiten mit unnatürlichen Medikamenten zu korrigieren.

Auch die Patienten tragen mit Schuld an der Misere, weil sie über Generationen bereitwillig an der Philosophie der pharmazeutischen Medizin teilgenommen haben. Ohne genauer hinzusehen verwarfen die Massen das alte Wissen über Gesundheit und Wohlbefinden für eine "Schnell-mit-einer-Pille-fit-werden-Philosophie". Zuletzt erwies sich ihre voreilige Entscheidung als eine der gefährlichsten, verschwenderischsten und teuersten Methoden zur Erhaltung der Gesundheit, zum Umgang mit Befindlichkeitsstörungen und Kampf gegen Krankheiten.

Wenn man alle Todesursachen in den USA berücksichtigt, haben dort die Mediziner die drittgrößte Chance, jemanden umzubringen. Hier ist die Analyse aus dem *Journal of the American Medical Association*:[151]

- 12 000 Todesfälle pro Jahr durch unnötige Operationen
- 7 000 Todesfälle pro Jahr durch irrtümlich verabreichte Substanzen
- 20 000 Todesfälle pro Jahr durch andere Irrtümer im Krankenhaus
- 80 000 Todesfälle pro Jahr durch Krankenhausinfektionen
- 106 000 Todesfälle pro Jahr durch Nebenwirkungen von nicht irrtümlich verabreichten Medikamenten

„Das ergibt 225 000 Todesfälle pro Jahr durch iatrogene Ursachen [durch medizinische Behandlung]." Diese Einschätzung zählt nur die Todesfälle und schließt nicht die anderen negativen Folgen wie Behinderungen oder dauerhafte Beschwerden mit ein.

Der Artikel fährt fort mit der Schätzung, dass zwischen 4 und 18 % der Krankenhauspatienten nachteilige Auswirkungen erlebten, wie die folgende Statistik zeigt:

- 116 Millionen zusätzliche Arztbesuche
- 77 Millionen zusätzliche Verordnungen
- 17 Millionen Notarztbesuche
- 8 Millionen Krankenhauseinweisungen
- 3 Millionen Langzeit-Krankenhausaufenthalte
- 77 Milliarden Dollar zusätzlicher Kosten

Japan rangiert nach den USA auf Platz zwei in der Anzahl der modernen diagnostischen Geräte wie Kernspin- und Computertomografen. Allerdings war Japan (vor 2011) das Land mit der höchsten Volksgesundheit, wogegen die USA unter den schlechtesten rangiert. Das erscheint ironisch angesichts der unübertroffenen medizinischen Technologie in den Staaten. Wie kann dann die Volksgesundheit so schlecht sein? Der Autor erklärt sich das so, dass amerikanische Patienten mit einer Erkrankung ins Krankenhaus eingewiesen werden, während es in Japan allgemein üblich ist, dass die Familienmitglieder die Krankenpflege zu Hause erbringen.

Es obliegt weiterer Forschung, alle Gründe dafür herauszufinden, warum die häusliche Pflege statistisch besser abschneidet als die im Krankenhaus. Ist es die persönliche Aufmerksamkeit? Die Freundlichkeit der Familienmitglieder? Die Ernährung? Das emotionale Vertrautsein? Das reduzierte Infektionsrisiko? Kombinationen aus allem? Klar ist, wenn man es vermeiden will, in einer ähnlichen Statistik wie oben aufzutauchen, ist es am besten, das Krankenhaus generell zu meiden. Und dafür ist es am besten, die Krankheiten generell zu meiden. Und dafür wiederum ist die Komplementärmedizin am besten geeignet; sie hilft Millionen Menschen in der ganzen Welt, sich von vielen Formen funktioneller Erkrankungen und in manchen Fällen sogar von Krebs zu erholen.[152] [153] Viele beginnen sich dieser Einschätzung anzuschließen, weshalb die Komplementärmedizin Jahr für Jahr kräftig wächst. Trotz der Tatsache, dass Versicherungen die meisten naturheilkundlichen Behandlungen nicht erstatten, werden von den Patienten in den USA annähernd 40 Milliarden Dollar pro Jahr bereitwillig aus eigener Tasche bezahlt. Das bleibt nicht unbemerkt auf der schulmedizinischen Seite.

Anstatt aber die Komplementärmedizin anzuerkennen und zu akzeptieren, hat sich das medizinische Establishment für ihre Übernahme und Einverleibung entschieden. Z. B. wurde in einem speziellen „Gesundheitsreport" ein elektronisches Gerät vorgestellt, das am Handgelenk zu tragen ist und der Übelkeit bei Krebspatienten entgegenwirken soll. Die Sprecherin ging sehr ins Detail, erklärte, wie das Gerät arbeitet und pries die wunderbaren potenziellen Wohltaten marktschreierisch an. Sie hatte wohl eher keine Ahnung davon, dass die Platzierung des Gerätes einen Punkt auf einem Akupunkturmeridian stimuliert, der bekannt dafür ist, die Übelkeits-Symptomatik zu reduzieren. Jedenfalls benutzte sie keinerlei Akupunktur-Terminologie oder zollte der Methode Anerkennung. Zur Reduktion der Übelkeit benutzen Akupunkturpatienten seit vielen Jahren ähnliche nicht-elektronische Handgelenksbänder, die etwa 5 Dollar kosten. Dieses Gerät wurde für 150 Dollar verkauft.

Als Reaktion auf die steigende Nachfrage durch zufriedene Patienten hat die traditionelle Medizin einige Formen der Komplementärmedizin für ganz spezielle Anwendungsbereiche widerstrebend „akzeptiert": Akupunktur gegen Schmerzen, Chiropraktik gegen Rückenschmerzen und Massagetherapien gegen Stress. FBA-Therapeuten hoffen, dass auch ihre Methode eines Tages auf der Liste der akzeptierten Techniken zu finden ist.

Bevor die Schulmediziner wenigstens dazu bereit waren, war ihre einzige Erklärung dafür, warum Behandlungen ohne pharmakologischen Medikamenteneinsatz überhaupt wirkten, der Placeboeffekt: Der Patient glaube so sehr an eine Besserung, dass sie durch einen mysteriösen Prozess in seinem Gehirn oft wirklich eintritt. Obwohl der Placeboeffekt ein reales Phänomen ist, ist er als einzige Erklärung für all die Erfolge, die durch die naturheilkundliche Gesundheitsfürsorge erzielt werden konnten, völlig unzulänglich. Interessant in dem Zusammenhang ist auch, dass die Patienten häufig wegen des gleichen Problems erst nach vielen Besuchen bei verschiedenen Ärzten zuletzt zum naturheilkundlichen Therapeuten kommen: Aber wo war der Placeboeffekt bis dahin? Warum trat er während der schulmedizinischen Behandlungen nicht ein, sondern wartete auf die Komplementärmedizin?

Tatsache ist, dass der westliche Medizinstandard nicht ausreicht, um die Erfordernisse der ständig steigenden funktionellen und chronischen Erkrankungen zu erfüllen. Und wie könnte er auch? Das Modell der allopathischen Medizin ist, gegen eine bestehende Krankheit ein Medikament zu verschreiben. Medikamente lösen keine Probleme; sie erzwingen nur bestimmte Reaktionen auf Kosten von anderen, was dann wieder zu unerwünschten Konsequenzen führen kann. Die Rolle eines Medikamentes ist, eine im Körper vorhandene biochemische Substanz zu blockieren, zu hemmen oder herunterzuregulieren. Diese Vorgehensweise mag einen Einfluss haben, ist aber in keiner Weise ganzheitlich und kann nicht zur Wiederherstellung des Gleichgewichts im Körper führen.

Nebenwirkungen von Arzneimitteln erfordern oft den Einsatz eines zweiten, dritten oder vierten Medikamentes. Pharmazeutische Interventionen sind in lebensbedrohlichen Situationen angebracht, wenn der Körper sich nicht länger selbst helfen kann und ohne sie bald sterben würde. Dieselben lebensrettenden Medikamente verschlechtern die Probleme des Patienten, wenn sie für nicht lebensbedrohliche Situationen eingesetzt werden, und erhöhen mit an Sicherheit grenzender Wahrscheinlichkeit die Gefahr einer chronischen Krankheit in der Zukunft. Das ist die heutige Situation für die meisten Patienten unter schulmedizinischer Medikation.

Wenn sich die allopathische Medizin um den Bereich der Prävention bemühte, hat sie oft versagt. Es gibt kein Medikament zur Vorbeugung von Krebs: nur solche, die versuchen, ihn zu behandeln. Tatsächlich steigen die Krebsraten weiter an. Die Ärzte erwarten, dass im Laufe der nächsten 20 Jahre die Anzahl der jährlichen neuen Krebsdiagnosen in den USA um 45 % ansteigt von 1,6 Millionen 2010 auf 2,3 Millionen 2030.[154] Es gibt auch keine Medikamente zur Vorbeugung von Herzkrankheiten oder Diabetes. Das Eintreten der zehn häufigsten Todesursachen ist ebenfalls in den letzten Jahren mit einem Spitzenwert bei Diabetes von 72000 und bei Herzkrankheiten von 630000 Todesfällen pro Jahr angestiegen.[155]

Zusätzlich sind die pharmazeutischen Medikamente berüchtigt für ihre Nebenwirkungen; hier bilden auch die cholesterinsenkenden Statine, die zur Prävention verordnet werden, keine Ausnahme.[156] Sie senken das Cholesterin sehr gut, scheitern aber leider kläglich bei der Reduktion der Häufigkeit von Herzinfarkten bei denen, die sie einnehmen, wofür sie ja eigentlich verschrieben wurden.[157] Wenn alles, was die medizinische Wissenschaft zur Korrektur natürlicher Prozesse hervorbringt, der Gebrauch synthetischer Medikamente ist, dann gibt es nur wenig Hoffnung auf lange anhaltendes Wohlbefinden und Vitalität durch medizinische Methoden. Was vielleicht bei einer vorübergehenden Krankheit oder Infektion wirkt, hilft nicht bei funktionellen Störungen und Erkrankungen, besonders dann, wenn sie gebündelt und ineinandergreifend auftreten. Das ist das Gebiet der funktionellen Medizin, in dem die Funktionelle Bio-Analyse sich hervortut.

Grund #2: Finden, was die Technik nicht findet

Wenn es zu funktionellen Störungen kommt, sind die diagnostischen Tests oft unzureichend. Ein Bluttest kann die Höhe eines verabreichten Hormons bestimmen, aber kann er auch feststellen, ob der Körper es richtig aufnimmt, verwertet und wieder abbaut? Eine MRT kann eine überforderte und vergrößerte Leber zeigen, aber kann sie auch zeigen, welche der täglich aufgenommenen Substanzen die Leber nicht verarbeiten kann? Ein Glucosetoleranztest kann feststellen, dass der Körper den Zucker nicht richtig verarbeitet, aber kann er auch herausfinden, welches für die Blutzuckerbalance zuständige Hormon oder welcher Mineralmangel genau dafür verantwortlich ist?

Je mehr die Forscher über funktionelle Störungen herausfinden, desto mehr realisieren sie, dass es um miteinander verbundene, vielschichtige Zustände geht. Das heißt, verschiedene Systeme sind gleichzeitig im Ungleichgewicht, sodass der Körper sich in einem scheinbar konfusen Zustand der Kompensation befindet. Es überrascht nicht, dass Ärzte nicht immer die Antworten für das biochemische Puzzle in Blut-, Speichel- oder Urintests finden. Derartige Tests sind zwar extrem wichtig und wertvoll, werden aber der vielschichtigen Struktur des menschlichen Körpers bei Weitem nicht gerecht.

Die gute Neuigkeit ist: Funktionelle Störungen sind nicht chaotisch und regellos, obwohl es oft so aussieht. Es gibt Gründe, warum die Dinge sich so entwickelt haben und erscheinen, wie sie sind. Die Bedeutung und Aussagekraft der Störungen mithilfe der Funktionellen Bio-Analyse zu verstehen ist gegenwärtig das effizienteste Mittel zur Wiederherstellung der Gesundheit.

Wenn ein erfahrener Therapeut die Stärken und Schwächen seiner Kunst kennt und FBA richtig anwendet, ist sie eine der präzisesten und zuverlässigsten Methoden zur Erlangung metabolischer und neurologischer Informationen. Er bekommt die Informationen umgehend, ohne weitere Kosten und ohne dem Patienten eine Verletzung und Schmerz zuzufügen – ein absoluter Kontrast zu vielen anderen Diagnose- und Therapieformen. In den kommenden Jahren wird der Therapeut, der ein Problem aufdecken und den Patienten ohne weitere Zusatzkosten und ohne „Körperverletzung" zu Genesung und Wohlbefinden zurückführen kann, sein Gewicht in Platin wert sein.

FARBTYP BESTIMMEN: ROT, GRÜN, BLAU

Manche Forscher glauben, den Schlüssel zu vielen Geheimnissen von Gesundheit und Krankheit in unseren Genen finden zu können. Vielleicht haben sie damit recht. Je mehr ein Therapeut über die Genetik seines Patienten weiß, desto größer ist die Chance, dessen Gesundheit zu erhalten. FBA benutzt eine einfache Methode der Einteilung in drei primäre Farben, um den Schlüssel zu diesen Geheimnissen zu finden.

DIE DREI FARBEN

Licht besteht aus Wellen. Im Jahre 1666 zerlegte Isaac Newton mittels eines Prismas sichtbares weißes Licht in die Spektralfarben und gab damit den Anstoß zur Wissenschaft der Optik. Die menschliche Wahrnehmung hat erstaunliche Möglichkeiten, Mengen unterschiedlicher Informationen abhängig von Lichtintensität, Farbe, Bewegung und Perspektive zu empfangen und zu verarbeiten. Lichtwellen mit einer Wellenlänge zwischen 400 und 700 Nanometern sind für das menschliche Auge sichtbar. Diese Spanne ist nur ein kleiner Ausschnitt des elektromagnetischen Spektrums, von dem das Universum durchdrungen ist. Der Unterschied der Wellenlängen zwischen beiden Enden des Spektrums beträgt mindestens 10^{16}.

Je kürzer die Wellenlänge des Lichts, desto schädlicher ist es für den Menschen. Ultraviolette und Röntgenstrahlen sind dafür bekannte Beispiele. Diese Wellen sind außerhalb des sichtbaren Lichts, aber dennoch gefährlich.

Die drei Farben Rot, Grün und Blau aus dem Farbspektrum des sichtbaren Lichts haben eine besondere Eigenschaft: Aus ihnen lassen sich, wie jeder vom Fernsehen her weiß, alle anderen Farben erzeugen. Deshalb werden sie auch „Primärfarben“ genannt.

Jede dieser primären Farben hat eine ganz bestimmte Wellenlänge. Die der roten Farbe beträgt 619 nm, die der grünen 550 nm und die der blauen Farbe, die etwas violett wirkt, ist 440 nm.

Nun haben Wissenschaftler herausgefunden, dass alle menschlichen Wesen auf eine der Frequenzen der drei primären Farben negativ reagieren: auf Rot, Grün oder Blau. Auf jeden Menschen wirkt genau eine dieser präzisen Frequenzen schwächend, weil sie die Homöostase auf einer energetischen Ebene stört.

METALLE UND IHRE FARBEN

Spektroskope brechen das Licht chemischer Elemente in spezifische Farblinien. Astronomen benutzen dieses Instrument, um die Elemente auf entfernten Planeten und Sternen zu bestimmen. Verschiedene Elemente haben ihre eigene und einzigartige Farbe im Spektroskop. Es gibt eine interessante Beziehung zwischen dem Metall, das von einem Farbtyp gemieden werden sollte, und der spektroskopischen Analyse dieses Metalls.

Die Farbe des Aluminiums im Spektroskop hat eine Frequenz von genau 619nm. Rote Farbtypen werden durch Aufnahme von Aluminium irritiert. Den blauen Farbtypen schwächt Quecksilber mit einer Frequenz von 440 nm, und Nickel mit einer Frequenz von 550 nm stört den grünen Farbtypen besonders.

DER FARBTYPENTEST

Der Test ist leicht auszuführen. In einem gut beleuchteten Raum legt der Therapeut Farbplättchen in den Primärfarben nacheinander über die Augen des Patienten und führt dabei den Muskeltest durch. Jeder Mensch, so die Erfahrung, wird von einer dieser drei Farben geschwächt. Dieser einfache Test, der nur eingrenzt, auf welche Farbe eine Person anspricht, kann in ein paar Sekunden eine große Menge relevanter Informationen zu deren Gesundheit geben.

Die schwächende Farbe ist Teil der genetischen Veranlagung der Person und hat daher Aussagekraft über ihre Krankheitstendenzen bzw. den Weg zu ihrer generellen Gesunderhaltung.

Aussagen des Tests über schwächende Tendenzen beinhalten auch Hinweise zur Vermeidung eines Hauptnahrungsmittels oder einer Gruppe von Nahrungsmitteln, während zugleich die bestimmten für die Gesunderhaltung wichtigen Nährstoffe angezeigt werden. Vieles mehr wurde und wird noch entdeckt: siehe die folgende Tabelle.

Farbe	Typ/Allgemeine Tendenzen	Hilfreiche Nährstoffe
Rot	Herzkrankheit, Insulinresistenz, Diabetes, Hypertonie, Homocysteinerhöhung	Vitamin B6, B12 und Folsäure
Grün	Ekzeme, Hautprobleme, Hormonelle Probleme, ausgeprägter Geruchssinn, Empfindlichkeit gegen elektromagnetische Strahlen wie Computer, Reaktionen auf Nickel oder Zahnspangen	Magnesiumsulfat oder -bromid, Leberunterstützung, Sulfur, Nachtkerzenöl
Blau	Chron. Müdigkeit, Knacken der Gelenke, Nebenhöhlen zu, Obstipation, Unterzucker, Cholesterinerhöhung, Wachstumsschmerzen, Zahnprobleme als Kind, Nierensteine	Calcium, Kalium, Kupfer

Bei den in der nächsten Tabelle erwähnten zu vermeidenden Nahrungsmitteln handelt es sich nicht um Allergien erzeugende, sondern um unverträgliche Lebensmittel, die zu Agglutinationsreaktionen führen können. Der Unterschied zwischen Allergie und Agglutination liegt in der unterschiedlichen Geschwindigkeit der Reaktionen.

Farbe	Zu vermeidende Nahrungsmittel	Hilfreiche Mineralien	Metall (schlechte Entgiftung)
Rot	Weizen	Jodid / Phosphat	Aluminium
Grün	Chemikalien / Konservierungsstoffe	Bromide / Sulfate	Nickel
Blau	Kuhmilchprodukte	Chloride	Quecksilber

Allergien neigen dazu, die Immunabwehr zu verstärken und zelluläre Reaktionen zu beschleunigen (denken Sie an die laufende Nase, tränende Augen und juckende Haut). Dagegen bewirkt die Agglutination eine Verlangsamung innerer Abläufe durch Verschlackung oder Verklebung. Gefährliche Krankheiten können mit der Agglutination[158,159] zusammenhängen oder davon verursacht werden.

Für gewöhnlich sind natürliche Entgiftung, Blutkreislauf und Lymphfluss die ersten Bereiche, die von den genannten Nahrungsmitteln in o. g. Tabelle des Farbsystems beeinträchtigt werden. Der Körper verbraucht für ihre Verwertung vermehrt hormetische Nährstoffe, was in vielen anderen Systemen des Organismus zu Problemen führen kann.

PRIMÄRFARBE ODER SEKUNDÄRFARBE

Die Farben Rot, Grün und Blau sind in der Theorie der „Additiven Farbmischung“ die Primärfarben des Lichts, aus denen alle anderen Farben erzeugt werden können. Mit diesen Frequenzen wird getestet.

Wenn man beide Augen mit einem Farbblättchen einer solchen Frequenz bedeckt, und der Patient beim Muskeltest mit Schwäche reagiert: Haben wir dann seinen „richtigen“ Farbtypus gefunden? Häufig ist das nicht so. Denn wenn der Test fortgeführt wird, testet an jedem Auge eine andere Farbe schwach. Beim Test über beide Augen gleichzeitig wird nur die aktuell dominante Farbe gefunden.

Die Primärfarbe ist die am linken Auge getestete Farbe, unabhängig davon, ob jemand Rechts- oder Linkshänder ist. Warum das so ist, ist noch unbekannt. Wenn sich beim Test über beiden Augen die Farbe des rechten Auges zuerst zeigt, weiß man jedoch schon: Der Patient leistet damit eine Anpassungsreaktion auf schwächende Bedingungen. Das Zurückschalten auf ein geringeres Energielevel ist eine Anpassungsreaktion des Körpers an die Anforderungen des Lebens.

Gesund zu sein bedeutet für die meisten Menschen, zu überleben und nicht etwa, vor Gesundheit zu strotzen. Das Leben in einem Status der energetischen Entkräftung durch funktionelle Dysbalancen zwingt den Körper, dauernd einen Gang herunterzuschalten. Bildlich gesprochen fährt man mit 65 km/h auf der Landstraße – im ersten Gang! Das muss negative Folgen haben. Man setzt einige Systeme extrem unter Stress, um andere zu schonen.

Der Farbtyptest eignet sich besonders gut zur Überprüfung der Fortschritte im energetischen Status: Wenn eine Person im Test von der Farbe des rechten Auges zur Primärfarbe des linken Auges wechselt, bedeutet das, dass sich ihre Gesundheit verbessert hat und sie schon im dritten Gang fährt.

Für die Anwendung in der Therapie bedeutet das (beispielhaft) konkret: Falls im Farbtyptest ein Patient über beiden Augen auf Blau reagiert, über seinem linken Auge aber auf Rot, sollte der FBA-Therapeut ihn wie einen Blautypen behandeln, aber nicht lange. Innerhalb einiger Wochen sollte der Patient zur

Primärfarbe wechseln, falls er gewissenhaft seine hormetischen Nährstoffe nimmt und den Empfehlungen des Therapeuten folgt. Nun wird Rot über beiden Augen den Testmuskel schwächen. Der Patient hat schon den zweiten Gang eingelegt. Der Wechsel zur Primärfarbe ist ein sicheres Zeichen für das Ankommen des Körpers auf einem höheren Energielevel und die richtige Wahl des Weges zur Gesundung.

ROTER FARBTYP

Im Allgemeinen haben Menschen, die auf Rot mit Schwäche reagieren, eine starke Konstitution. Sie werden nicht leicht krank. Aber sie sind anfällig für Herzkrankheiten, weil sich ihr Organismus nur schwer von freien Radikalen entgiften kann. Homocystein z. B. kann zu Entzündungen in den Herzkranzgefäßen und zu Arteriosklerose führen. Die Forschung kann heute fast alle Herzinfarkte und einige andere Leiden direkt oder indirekt auf erhöhtes Homocystein[160] [161] zurückführen. Zu diesem Problem neigen Rot-Typen. Sie können Homocystein, das beim ganz normalen Stoffwechsel im Körper anfällt, nur schwer neutralisieren[162]. Das einfache Zuführen von Vitamin B12 und/oder Folsäure kann den Unterschied zwischen Leben oder frühzeitigem Tod[163] bedeuten, weil beide das Homocystein abbauen helfen[164].

Auch Aluminium können Rot-Typen nur schwer entgiften. Von wissenschaftlicher Seite wird eine direkte Beziehung zwischen neurologischen Störungen einschließlich Alzheimer und hohen Aluminiumwerten im Nervensystem vermutet.[165] [166] [167] Eine Überlegung für Rot-Typen wäre, auf Kochgeschirr aus Aluminium und Nahrungsmittel mit Aluminium als Konservierungsstoff (E 520 – E 523) oder Farbstoff (E 173) zu verzichten. Das ist aber schwieriger als man zunächst glaubt. Zum Beispiel enthält Backpulver, das Bestandteil vieler Backwaren ist, Aluminium.

Rot-Typen sind Fleischesser. Sie brauchen täglich tierische Proteine für ihre Lebenskraft. Rot-Typen sollten keine Vegetarier werden: Das wäre ein doppelter Reinfall. Weil im Fleisch das meiste Vitamin B12 enthalten ist und die Rot-Typen aus o.g. Gründen eine besonders große Menge dieses Vitamins benötigen, um Homocystein abzubauen, würde sie der Verzicht auf Fleisch krank machen und könnte die Neigung zum Herzinfarkt begünstigen.

GRÜNER FARBTYP

Grün-Typen reagieren empfindlich auf Chemikalien. Sie brauchen am nötigsten biologische Nahrungsmittel. Duftstoffe, Treibstoffe und andere starke chemische Gerüche stören sie sehr und verursachen heftige Reaktionen wie Kopfschmerzen, Niesen und sogar Ausschlag. Weil Grün-Typen zu Entgiftungsproblemen der Leber neigen, benötigen sie große Mengen einer angemessenen Form von Schwefel. Die richtige Mineralverbindung kann für sie entscheidend sein. Bromide z. B. als Magnesiumbromid oder Kaliumbromid können genauso wie Sulfate, z. B. Magnesiumsulfat bei Reaktionen auf chemische Reize oft hilfreich sein.

Grün-Typen empfinden Umwelt- und Nahrungsmittelchemikalien als extrem giftig und leiten sie über die Haut aus, wenn die Leber es nicht mehr schafft. Deshalb neigen Grün-Typen zu Ekzemen. Therapeuten sehen regelmäßig,, wie chronische Ekzeme bei Grün-Typen durch die tägliche Zugabe von Magnesiumbromid und Sulfur komplett verschwinden. Menschen dieser Kategorie brauchen eine ausgewogene Menge von Proteinen und Kohlenhydraten in ihrer Ernährung. Gesunde Portionen von organisch angebautem Gemüse sind für Grün-Typen existenziell wichtig. Nickel, das in Modeschmuck und in rostfreiem Stahl vorkommt, können sie schwer aus ihrem Körper entfernen.

BLAUER FARBTYP

Blau-Typen haben einen eher feingliedrigen Körperbau. Sie reagieren besonders empfindlich auf Kuhmilchprodukte. Das bedeutet nicht, dass sie völlig darauf verzichten müssen. Aber sie werden negative Reaktionen des Verdauungstrakts wie z. B. Verstopfung nach dem Verzehr bemerken. Verschiedene physische Probleme können auftreten, wenn Blau-Typen Milchprodukte zu sich nehmen: z. B. ist Kuhmilch berühmt dafür, Nebenhöhlenprobleme zu verursachen, weil beim Konsum große Mengen Schleim produziert werden und die Nebenhöhlen zur Gesundheit des Dickdarms in direkter Beziehung stehen. Milchprodukte beeinträchtigen die guten Verdauungsbakterien im Dickdarm der Blau-Typen. Das verursacht Entzündungen der Darmschleimhaut, was zu Entzündungen der Nebenhöhlen führen kann.

Calciumlaktat aus Milchprodukten stört die ausgewogene Calciumbalance von Blau-Typen und führt bei Kindern zu Wachstumsschmerzen und Zahnkaries. Das signifikanteste Zeichen dafür ist die Neigung der Blau-Typen zu Unterzucker zwischen den Mahlzeiten durch Calciummangel. Näheres dazu finden Sie im Kapitel *Milz/Pankreas 21.*

Das Metall, das Blau-Typen nicht gut eliminieren können, ist Quecksilber. Es ist extrem giftig und kann so ziemlich alle Symptome im Körper verursachen. Blau-Typen können sich am besten von allen Typen rein vegetarisch ernähren. In unserer Zeit mit einer ständig wachsenden Zahl von Menschen mit Blutzucker-Problemen wäre es klug, mit jeder Mahlzeit eine moderate Proteinmenge aufzunehmen. Blautypen neigen mehr als andere Typen zu verschiedenen chronischen Leiden und sind anfälliger für CFS (Chronisches Müdigkeitssyndrom) und Fibromyalgie.

PROBLEMATIK MIT MILCH UND WEIZEN

Eine regelmäßige Frage bezüglich farbtypischer Ernährung ist: Wieso? Weizen und Milch sind doch gesund, oder? Einen Teil der abschlägigen Antwort liefert das Klebereiweiß Gluten beim Weizen. Die heutige Forschung verbindet mehr als nur die Leiden des Verdauungstrakts mit diesem Protein, das in großen Mengen im Weizen vorkommt[168].

Eine 100 %-ige Gluten-Intoleranz oder Zöliakie ist eine zerstörerische, autoimmune Entzündungsreaktion im Darm. Sie tritt in Gesellschaften häufiger auf, in denen nur kurz oder gar nicht gestillt wird und Babys sehr früh[169] Weizenprodukte gefüttert bekommen[170]. Im Gegensatz dazu tritt die Zöliakie signifikant weniger in Gesellschaften auf, in denen Kinder kaum glutenhaltige Nahrung erhalten[171].

Das perfekte Nahrungsmittel gibt es nicht. Jedes hat seine spezifischen Anforderungen für die Verdauung und Assimilation. Wenn man immer nur das gleiche isst, führt das wahrscheinlich zu Nährstoffdefiziten oder zu Irritationen der Schleimhaut des Verdauungstraktes. Ein Bombardement mit der immer gleichen Nahrungsart, verarbeitet mit immer gleichen Konservierungs- und Zusatzstoffen führt zu einem Anwachsen nahrungsabhängiger funktioneller Erkrankungen. Wenn es um Ernährung geht, ist immer noch aktuell: Abwechslung und rechtes Maß.

Milch ist im Hinblick auf die Gesundheit ein schwieriges Thema. Es gibt Assoziationen zu Multipler Sklerose[172 173] und Typ 1 Diabetes[174], andererseits scheint die Milch vor Krankheiten wie Blasen-[175] oder Dickdarmkrebs zu schützen.[176]

Beim Auftreten fast aller Krankheiten sind mehrere Faktoren gleichzeitig beteiligt. Niemand isst ausschließlich Milchprodukte oder nur Weizen. Ihre Aufnahme ist fast immer mit anderen Nahrungsmitteln vermischt, was kein deutliches Bild einer genauen Ursache für Erkrankungen entstehen lässt.

Zum Glück klärt sich das mit Hilfe von FBA relativ schnell. Wenn eine Person auf etwas schwach testet, sollte sie sich am besten nicht weiter mit diesem Nahrungsmittel belasten. Blau-Typen scheinen auf Milch niemals gut zu reagieren. Trotzdem können sie mit verschiedenen Käseprodukten klar kommen (je älter desto besser), und genauso ergeht es Rot-Typen umgekehrt mit Weizen.

Die gelegentliche Scheibe Käse oder eine Pasta wird sie nicht gleich ins Verderben stürzen. Aber wenn die Blau-Typen täglich Kuhmilch oder Rot-Typen täglich Weizen zu sich nehmen, wird sie das bald bestimmter lebenswichtiger Nährstoffe berauben und einen Entzündungsprozess bei ihnen einleiten.

GRUNDLEGENDES ÜBER DEN KÖRPER

FBA ist eine Schritt-für-Schritt und Punkt-für-Punkt Analyse und Korrektur des Körpers, wie sie vom Gehirn vorgegeben wird. Es gibt 15 primäre Energiepunkte (PEPs). Jeder dieser Punkte korrespondiert mit einem Organ oder einem System. Leber 14 (Le 14) z. B. steht in Beziehung mit den Funktionen der Leber. Kreislauf/Sexus 1 (KS 1) geht einher mit dem gesamten Reproduktionssystem, das die Geschlechtshormone steuert. Eine Standardanalyse mit FBA führt den Therapeuten durch alle Ebenen und zeigt auf, wo etwas im Ungleichgewicht ist. Vier bis fünf Ebenen sind bei den meisten Menschen üblich. Jede Ebene hat Bezug zu einem der 15 Reflexpunkte und erfordert normalerweise nur einen hormetischen Nährstoff, um zur Homöostase zurückzugelangen, manchmal auch zwei.

Um die richtigen Hinweise zur Erhaltung der Gesundheit zu gewinnen, ist FBA auf den Manuellen Muskeltest (MMT) angewiesen. Der für die Analyse gebrauchte Testmuskel ist normalerweise ein Arm oder ein Bein, ganz nach Belieben von Therapeut und Patient. Der MMT sollte niemals in einen Kampf ausarten. Ein leichter bis moderater Kraftaufwand ist alles, was nötig ist. Mehr bedeutet, dass etwas nicht stimmt, wenn z. B. am Testmuskel einmal eine Verletzung vorlag. Ein früher verletzter Muskel wird vielleicht nicht mehr so sensibel antworten und braucht erst eine spezielle Behandlung, um die neurologischen Muster zu überwinden, die aus einer Verletzung entstehen. Darum ist es immer das Beste, einen verletzungsfreien Testmuskel zu nehmen.

Was kann mit FBA behandelt werden? Alle Gesundheitsprobleme, Unwohlsein, Krankheiten oder Leiden führen zu – oder sind das Ergebnis von – unausgeglichenem Nährstoffhaushalt. Weil FBA dazu bestimmt ist, die Nährstoffe zu suchen, die der Körper am meisten benötigt, kann jeder ganz unabhängig von seinem aktuellen Gesundheitszustand davon profitieren. Bedeutet das, dass FBA Krebs heilt? Nein, es wäre nicht sehr klug, so etwas zu sagen (obwohl Studien auf den Krebs bekämpfenden Effekt hormetischer Nährstoffe und Pflanzenextrakte hinweisen).[177] [178] FBA kann Krebspatienten erheblich helfen, während sie sich einer Chemotherapie oder Strahlentherapie unterziehen. Was FBA kann und was damit ausgeheilt werden kann, ist detailliert in den folgenden Kapiteln beschrieben.

FBA-Therapeuten folgen den Energiebahnen des Körpers und stellen fest, ob ihm bestimmte Nährstoffe fehlen. Die gezielte Zufuhr dieser hormetischen Nährstoffe zur Ausbalancierung der Neurotransmitter und Hormone ist einer der effektivsten Wege, funktionelle Krankheiten zu korrigieren und die Gesundheit wiederherzustellen. Warum? Weil die Stabilisierung dieser Hauptkomponenten der menschlichen Physiologie nicht nur auf lokale Störungen heilend einwirkt, sondern ebenso auf alle Rhythmen und Funktionen des ganzen Körpers.

HORMETISCHE NÄHRSTOFFE

Die hormetischen Nährstoffe zu finden ist das Hauptziel von FBA. Ein hormetischer Nährstoff beeinflusst gleichzeitig mehrere Systeme positiv. Sie sind der effizienteste Weg, um krankheitserhaltende Teufelskreise zu durchbrechen und ein physiologisches Gleichgewicht wiederherzustellen. Jeder Nährstoff – Magnesium, Calcium, B-Vitamine, Öle, Antioxidanzien – hat ebenso wie bestimmte Pflanzenextrakte das Potenzial, einen hormetischen Effekt zu produzieren.

Pflanzenextrakte, die Medizin der Natur, sind Substanzen auf Pflanzenbasis, die aus tausenden Komponenten bestehen. Kräuter, Rinden, Blätter, Wurzeln, Früchte, Samen und sogar Gewürze werden als Heilmittel eingesetzt. Beispiele sind: Panax Ginseng, Rhodiola, Kurkumin, Echinacea und Ashwaganda. Das ganze Heilpotenzial der meisten Pflanzenextrakte ist noch nicht voll erkannt und sicher werden die gesundheitsfördernden Eigenschaften von vielen anderen Pflanzen erst noch entdeckt werden. Je chronischer ein Leiden ist, desto wahrscheinlicher hilft der Einsatz eines ausgleichenden Pflanzenextrakts, um die Heilung in Gang zu setzen.

Hormetische Nährstoffe werden in Stresszeiten schnell aufgebraucht. Das Ergebnis ist dann eine Vielzahl an Nährstoff-Defiziten. Durch einen Selektionsmechanismus verteilt der Körper die zur Verfügung stehenden Nährstoffe immer zu Gunsten des kurzfristigen Überlebens und zum Nachteil lang anhaltender Gesundheit.[179] Die meisten Menschen leiden daher an dem Mangel eines oder mehrerer Nährstoffe, die natürlich nicht bei jedem gleich sind. Ein Nährstoff kann hormetisch für den einen sein, aber dem nächsten überhaupt nichts bringen. Magnesium wird z. B. von 70 % aller Enzyme gebraucht – den Katalysatorproteinen, die die biochemischen Abläufe im Körper beschleunigen. Aber es wird seinen hormetischen Effekt nur bei Personen entfalten, die einen Magnesiummangel aufweisen, bei den anderen nicht.

Die Aufgabe von FBA ist nun, herauszufinden, ob ein Nährstoff hormetisch ist oder nicht. Beim Überprüfen der Energiebahnen des Körpers lassen sich oft vier oder fünf hormetische Nährstoffe finden. Sie arbeiten alle zusammen, um ebenso viele Funktionssysteme zu regulieren. Einige zusätzliche Funktionen der hormetischen Nährstoffe sind folgende:

- Energieproduktion[180] [181] [182]
- Regulation der genetischen Expression[183] [184] [185] [186]
- Aktivierung von Enzymen[187] [188] [189]
- Entzündungsmanagement[190] [191] [192] [193]
- Gewebsentgiftung[194] [195]
- Stoffwechselregulation[196] [197] [198]
- Blutdruckregulation[199] [200] [201] [202]
- Regulation von Emotionalstress und Neurotransmittern[203] [204] [205] [206]
- Hormonausgleich[207] [208] [209] [210]
- Verlangsamung des Alterungsprozesses[211] [212]
- und Schmerzmanagement[213] [214] [215]

Diese Liste beinhaltet viele der häufigsten Beschwerden von Patienten. Der Ursprung dieser und anderer funktioneller Probleme ist nicht weiter geheimnisvoll. Die meisten beginnen mit der Ernährung. Auch Traumata, anhaltende Infektionen, emotionaler Stress und genetische Ursachen sind von Bedeutung. Sie alle haben gemeinsam, dass sie einen energieraubenden Teufelskreis in Gang setzen, der stetig tiefer in den Zustand des Leidens und der unerwünschten genetischen Expression führt.[216]

Eine weitere Aufgabe hormetischer Nährstoffe ist, die Gene zu regulieren. Gegenwärtig sind etwa 50 verschiedene humangenetische Erkrankungen bekannt, die entstehen, wenn ein mutiertes Enzym den Platz des richtigen B-Vitamins, eines sogenannten Coenzyms, einnimmt. Zu einer solchen krankheitsfördernden Situation kann es kommen, wenn Vitamin-B-Spiegel zu niedrig sind, und sie kann verhindert werden, wenn sie wieder hoch sind. Die Vitamin-B-Spiegel anzuheben beugt so unerwünschter Genexpression, dem Polymorphismus, vor,[217] der eine Quelle für viele bekannte Krankheiten ist.

In der zivilisierten Gesellschaft ist die Ernährung der Hauptgrund für gesundheitliche Probleme. Nachdem die Nahrung aufgenommen wurde, nutzt der gesunde Körper das, was er sofort braucht, lagert ein, was er später braucht, und scheidet aus, was er gar nicht braucht. Wenn es in diesem Prozess nicht zu Störungen kommt, Gesundes gegessen und Schädliches gemieden wird, kann er so ein Leben lang hormetische Nährstoffe aufnehmen und einlagern. Allerdings bedeutet die hohe Aufnahme von nährstoffraubenden industriell verarbeiteten Lebensmitteln, wie sie in der modernen Ernährung gefunden werden, dass Störungen eher die Regel als die Ausnahme sind.

FBA-Therapeuten glauben an zusammenhängende und ineinandergreifende Körpersysteme, die zur optimalen Gesunderhaltung des Organismus zusammenarbeiten. Keines dieser Systeme ist mehr wert als das andere, aber abhängig von den Erfordernissen des Augenblicks kann jedes einmal in den Vordergrund rücken. Mit anderen Worten: Es gibt eine Hierarchie der wichtigsten Körpersysteme, und die jeweils dringendsten Bedürfnisse des Körpers stehen an der Spitze. Je nach Lebensumstand kann dieses Hauptbedürfnis sich ändern. Wenn z. B. ein Verkehrsunfall mit Muskel- und Gelenkverletzungen passiert, bekommt das muskuloskelettale System die Top-Priorität. Die akute Angst, den Job zu verlieren, oder der Tod eines geliebten Menschen rückt das emotionale System in den Vordergrund. Ein Wochenendgelage mit Junk-Food und Alkohol setzt dagegen das chemische System an die Spitze. Im „normalen" Leben mit seinem konstant erhöhten Stresslevel fordert das chemische System am ehesten die größte Aufmerksamkeit.

Jedes dieser drei Hauptsysteme des Körpers hängt von einer konstanten Energiezufuhr ab. Wenn die Energie nicht frei von Organ zu Organ und von System zu System durch den Körper fließen kann, können sich Gesundheitseinschränkungen manifestieren. Die Wiederherstellung und Erhaltung des freien Energieflusses ist das Ziel vieler ganzheitlicher Heilmethoden wie Akupunktur, Tai-Chi, Homöopathie und auch Lasertherapie. Allein ihre Popularität ist schon ein Teilbeweis für ihre Wirksamkeit. Viele Patienten und Therapeuten sind daher zu dem Schluss gekommen, dass der Energiefluss der wichtigste Aspekt der Gesundheit ist. Das ist richtig unter der Prämisse, dass im Inneren genug Energie zur Verfügung steht. Was aber, wenn dem Körper die Energie überhaupt fehlt? Die Energie-Therapien sind nicht zur Energieerzeugung konzipiert, sondern zur Energienutzung, zum Energiemanagement. So bleibt die Frage bestehen: Woher kommt die Energie im menschlichen Körper eigentlich?

Die Menschen betreiben keine Photosynthese wie die Pflanzen, also kommt die Energie nicht direkt von der Sonne, obwohl das Sonnenlicht für die Gesundheit unverzichtbar ist. Sie kommt auch nicht von Muskeln und Knochen, obwohl die körperliche Bewegung für das Wohlbefinden notwendig ist. Ebenso wenig kommt sie durch Gedanken allein, obwohl gute Gedanken und ein positiver Blick in die Welt äußerst hilfreich sind.

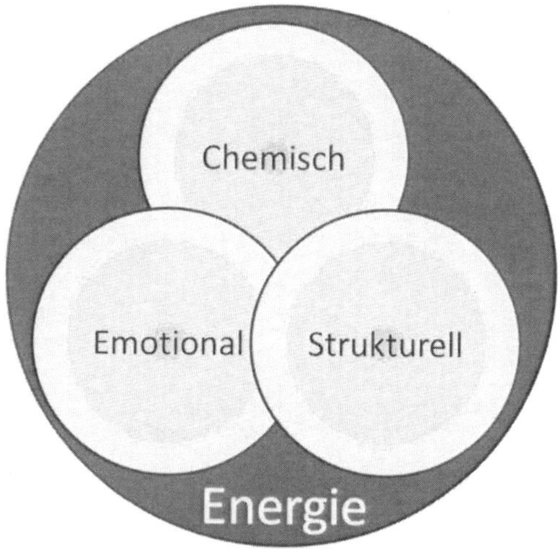

Abbildung 9: Körper und Energie

Die erste und wichtigste Quelle zur Energieproduktion sind die Nährstoffe, die in der Nahrung enthalten sind. Mit anderen Worten, Energie entsteht durch Chemie. Das sagt uns schon der gesunde Menschenverstand. Sportliche Übungen bei Sonnenlicht, während man auf dem iPod einem anspornenden Motivationstrainer zuhört, mag von einigem Nutzen sein. Aber selbst die gesündesten, Stress abbauenden Praktiken werden ohne vernünftige Ernährung erfolglos bleiben. Ein Mangel an richtigen Nährstoffen wird die Lebensenergie nach und nach aufbrauchen.

Einfach nur irgendetwas essen reicht nicht aus: Die Amerikaner essen sehr viel. Annähernd 34 % der Erwachsenen sind fettleibig, das sind doppelt so viele wie vor 30 Jahren. Der Anteil der adipösen Kinder hat sich in diesem Zeitraum auf 17 % verdreifacht.[218] Dennoch ist ein Mangel an wichtigen Nährstoffen immer noch weit verbreitet. Nein, die meisten entwickeln keine Anzeichen von Pellagra, Rachitis oder Skorbut, aber sie leben mit einer Anhäufung von Widrigkeiten, die den optimalen Körperfunktionen entgegenstehen. Daher sind funktionelle Krankheiten primär das Ergebnis von chemischen Problemen. Die Lokalisation dieses chemischen Problems (z. B. im Gehirn) kann den Schweregrad des Problems bestimmen.

Manche glauben, sie hätten keine Probleme in den chemischen Abläufen des Körpers. Mit einiger Sicherheit irren sie sich. Altern ist ein chemisches Problem, und wir haben noch niemanden getroffen, der nicht altert. Von diesem universellen Beispiel einmal abgesehen, betreffen chemische Funktionsstörungen auch alle, die Schmerz, Schlaflosigkeit, Obstipation, Erschöpfung, Kopfschmerzen, PMS oder emotionale Probleme wie Depression oder Ängste kennen. Wenn sie Dinge einräumen wie: „Ich habe nur einen steifen Rücken (Knie, Hüfte, etc.)“ oder: „Nachts muss ich zweimal raus ins Bad, aber das ist normal“, dann haben sie chemische Probleme. Wenn sie frei verkäufliche Schmerz-, Magen- oder Allergiemedikamente nehmen, dann haben sie chemische Probleme. Kurz, wenn die reguläre Erfahrung etwas anderes ist als schmerzfreies, leidenschaftliches Leben, hat der Mensch chemische Probleme.

EIN KURZER BLICK AUF DIE ERNÄHRUNG

Wer Medizin nimmt und die Ernährung vernachlässigt, verschwendet die Kunst seiner Ärzte (Chinesisches Sprichwort).

Die Nahrung bestimmt die Qualität und Quantität der essenziellen Nährstoffe. Wenn die aufgenommenen chemischen Substanzen schlecht sind, wird wenig Energie zur Verfügung stehen, und alle Körperfunktionen werden beeinträchtigt. Hormetische Nährstoffe sind für die ordnungsgemäße Durchführung aller Abläufe im inneren Chemielabor des Körpers zuständig und sollten möglichst mit der Nahrung zugeführt werden. Darum ist die gute Ernährung notwendig für regelgerechte Körperfunktionen.

Gemäß der Erhebungen des *United States Department of Agriculture* (USDA) nehmen über 70 % der Männer und Frauen weniger als 2/3 der empfohlenen Tagesdosis eines oder mehrerer Nährstoffe zu sich[219] und nur 10 % der Amerikaner essen fünf oder mehr Portionen Früchte und Gemüse pro Tag. Mit anderen Worten, die amerikanische Standardernährung beinhaltet viel Fett, viele leere Kalorien und wenig Nährwert. Heute geben die amerikanischen Konsumenten 90 % ihres Essensetats für nährstoffentleerte industriell verarbeitete Lebensmittel aus.[220]

Mit der industriellen Revolution wurden Saccharose (weißer Zucker), Massenproduktion von Fleisch, raffiniertes Mehl, raffinierte Pflanzenöle, gehärtete Öle und Fruktose-Glucose-Maissirup eingeführt. Es wurden Wege gefunden, Öle und Nährstoffe aus der Nahrung zu extrahieren, was wegen der längeren Haltbarkeitsdauer den Transport über große Distanzen ermöglicht. Was gut war für Verbraucherfreundlichkeit und Massenkonsum, war nicht gut für die Physiologie, denn diese Prozesse minimierten oder entzogen den Nahrungsmitteln die hormetischen Nährstoffe komplett und ersetzten sie durch synthetische Versionen. Synthetische Vitamine mögen helfen, die gröbsten Nährstoffdefizite auszugleichen, aber die benötigte Dosis ist dann ungleich höher als die der natürlichen Vitamine aus der gesunden Nahrung, in manchen Fällen können sie zu einem biochemischen Ungleichgewicht führen.[221] [222]

Es kommt noch schlimmer: viele Nahrungsmittel sind inzwischen genverändert. Die Modifizierung produziert eine größere Ausbeute, macht Pflanzen resistent gegen Schädlinge und schützt sie vor dem Einsatz von Insektiziden und Herbiziden. Seit jeher haben die Menschen selektiv Tiere und Pflanzen mit erwünschten Merkmalen gezüchtet. Heute aber experimentieren Wissenschaftler mit einigen höchst unerfreulichen Ergebnissen am genetischen Code von Pflanzen und Tieren herum. Anstatt natürliche Methoden zur Entwicklung der gesündesten und ertragreichsten Ernte zu nutzen, vergraben sich die Genforscher in eine Welt, die fast unvorstellbar kompliziert ist.

Feldfrüchte zu modifizieren bedeutet, am genetischen Material der Pflanze herumzubasteln. Die Gene der Pflanze bestimmen ihre Größe, Farbe, Blattgröße, Fruchtgröße und Wachstumsgeschwindigkeit. Aber wie genau arbeiten diese individuellen Gene für die ideale Gesundheit der gesamten Pflanze zusammen? Wie bei einer Fußballmannschaft hat jedes seine spezielle Position auf dem Feld und spielt eine eigene Rolle; aber den Erfolg der Mannschaft macht aus, wie sie als Team zusammenarbeitet. Die Forscher wissen bisher noch sehr wenig über genetische Teamarbeit in Pflanzen und Menschen. Was sie inzwischen erfahren haben ist, dass das Dazugeben oder Abziehen von Genen im Labor regelmäßig zu Überraschungen und unerwarteten Konsequenzen führt, wie z. B. die 40- bis 200-fache Erhöhung von Toxinen in Hefe, die Entwicklung neuer Toxine in Tabakpflanzen, die dort niemals zuvor existierten, oder die Erhöhung des Stärkeanteils in Kartoffeln.[223] Das bedeutet aber zugleich, dass ein einzelnes Gen nicht nur ein einzelnes Merkmal veränderte, sondern auch unerwünschte systemische Konsequenzen nach sich zog. Die Forscher mögen vielleicht stolz auf chemikalienresistente Feldfrüchte sein, die alleine überleben, wenn alles andere auf dem Acker an den aufgesprühten Insektiziden und Herbiziden eingegangen ist: Aber der gesunde Menschenverstand schreit auf, weil diese Frankenstein-Früchte eher eine Mahlzeit für Monster und Zombies sind.

Zusätzlich zur Ernährung ist Stress ein weiterer Grund für erniedrigte Levels an hormetischen Nährstoffen. Wenn Kinder in einer emotional gesunden und förderlichen Umgebung aufwachsen, ist ihr Stresslevel minimal. Sie haben keinen Job, müssen sich nicht um Finanzen oder um komplizierte Beziehungen kümmern, haben keinen Schlafmangel, brauchen ihre Karriere nicht voranzutreiben oder sich über politische und wirtschaftliche Verbrechen in der Welt zu entrüsten. Sie sind einfach Kinder. Erst das Altern, Erwachsenwerden und die bewusste Wahrnehmung bringen die emotionalen, physikalischen und chemischen Stressoren des Lebens mit sich.

Den größten Stress bei Kindern stellt das dar, was zum Mund hereinkommt. Das normale Kindermenü sieht heute so oder ähnlich aus: Cerealien und Milch zum Frühstück, Erdnussbutter und Marmelade, mit Fruchtsaft oder Mineralwasser heruntergespült, Bonbons oder Kekse mit einem Glas Milch zwischendurch, Chicken Wings oder Makkaroni mit Käse zum Abendessen. Kinder überleben diese leb- und lieblose Kost, weil ihre Verdauung noch genügend hormetische Nährstoffe aus dem Angebotenen ziehen kann. Würden sich Erwachsene nur eine Woche lang so ernähren, bräuchten sie Abführmittel oder Antazida.

Wenn Kinder in die Pubertät kommen, tritt eine große hormonelle Veränderung ein. Dieser Veränderungsstress addiert sich mit dem chemischen Stress durch schlechte Nahrung. Akne oder andere Hautprobleme, Magenschmerzen, unwillkürliche Muskel- oder Gelenkschmerzen, Kopfschmerzen, PMS und Schlafprobleme sind deshalb verbreitete Leiden bei Heranwachsenden. Hormetische Nährstoffe sollten diese „normalen" Erfahrungen der Teenagerjahre beherrschbar machen, aber wenn die Reserven zur Neige gehen, schwindet auch ihre Effektivität.

Die ideale Ernährung wäre reich an vollwertigen und nicht industriell verarbeiteten Lebensmitteln. Natürliche Vollwertkost enthält nicht nur Makro-Nährstoffe in Form von Fett, Kohlenhydraten und Proteinen, sondern auch Mikro-Nährstoffe wie Enzyme und hormetische Nährstoffe. Mikro-Nährstoffe sind essenziell in jeder Nahrung, weil sie der Katalysator für die Verdauung sind, den ganzen Prozess beschleunigen und Energie sparen.

Viele Menschen wundern sich, dass sie einen Nährstoffmangel aufweisen, wo es ihnen doch das ganze Leben „gut ging". Es gibt nicht das perfekte Nahrungsmittel, und viele der heutigen Hauptnahrungsmittel sind tatsächlich alles andere als perfekt. Die nährwertarme Kost frei von hormetischen Nährstoffen belastet den Verdauungsprozess. Weil sie in dieser Mangelernährung nicht vorkommen, müssen hormetische Nährstoffe aus den inneren Reserven aufgebraucht werden.

Vielleicht ist das ein Abbild dessen, wie die verschuldete Gesellschaft heute lebt: Der Körper hat die hormetischen Nährstoffe aus den Reserven entnommen, bis nicht einmal mehr genug da war, um die Zinsen zu bezahlen.

Das aber ist eine Folge des regelmäßigen Konsums von industriell verarbeiteter, nährstoffarmer und vielleicht genmodifizierter Nahrung. Denn dabei werden alle Körperdepots von hormetischen Nährstoffen geplündert, um alltägliche Ansprüche des Körpers zu erfüllen. Das Ergebnis ist ein systemischer Nährstoffmangel, der sich dann in der Disposition zu funktionellen Erkrankungen zeigt.

7 REGELN DER NAHRUNGSERGÄNZUNG

Nahrungsergänzungen führen bei ganz unterschiedlichen gesundheitlichen Problemen zu nachgewiesenen Erfolgen,[224] [225] [226] was in der Konsequenz zur Entwicklung einer Multi-Milliarden-Dollar-Vitaminindustrie führte. Gemäß des *Council for Responsible Nutrition* nehmen etwa 40 % aller US-Amerikaner und eine Mehrheit der Frauen über 50 irgendeine Form der Nahrungsergänzung zu sich.[227] Der Beweis ihrer Popularität ist sichtbar in Fitnessstudios, Lebensmittelläden und sogar Tankstellen, wo Nahrungsergänzungsmittel zu erwerben sind. In Ballungsgebieten gibt es reine Vitaminläden, in denen vom Boden bis zur Decke ganze Regale voll der neuesten und besten Produkte angeboten werden.

Wie aber soll ein Verbraucher, sogar der geschulte, angesichts der riesigen Anzahl der Möglichkeiten noch wissen, welche Version eines Produktes das genau richtige für ihn ist? Sicherlich können die Vitamine nicht alle gleich sein. Das Beste, was man machen kann ist, seine Auswahl nach Qualität und vielleicht nach Forschungsergebnissen oder Warentests zu treffen.

Aber es gibt mehr als das zu bedenken, viel mehr. Weiter unten werden sieben Gründe angeführt, weshalb Nahrungsergänzungsmittel möglicherweise überhaupt keinen förderlichen Effekt haben könnten. Und während die beiden ersten Punkte noch allgemein bekannt sind, kennen nicht einmal alle Alternativmediziner die fünf anderen.

R#1: Ist das drin, was draufsteht?

Qualität und Reinheit aller Produkte ist ein Hauptanliegen der Konsumenten und eine der wichtigsten Aufgaben im Regelwerk der Bundesbehörde zur Überwachung von Nahrungs- und Arzneimitteln (Food and Drug Administration). Leider ist aber nicht immer in der Packung, was draufsteht.

In einer Studie der *University of Maryland Pharmacy School* aus dem Jahr 2000 erreichten nur zwei von 32 verschiedenen Gelenksupplementen mit Chondroitinsulfat die angegebene Menge an Inhaltsstoffen. Der Studie zufolge waren die Mengen der Inhaltsstoffe – abweichend von den Packungsangaben – umso niedriger, je billiger das Produkt angeboten wurde.[228] Ähnliche Studien mit anderen Nahrungsergänzungsmitteln kamen zum gleichen Ergebnis.[229] [230]

Oft gibt es bei Nahrungsergänzungsmitteln auch qualitative Mängel. Ungeachtet aller Reinheitsangaben auf der Packung erfüllen verhältnismäßig wenige Anbieter tatsächlich die in der Werbung suggerierten Versprechen. Dafür sind Produkte voller Bindemittel, Füllstoffe und Gleitmittel Beispiele schlechter Qualität.

Bei den industriellen Methoden der Zubereitung und der Lagerung des Rohmaterials ist zur Verhinderung der Kontamination mit Schimmelpilzen, Bakterien, Schwermetallen etc. der Einsatz von Magnesiumstearat, Ascorbylpalmitat, Laktose und Sodiumbenzoat sehr wichtig. Diese kostenreduzierenden und produktionsunterstützenden Hilfsstoffe sind aber nur einige Beispiele für die Verwendung von Zusatzstoffen, die dann zu erschwerter Aufnahme im Stoffwechselprozess und / oder möglichen allergischen Reaktionen führen können.

R#2: Wird genau das gebraucht?

Jeder Mensch ist einzigartig. Das bedeutet auch, dass Nahrungsergänzungsmittel, sogar ultra-reine, dem einen helfen, dem anderen nicht. Nur weil Vitamin C das Immunsystem stärkt, heißt das nicht, dass es in jedem Fall gut ist. Je nachdem, in welche Richtung das Immunsystem aus der Balance geraten ist, könnte es die Lage sogar verschlechtern.

Ähnlich wie die Genetik jedes Einzelnen ist auch der Stoffwechsel individuell. Ganz anders als die Genetik ist der Stoffwechsel aber sehr dynamisch und kann sich je nach Ernährung, Stress, Schlafmangel, mehr oder weniger Aktivität usw. ändern. Das erhöht dann leicht die Verwirrung bezüglich der Einnahmedauer eines verordneten Ergänzungsmittels und kann ein Grund sein, warum Nährstoffe, die anfangs gut wirkten, plötzlich keinen Effekt mehr haben. Das macht es notwendig, die aktuelle Nahrungsergänzung regelmäßig zu überprüfen.

R#3: Multi-Vitamine sind für Gesunde

In der Erkenntnis, dass sie bei ihrer Ernährungsweise Extra-Nährstoffe benötigen, nehmen viele Menschen proaktiv Multivitaminpräparate ein. Sie nehmen – vielleicht fälschlich – an, die einmal täglich zugeführte Dosis mit B-Vitaminen, Mineralien, Antioxidanzien und der neuesten wilden Beere, handgepflückt auf einem einsamen Felsvorsprung in Papua Neuguinea, würde die Nährstofferfordernisse ihres Körpers erfüllen. Ach, wenn es nur so einfach wäre! Aber Menschen mit funktionellen Störungen wird die Einnahme eines Multivitaminpräparats möglicherweise nichts bringen.

Im Falle einer Autoimmunerkrankung könnte genau das sogar zu Verschlimmerungen führen. Denn Multivitamingaben bringen nur gesunden Leuten etwas oder solchen, die wirklich einen umfassenden Nährstoffmangel haben.[231] Der Grund, warum Multivitamine oft wirkungslos oder sogar kontraindiziert sind, hat mit der nächsten Regel zu tun.

R#4: Alles kann aufgehoben oder neutralisiert werden

Für einen FBA-Therapeuten ist es nicht ungewöhnlich, dass Patienten beim Erstbesuch eine große Tüte mit Nahrungsergänzungsmitteln auf ihrem Schreibtisch abstellen. Dann weiß der Therapeut, was zu tun ist. In einigen Fällen kann die Hälfte oder zwei Drittel dieser Supplemente einfach weggelassen werden, während die Gesundheit gleichzeitig immer besser wird. Zwar sind die meisten Vitaminsammler gut informiert und haben, basierend auf den neuesten Verbreitungen eines allgemein anerkannten Alternativmediziners oder eines Vitaminanbieters, eine weise Wahl getroffen. Alles, was sie einnehmen, ist von bester Qualität und die neuesten Forschungen haben die positiven Wirkungen der Ergänzungsmittel auf die Gesundheit „nachgewiesen“.

Aber manchmal gibt es auch zu viel des Guten, und das könnte Schaden anrichten. Die Forscher führen deswegen keine Studien mit Patienten durch, die zehn oder mehr Nahrungsergänzungen gleichzeitig einnehmen. Das wäre schlechte wissenschaftliche Arbeit. Denn die Gabe von zu vielen Nährstoffen gleichzeitig setzt zu viele innere Verarbeitungsprozesse in Gang, was wieder Stress erzeugt.

Man kann inneren Stress nicht durch die Erzeugung eines anderen heilen. Wenn z. B. ein Patient nach körperlicher Bewegung über besonders ausgeprägten Muskelkater klagt, so fehlt ihm oft Vitamin B1, das der Muskel zum Abbau der Milchsäure benötigt. Derselbe Patient könnte aber auch an chronischen Allergien leiden. Dagegen wird häufig Vitamin B6 eingesetzt, welches für den Histaminabbau nötig ist.

Warum geben wir ihm also nicht einfach ein Vitamin-B-Komplex-Präparat, das viel Vitamin B1 und B6 enthält? Weil es möglicherweise gar nicht wirkt. Denn Vitamine konkurrieren im Stoffwechselprozess mit Vitaminen, Mineralien mit Mineralien, Öle konkurrieren mit Ölen und Aminosäuren mit Aminosäuren. Sie alle könnten sich vielleicht gegenseitig in ihrer Wirkung aufheben. Das nennen wir bei FBA den „Wippschaukeleffekt“. Den präzisen Nährstoffbedarf herauszufinden und die entsprechende Substanz alleine einzunehmen, ohne Störung durch andere Substanzen, macht mitunter „Wunder" möglich.

R#5: Alles sitzt auf einer Wippschaukel

Die Balance zwischen den essenziellen Nährstoffen ist für die optimale Funktion des Stoffwechsels notwendig. Die meisten – vielleicht alle – hormetischen Nähstoffe balancieren, wie auf einer Balkenwaage, mit einem anderen hormetischen Nährstoff. Wenn einer davon zu niedrig ist, ist der andere in Relation dazu zu hoch. Das ist der Wippschaukeleffekt. Der Versuch, mit einem Multivitaminpräparat die niedrige Seite der Wippschaukel zu erhöhen, schlägt meistens fehl, weil das Präparat – per Definition – auch die erhöhte Seite bzw. den gegenteiligen Nährstoff enthält. Mehr zu diesem Thema im Kapitel *Biorhythmus & Wippschaukel.*

R#6: Veränderung im Körper – Änderung der Nährstoffe

Wenn neue Patienten sich erstmals einer Funktionellen Bio-Analyse unterziehen, finden die Therapeuten oft heraus, dass die Mehrzahl der mitgebrachten Nahrungsergänzungsmittel aus der großen Tüte ihnen eher schaden als nützen. Manche wirken schädigend auf ein bestimmtes Gewebe, andere sind tatsächlich toxisch für den ganzen Körper und verursachen erst die Leiden, weswegen der Patient überhaupt in die Praxis kommt. Nach der Dauer der Einnahme dieser Supplemente gefragt, ist „jahrelang" keine seltene Antwort. So wie es kein perfektes Lebensmittel gibt, gibt es auch kein perfektes Nahrungsergänzungsmittel. Nichts sollte jahrelang eingenommen werden, weil sich der Körper dauernd verändert und an die vielen verschiedenen Stressoren und Einflüsse des Lebens anpasst. Veränderungen im Leben führen zu Veränderungen im Nährstoffbedarf.

Wenn man Probleme mit hormetischen Nährstoffen korrigiert, können Veränderungen innerhalb von Wochen geschehen. Darum sollten die Supplemente nach einem kurzen Zeitraum geändert oder gar nicht mehr gebraucht werden. Wenn jemand den gleichen Nährstoff für längere Zeit braucht und das Problem nicht behoben ist, wurde etwas übersehen. Die einzigen Fälle, in denen ein Patient dauerhaft Supplemente benötigt, ist bei genetischen Problemen und wenn er mitten in einer dauerhaft anhaltenden Stresssituation – ohne Ende in Sicht – lebt.

R#7: Chronische Probleme lösen ist „unnatürlich"

„Meine Nahrungsergänzungsmittel sind unverändert, ganzheitlich und aus natürlichen, biologisch organischen Lebensmitteln erzeugt", ist das Argument von Patienten und Therapeuten. Auf dem Papier erscheinen diese Supplemente zur Erhaltung der Gesundheit die besten zu sein. Leider sind sie es dann aber oft doch nicht. Oder, wenn sie wirken, benötigt man sehr oft extrem hohe Dosen (und hohe finanzielle Ausgaben) und eine „Heilungskrise", um Ergebnisse zu erzielen.

Arzneimittel basieren auf chemischen Substanzen, die in Pflanzen gefunden werden. Aber in isolierter Form sind sie wesentlich potenter als in der Kombination mit den anderen Inhaltsstoffen der Pflanze in ihrer natürlichen Form. Das ist der Schlüssel ihrer Wirksamkeit. Je reiner, isolierter eine Substanz, desto stärker ist ihr Effekt. Mit anderen Worten, Reinheit entspricht Wirkungskraft. Hormetische Nährstoffe haben, korrekt eingesetzt, die gleiche Wirkungsintensität wie Arzneimittel, jedoch ohne deren oft schädigende Nebenwirkungen.

Je schwerwiegender oder chronischer ein Problem ist, desto größer werden die Nährstoffmängel sein und desto wahrscheinlicher müssen die hormetischen Nährstoffe isoliert eingesetzt werden. Wie oben erwähnt, wirkt es praktisch nie, ein signifikantes Nährstoffungleichgewicht mit Multivitaminpräparaten auszugleichen.

In schweren Fällen muss ein Ungleichgewicht mit einem Ungleichgewicht ausgeglichen werden. Echinacea ist eine gute die Immunabwehr stärkende Pflanze, die schon vielen gegen virale und bakterielle Infekte geholfen hat. Bei einer heftig tobenden Infektion aber wählen Sie stattdessen ein Antibiotikum. Anders gesagt, geben Sie dem unnatürlichen, isolierten, gereinigten, hoch dosierten, einseitigen Wirkstoff den Vorzug vor der natürlichen, ausgeglichenen, ganzheitlichen, komplexen Pflanzenwirkung. Oder, noch besser, Sie finden mit FBA heraus, welcher Teil des Immunsystems den größten Bedarf hat, und ergänzen diesen spezifisch mit dem Nährstoff, den er braucht, um den gleichen Heilungseffekt zu erhalten wie mit einem Antibiotikum – ohne die gastro-intestinalen und generellen Nebenwirkungen.

Diese sieben Regeln stellen die wissenschaftliche Realität der Zufuhr von Nahrungsergänzungsmitteln und die Erfahrung der FBA-Therapeuten mit ihren Patienten dar.

Oft ist eine Überladung mit Supplementen der Grund, warum sogar viele Anwender der alternativen Medizin, die auf natürliche Heilmethoden setzen, manch einem Bedürftigen nicht wirklich helfen können.

Diese Zusammenhänge zu verstehen und die Regeln mit der direkten Überprüfung des wirklichen Bedarfs an hormetischen Nährstoffen durch FBA umzusetzen bedeutet für den Patienten weniger Supplemente, weniger finanziellen Aufwand, schnellere Wirkung und anhaltende Ergebnisse.

HORMONE AUSGLEICHEN

Die Balancierung der Hormone ist eine der Hauptanwendungsmöglichkeiten von FBA. Um das zu können, braucht man ein grundlegendes Verständnis dafür, wie die Produktion von Hormonen an – und abgeschaltet wird. Ein kleines Gewebsbündel an der Unterseite des Gehirns, die Hypophyse, reguliert die meisten Hormone. Um ihren Spiegel aufrechtzuerhalten, produziert der Körper Hormone mittels eines negativen Rückkopplungseffekts.

Negative Rückkopplungseffekte sind auch im täglichen Leben zu finden. Wenn das Haus im Winter zu kalt wird, senden die Thermostate Signale an die Heizung, die daraufhin anspringt und die Räume erwärmt. Wenn es warm genug ist, senden die Thermostate keine Signale mehr und die Heizung schaltet sich ab. Das Haus repräsentiert im Vergleich den menschlichen Körper. Die Hormone wären in diesem Bild die Wärme in den verschiedenen Räumen und die Thermostate mit der Hypophyse gleichzusetzen. Wenn eine Frau z. B. einen zu niedrigen Östrogenspiegel hat, setzt die Hypophyse das follikelstimulierende Hormon (FSH) frei, das dann die Nebennieren und die Ovarien zu verstärkter Östrogenproduktion anregt. Ist der Östrogenspiegel zu hoch, so setzt sie kein FSH mehr frei und der Östrogenspiegel sinkt wieder, weil es in der Leber abgebaut wird.

Eine gesunde Hypophyse schaltet unentwegt an und ab und reguliert das Hormonsystem auf eine stetige, rhythmische Weise. Wilde Schwankungen der Hormone sind ein großer Stress für diese Drüse. Zu wenig Hormonproduktion für längere Zeit führt dazu, das die Hypophyse Überstunden macht, während zu viele Hormone über längere Zeit dazu führen, dass die Hypophyse nicht mehr genug arbeitet. Dieser einfache Rückkopplungseffekt der Hormonregulation ist großartig in Aufbau und Funktion, aber leider ist er auch etwas störanfällig und leicht beeinflussbar. Es gibt drei häufige funktionelle Störungen im Hormonsystem.

ERMÜDETE HYPOPHYSE

Zur Ermüdung der Hypophyse kommt es oft durch eine Ernährung mit zu viel raffiniertem Zucker. Süßigkeiten verursachen Insulinspitzen im Blut, was auf die Hypophyse einen dämpfenden Effekt hat und sie sozusagen in den Schlaf wiegt, während der Körper versucht, mit einem Überfluss an Zucker klarzukommen. In der Folge schüttet die Nebennierenrinde Cortisol aus, um den hohen Insulinspiegel wieder auszugleichen. Dadurch wird die Hypophysenfunktion noch weiter unterdrückt, so dass sie in diesem Stadium bei niedrigen Hormonspiegeln nicht mehr die endokrinen Drüsen stimuliert. Eine schwache hormonelle Rhythmik und Blutzuckerschwankungen sind das Ergebnis. Korrekturen dieses Zustands sind im Kapitel *Milz / Pankreas 21* beschrieben.

UNTERDRÜCKTE HYPOPHYSE

Wenn es andererseits im Haus immer heiß ist, braucht der Thermostat der Heizung niemals zu signalisieren, dass sie anspringen soll. Das mag einem unbelebten Gerät wie dem Thermostat nichts ausmachen, aber einem lebendigen Gewebe wie der Hypophyse schadet es. *Wer rastet, der rostet.* Wenn die Hypophyse nicht regelmäßig an den rhythmischen Prozessen des Lebens teilnimmt, verliert sie die Fähigkeit dazu und beginnt zu atrophieren. Das geschieht, wenn zu viele Hormone unterwegs sind.

Erinnern Sie sich: Wenn der Körper einmal etwas hergestellt hat, muss er es nützen oder abbauen. Das liegt in der Regel in der Verantwortlichkeit der Leber. Die bereits im Wachstumsalter beginnende und durch die übliche Süß- und Fett-Ernährung zunehmend geschwächte Leberentgiftung führt zu erhöhten Hormonspiegeln, insbesondere bei jungen Frauen. Alle PMS-Syndrome einschließlich Krämpfen, Ziehen in der Brust, Reizbarkeit und Kopfschmerzen stehen in direkter Beziehung zum Unvermögen des weiblichen Körpers, die Hormone Östrogen, Progesteron oder ihre Subtypen voll zu verstoffwechseln und abzubauen. Der ganze Prozess wird noch verstärkt durch den dauerhaften Einsatz von Antibabypillen, die für gewöhnlich eine künstliche Form des Östrogen enthalten. Darüber wird detailliert im Kapitel *Kreislauf / Sexus 1* berichtet.

Die bio-identische Hormonersatztherapie (HET) ist die zweite Methode, die die Hormonspiegel erhöht und dadurch eine Hypophysenunterdrückung verursacht. Dieser Zustand der Hormonfülle garantiert, dass das Haus überhitzt wird und führt so zur Unterdrückung der Hypophyse.

Ärzte verschreiben die HET oft, wenn der Hormonlevel im Körper niedrig ist, wie bei Frauen in den Wechseljahren oder kurz davor. HET wirkt wie der Einsatz von Heizlüftern, wenn die Heizung kaputt ist. Es ist kurzfristig eine legitime Überbrückung. Allerdings sind die Heizlüfter nicht unter der Kontrolle des Thermostats, und wenn sie die ganze Nacht laufen, kann das sehr ungemütlich oder sogar gefährlich werden. Langfristig führt der Hormonersatz zu einer Abhängigkeit von künstlicher Hormonregulation und fördert den unguten Zustand der Hormonresistenz.

Hormone verändern die Zellfunktionen. Wird eine Zelle permanent mit Hormonen bombardiert, so wird sie überstimuliert. Das ist ein ungesunder Zustand für die Zelle und den Körper als Ganzes. Die Rezeptoren, an denen die Hormone andocken, sind wie die Ohren der Zelle, die auf hormonelle Kommandos hören und darauf antworten. Zu viele Hormone sind vergleichbar mit zu vielen Kommandos gleichzeitig und wirken bald auf die Zelle wie unerträglicher Lärm. Um sich davor zu schützen, tun die Zellen, was sie tun müssen, indem sie quasi ihre Ohren verstopfen. Bis zu 90 % der Rezeptoren können bei Zellen mit Gendefekten ausfallen.[232] [233]

Menschen mit Hormonresistenz sind in schlechter Verfassung. Zu viele Hormone reden durcheinander, aber niemand hört zu. Um die Sache weiter zu komplizieren: Zu viel von einem Hormon führt zu exakt den gleichen Symptomen wie zu wenig. Wenn z. B. jemand mit Hormonresistenz zu viel Serotonin hat, leidet er genauso unter Depression wie jemand mit zu wenig. Denn obwohl die nötige Menge an Serotonin zur Verfügung steht, antwortet der Körper nicht mehr darauf. Er ist taub geworden. Eine reine Symptombehandlung bedeutet für den Patienten oft, dass ihm eine Medizin oder ein Nährstoff für einen bestimmten Zustand verordnet wird, selbst wenn der Körper in Wirklichkeit genau das Gegenteil benötigen würde. Mittels des FBA-Tests wird der präzise Hormonstatus und der exakte hormetische Nährstoff zum Hormonausgleich gefunden.

HYPOPHYSENSTIMULATION – ZU HEISS, ZU KALT

Es kommt vor, dass die Hypophyse ihr normales Verhalten der negativen Rückkopplungsschleife verändert, und Heißes noch heißer und Kaltes kälter macht. Das ist eine gefährliche Situation, die extreme und oft schwächende Symptome produziert. Zumeist werden Traumata und Geburtsfehler als Gründe für derartige Erkrankungen genannt. Aus funktioneller Sicht gibt es nur einen Grund: Schwermetallvergiftung. Die Menschen vom grünen Typ, die ganz besonders sensibel auf Chemikalien aller Art, einschließlich der

Schwermetalle reagieren, sind besonders empfänglich für diese unerwünschte Störung. Das Thema Schwermetalle wird im Kapitel *Niere 27* behandelt.

BIORHYTHMUS & WIPPSCHAUKEL

Alles Leben ist abhängig und wird regiert von Zyklen. Der Mensch lebt nach inneren Zyklen des Körpers und nach äußeren, kosmischen Zyklen.
Und Gott sprach: „Es werden Lichter am Himmelsgewölbe, die da scheiden Tag und Nacht; und sie sollen Zeichen sein und bestimmen die Jahreszeiten, die Tage und die Jahre." (Genesis 1:14)

Die beiden vielleicht am meisten studierten und bekanntesten menschlichen Zyklen sind der Tages- und der Monatszyklus. Der Tageszyklus oder zirkadiane Rhythmus regiert den Schlaf-Wach-Rhythmus, während der Monatszyklus oder Menstruationszyklus den monatlichen Rhythmus der weiblichen Hormone bestimmt. Wenn irgendeine Substanz für die inneren Zyklen verantwortlich gemacht werden kann, dann sind es die Hormone. Das Zusammenspiel dieser machtvollen Proteinmoleküle soll rhythmisch ablaufen, weshalb alle Körperzyklen Biorhythmus genannt werden. Störungen dieser natürlichen, physiologischen Ebbe und Flut sind Zeichen funktioneller Probleme und können ein Grund sein für zukünftige Erkrankungen. Darum sollte die bewusste Bewahrung und Erhaltung der Biorhythmen höchste Priorität bekommen, um die Gesundheit zu verbessern.

BIORHYTHMUS

Über einem Körper ohne inneren Rhythmus schwebt ein Damoklesschwert. Gestörte Biorhythmen können zu schlechter Gedächtnisleistung,[234] erhöhter Brustkrebsrate bei Frauen[235] und vermehrten kardiovaskulären Erkrankungen[236] führen. Sie fördern Hypoglykämie und das metabolische Syndrom[237] und sind der Hauptgrund für Gemütsleiden wie Depression.[238]

Alle Organe des Körpers haben ihre eigene innere Uhr. Es gibt 12 Hauptorgane oder –systeme, und jedes hat ein Zeitfenster von zwei Stunden. In dieser Zeit stellt der Körper dem Organ zusätzliche Energie für den Hausputz zur Verfügung. Die Leberzeit ist z. B. zwischen 1:00 und 3:00 Uhr nachts. Das ist die am häufigsten genannte Zeit, wann Menschen in der Nacht erwachen. Wenn das Abendessen oder Nachtmahl besonders minderwertig war, können Menschen mit sowieso schon überarbeiteter Leber einen Weckruf um diese Uhrzeit erwarten. Der kommt wahrscheinlich durch einen besonders lebhaften Traum oder Albtraum. Lungenzeit ist zwischen 3:00 und 5:00 Uhr morgens. Menschen mit Atemwegsproblemen erwachen eher um diese Zeit. Kleine Kinder mit Infektionen der oberen Luftwege haben in diesen Stunden häufiger Hustenanfälle.

Zu Störungen der inneren Uhr kommt es leicht unter anhaltendem Stress; unter dem Einfluss von Kunstlicht wie bei langem Fernsehen oder Computerarbeit bei Nacht, durch Arbeit in Nachtschicht oder wenn mehrere Zeitzonen überquert werden. Man kann einfache Techniken benutzen, um den normalen Energiefluss wiederherzustellen und den Körper in die richtige Zeit hinein zu „klopfen". Diese Techniken sind nur dann wirkungsvoll und nachhaltig, wenn die Person auch ihre Lebensgewohnheiten ändert.

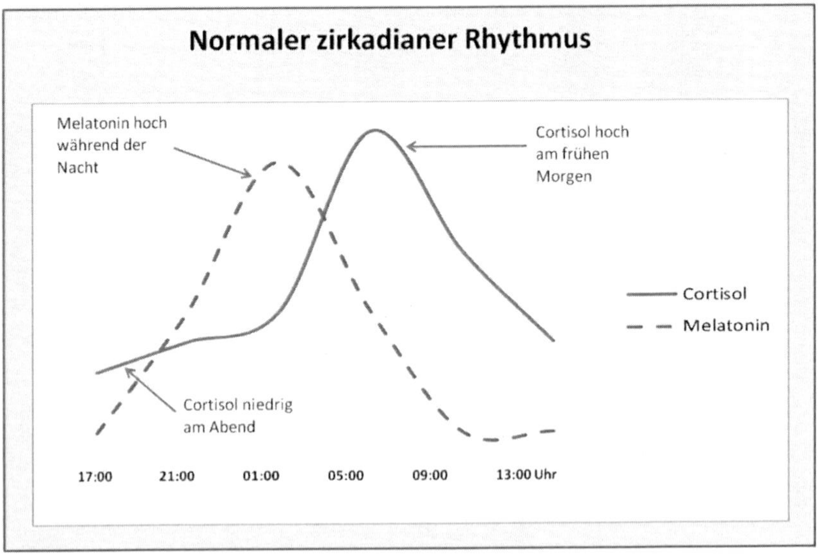

Abbildung 10: Normaler zirkadianer Rhythmus

Die Rückbesinnung auf den richtigen Schlafrhythmus ist der beste Weg, den gesunden zirkadianen Rhythmus wiederherzustellen. Tiefer und erholsamer Schlaf ist abhängig von vielen Faktoren, aber der wichtigste ist der Rhythmus zwischen zwei Hormonen: Cortisol und Melatonin. Der äußere Teil der Nebenniere produziert Cortisol, Melatonin ist ein Stoffwechselprodukt von Serotonin. Jedes dieser wichtigen Hormone wird in einem späteren Kapitel ausführlich besprochen. Für gesunden Schlaf muss das Cortisol morgens hohe und nachts niedrige Spiegel aufweisen.

Bei Melatonin ist es genau umgekehrt. Es erhöht sich, wenn es dunkel wird. Die Abwesenheit von Licht führt zu erhöhter Aktivität einer Drüse im Gehirn, der Epiphyse oder Zirbeldrüse, die dann eine vermehrte Melatoninproduktion veranlasst. Einfach das Licht herunterdrehen und bewusst vor 22:00 Uhr schlafen zu gehen kann eine große Hilfe sein. Die Grafik oben zeigt, wie ein normaler Cortisol- und Melatoninablauf sein sollte.

Wie man sich vielleicht denken kann, ist der Ablauf bei den meisten Menschen mit funktionellen Problemen anders. Sie haben sehr viel wahrscheinlicher einen gestörten zirkadianen Rhythmus.

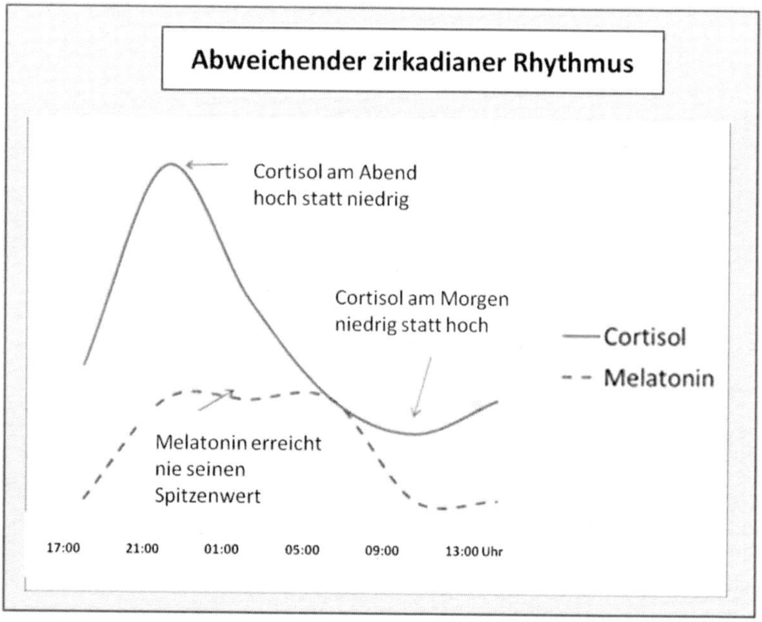

Abbildung 11: Abweichender zirkadianer Rhythmus

Der Cortisolspiegel stellt sich bei ihnen genau umgekehrt zur Normalkurve dar, während der Melatoninspiegel nie hoch genug für tiefen Schlaf wird. Die Symptome im Zusammenhang mit einem gestörten zirkadianen Rhythmus sind Einschlaf- oder Durchschlafschwierigkeiten, morgens schwer aufwachen, nach dem Schlafen nicht ausgeruht sein, Energieabfall zwischen 16:00 und 19:00 Uhr und Kopfschmerzen zu einer bestimmten gleich bleibenden Tageszeit.

WIPPSCHAUKEL

Die nichtzyklische Ausgeglichenheit im Körper ist genauso wichtig für die Bewahrung der Gesundheit wie der zyklische Biorhythmus. So wie die Hormone sich gegenseitig zyklisch beeinflussen, machen das andere Systeme des Körpers und individuelle Nährstoffe auch, nur auf nichtzyklische Weise. Ihr Geben und Nehmen erinnert an eine Wippschaukel. Wenn die Gesundheit durch ein nichtzyklisches Ungleichgewicht gestört wird, können wir das „Wippschaukeleffekt" nennen. Weniger Symptome und bessere Körperfunktionen sind das Ergebnis einer ausgeglichenen Wippschaukel. Unten sehen Sie eine Liste von gängigen Wippschaukelpaaren, die mit FBA ausgewertet werden können:

- Serotonin und Dopamin
- Östrogen und Progesteron
- das Immunsystem (TH-1 vs. TH-2)
- das Nervensystem (Sympathikus vs. Parasympathikus)
- Calcium und Vitamin D
- Calcium und Magnesium
- Eisen, Zink und Kupfer (eine dreiarmige Wippschaukel)
- Vitamin B1 und Vitamin B2
- Natrium und Kalium

Wenn irgendwelche Symptome da sind, spielt sehr wahrscheinlich der Wippschaukeleffekt eine Rolle. Zum Beispiel sind Serotonin und Dopamin, zwei für die Gehirnfunktion notwendige Neurotransmitter, auf derselben Wippschaukel. Wenn Serotonin hoch ist, wird Dopamin meistens niedrig sein, und umgekehrt. Migräne ist z. B. ein Zeichen für zu viel Serotonin im Gehirn. Aber man muss dieses „zu viel" immer im Verhältnis zum Dopamin sehen. Darum könnte jemand, der unter Migräne leidet, entweder einen hohen Serotonin- und einen normalen Dopaminspiegel, oder aber einen normalen Serotonin- und einen niedrigen Dopaminspiegel haben. Die Verteilung auf der Wippschaukel sieht in beiden Fällen gleich aus und sogar die Migränesymptomatik ist dieselbe. Aber im ersten Fall ist das Ziel der Behandlung, den Serotoninspiegel zu senken, während im zweiten Fall der Dopaminspiegel angehoben werden muss (und in manchen Fällen braucht ein Patient beides). Eine falsche Behandlung wird keinen gesundheitsfördernden Effekt haben bzw. die Situation sogar noch verschlimmern.

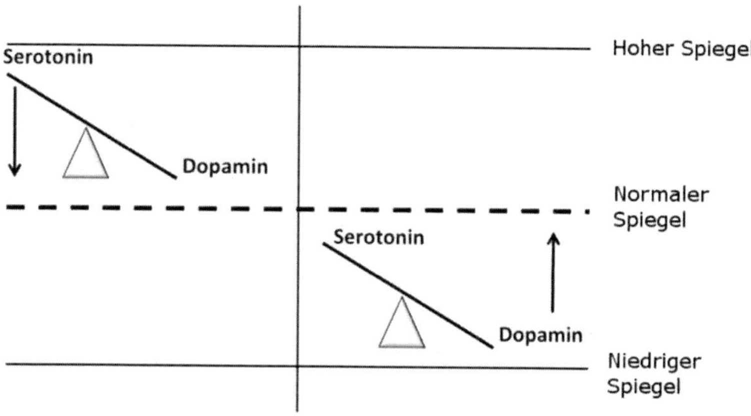

Abbildung 12: Wippschaukel-Effekte

Derzeit gibt es noch keinen Labortest, der hohe, normale oder niedrige Serotoninspiegel eindeutig diagnostizieren kann. Es gibt bisher nur wohlbegründete Vermutungen. FBA hingegen kann das Problem über den Muskeltest korrekt identifizieren. Indem er dem Patienten ein Röhrchen mit dem Neurotransmitter Serotonin gibt und den Muskeltest durchführt, kann der Therapeut in einer Momentaufnahme feststellen, in welche Richtung sich die Wippschaukel bewegen muss.

Das Verstehen der Biorhythmen und der Wippschaukeleffekte ist außerordentlich hilfreich für den FBA-Therapeuten, wenn er der sich im Test klar zeigenden Hierarchie des Körpers folgt und die besten hormetischen Nährstoffe zur Erhaltung der Gesundheit sucht.

Doch bevor der FBA-Test beginnen und zuverlässige Ergebnisse zeigen kann, muss der Therapeut den Patienten für den Test vorbereiten.

DEN PATIENTEN VORBEREITEN

Manuelle Muskeltests (MMT) jeglicher Art sind nicht unfehlbar. Auch der Test bei FBA bildet da keine Ausnahme. Das Ziel von FBA ist, sich in das natürliche körpereigene Signalsystem einzuloggen, um energetische Reflexe und kleine Proben verschiedener Substanzen zu bewerten. Zwar ist dieses elektromagnetische Signalsystem in allen Menschen präsent, das heißt aber deshalb noch nicht, dass die Kommunikation zwischen Therapeut und Körper des Patienten immer, unverzüglich und fehlerfrei funktioniert. Deshalb sind oftmals einige kleine vorbereitende Korrekturen nötig, bevor man mit dem MMT beginnen kann.

FBA-Therapeuten wissen um mögliche Hindernisse, die aber in den meisten Fällen leicht zu überwinden sind. So sollte der Muskeltest nie zu einem Kampf zwischen Therapeut und Patient ausarten. Ein leichter bis mäßiger Kraftaufwand ist alles, was nötig ist. Der Einsatz von mehr Kraft würde die ganze Aufmerksamkeit des Körpers ablenken. Auf einem Rockkonzert kann man das Flüstern seines Nachbarn nicht hören und der Duft einer einzelnen Blume wird an einem windigen Tag fortgeweht. Die ganze Welt ist vergessen, wenn man in ein gutes Buch vertieft ist, und die leichte Berührung eines weichen Pyjamas spürt man nicht mehr, wenn man einen schweren Morgenrock übergezogen hat. Alle Arten von Stimuli (visuelle Reize, Töne, Düfte etc.) sind wahrnehmbar, aber je stärker der Reiz oder je größer der Fokus auf einen einzelnen Stimulus, desto weniger wird der Körper andere feine Reize bewusst wahrnehmen können.

Bei FBA werden am häufigsten die sensiblen energetischen Reflexe auf kleine Mengen verschiedener biochemischer Substanzen wie Hormone, Neurotransmitter, Mineralien oder Nahrungsmittel getestet. Wenn ein Körper unter Medikamenten steht, unter einer Verletzung leidet oder emotional überwältigt ist, achtet er nicht auf diese feinen Stimuli. Er ist dann nicht in einem „Modus", der für den Muskeltest sensibel genug reagiert. Er ist zu sehr mit größeren Problemen beschäftigt und zu sehr im Stress. Gerade weil der Körper auf so vieles zu achten hat, und weil das Bewusstsein nicht alles ausdrücken kann, sind Patienten in der Regel gerne zum Muskeltest bereit.

Wenn Menschen an Stress denken, denken sie zuerst an emotionale Anspannung z. B. durch schlechte Arbeitsbedingungen, Beziehungskrisen, Geldsorgen oder Sorgen um einen kranken oder leidenden geliebten Menschen. Das ist Stress; es gibt aber auch noch anderes, was den Körper aus der Balance wirft und dann zu einer verstärkten biochemischen Reaktion mit dem Ziel der Rückgewinnung der Homöostase führt. Zum Beispiel ist eine Verletzung ein Stressfaktor, der das Immunsystem aktiviert, um das verletzte Gewebe wieder zu heilen. Medikamente verursachen Stress, weil die Leber und die Nieren die Gifte wieder abbauen müssen. Wenn man von sorgenvollen Gedanken überwältigt wird und wenn der Körper nicht genug Ruhe, Wasser oder Bewegung bekommt, sind das auch Formen von Stress. Je mehr Stress sich im Körper ansammelt, desto stärker überrollt die Adrenalin basierte Überlebensstrategie, bekannt als „Kampf-oder-Flucht"-Modus, andere Basisfunktionen. Das bedeutet, die Reaktion vereinnahmt Ressourcen, die für allgemeines Wohlbefinden eingelagert wurden, und führt sie dem Überlebens-Notprogramm zu. Wenn diese Kampf-oder-Flucht-Reaktion anstelle einer kurzzeitigen Veränderung zur Überwindung eines zeitlich begrenzten Problems Teil des alltäglichen Lebens wird, sind Gesundheit und Wohlbefinden nicht möglich. Traurigerweise befinden sich die meisten Menschen der modernen Gesellschaft in genau einer solchen Situation. Die Bürde des Kampf-oder-Flucht-Modus zu erleichtern ist das Beste, was jeder Arzt leisten kann. Das ist die Sichtweise von FBA-Therapeuten auf Stressphänomene.

Den Patienten für den Muskeltest vorzubereiten ist nicht schwierig. Es gibt einfach anzuwendende Techniken, die die gesamte Stressbelastung momentan reduzieren und das Nervensystem so weit entspannen und beruhigen, dass der Muskeltest zuverlässig und akkurat durchführbar wird. Diese Techniken befreien Gehirn und Körper vom Zustand des reinen Überlebensmanagements und erlauben damit wieder eine Bewertung der subtileren elektromagnetischen Signale. Es gibt viele Arten der Durchführung. Jede Entspannungstechnik, sogar solche, die Licht und Geräusche oder Musik einsetzen, können das erreichen.

Der schnellste Weg zur Reduzierung der allgemeinen Stressbelastung ist das Ausrichten der muskulären und knöchernen Strukturen von Becken, Wirbelsäule und Schädel. Chiropraktik, kraniosakrale Osteopathie und andere manuelle Therapien nutzen diese Techniken. Die Methode ist deshalb so effektiv, weil diese physischen Strukturen übermäßigen Stress förmlich einlagern.

Stress in den Gewebestrukturen ist ein wohlbekanntes Phänomen. Patienten greifen sich oft mit schmerzverzerrtem Gesicht in den Nacken und verkünden: „Genau hier sitzt mein Stress." Das ist im weitesten Sinn auch richtig. Jedes innere chemische oder emotionale Problem hat eine strukturelle Manifestation. Das ist das Grundkonzept, auf dem viele MMT-Techniken aufbauen. Das strukturelle Ungleichgewicht ist im allgemeinen das letzte, was sich in diesen Fällen zeigt, und das erste, was besser wird. Das ist der Grund, warum viele glauben, sie hätten keine chemischen Probleme (weil die nicht laufend Schmerzen bereiten) und warum andere Schmerzen, Beschwerden und degenerierte Gelenke haben, ohne sich jemals verletzt oder überanstrengt zu haben. Man kann diese schlichte Wahrheit ganz einfach durch einen Blick in den Spiegel bestätigen. Bei den meisten Rechtshändern ist die rechte Schulter im Vergleich zur linken niedriger. Die rechte Hüfte sitzt etwas höher. Das Gegenteil gilt für Linkshänder. Dieser allgemeine Haltungsfehler resultiert daraus, dass der Körper inneren Stress in seinen Gewebestrukturen speichert.

In der Praxis reicht es für die Erholung des Energiesystems meistens aus, ein paar Minuten auf den Ausgleich der kranialen und spinalen Segmente zu verwenden, sodass der MMT beginnen kann. Wunderbarerweise erlaubt FBA dem Therapeuten, einfach alles auszutesten, wovon er denkt, es könnte förderlich oder schädlich für die Gesundheit des Patienten sein. Wenn alles gut läuft, kann er einfach eine Substanz auf oder direkt neben den Körper legen und die Reaktion auf die Substanz durch den Muskeltest bewerten. Wie im Kapitel *Funktionelle Bio-Analyse* vollständig erklärt wird, prüft und bewertet der Körper ununterbrochen elektromagnetische Felder – den energetischen Fingerabdruck aller Dinge. Er tut das ohne Pause, genauso wie wir Gerüche, Berührung, eben die Eindrücke der anderen fünf physischen Sinne immerzu aufnehmen. Um den FBA-Test zuverlässig durchzuführen, muss der Therapeut den Patienten richtig einstimmen, sodass der Körper die elektromagnetische Übertragung der getesteten Substanz wieder wahrnehmen kann, weil jede Testsubstanz natürlich nur ein schwaches elektromagnetisches Feld erzeugt. Das ist ähnlich einer Rundfunksendung. Wenn der Empfänger sich außerhalb der Reichweite befindet oder Berge, Tunnel oder Hochspannungsleitungen das Signal stören, kann die Musik nicht mehr sauber empfangen werden. Die Stressfaktoren des Lebens, seien sie nun chemischer, struktureller oder emotionaler Natur, sind die Berge der elektromagnetischen Art. Medikamente, Toxine oder andere Stressoren agieren wie Störfrequenzen und aktivieren die Überlebensreaktion oder verzerren die hereinkommenden elektromagnetischen Übertragungen.

Zusätzlich kann der Therapeut den Körper bei der Erkennung der Frequenzen unterstützen, indem er die Signale der getesteten Substanz verstärkt. Das geht, indem man die Substanz unter die Südpolseite eines Magneten platziert oder indem man eine Lichtquelle benutzt (Sonnenlicht ist am besten). Beide Techniken führen Energie zu und intensivieren das Signal, damit der Körper den „Fingerabdruck" leichter erkennen kann.

Um zu klären, ob der Körper bereit ist für FBA, kann der Therapeut einen speziellen Reflexpunkt am höchsten Punkt des Kopfes benützen, den Punkt Gouverneursgefäß 20 (GG 20). Das Berühren dieses Punktes sollte den Testmuskel schwächen. Das geschieht nur selten, wenn der Patient zum ersten Mal auf der Behandlungsliege liegt. Erst wenn GG 20 einmal offen ist (den Testmuskel schwächt), hat der Körper genug Stress abgebaut und ist entspannt. Nun erst ist der Patient bereit für die Funktionelle Bio-Analyse.

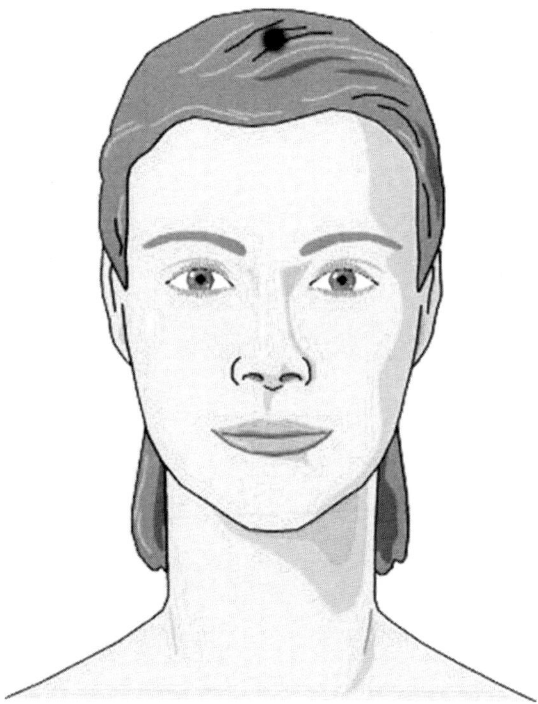

Abbildung 13: Gouverneursgefäß 20 (GG20)

PRIMÄRE ENERGIEPUNKTE – PRIORITÄT

Gemäß der traditionellen Akupunkturlehre ist der Körper von Kopf bis Fuß mit Energiepunkten buchstäblich übersät. FBA betrachtet 15 dieser Punkte, die Primären Energiepunkte (PEPs). Jeder korrespondiert mit einem Organ oder einem System im Körper. Zudem beziehen sich 14 der 15 Punkte auf hohe oder niedrige Level von 7 speziellen Hormonen, sogenannten Neurotransmittern, die notwendige Funktionen im Gehirn und anderswo im Körper bewirken. Die folgenden Kapitel beziehen sich auf die Hauptsymptome, die zu jedem primären Reflexpunkt und seinem korrespondierenden Neurotransmitter in Beziehung stehen. Zum Beispiel steht das Kapitel *Gouverneursgefäß 27* in Beziehung zum PEP Gouverneursgefäß 27 (GG27) und hat mit einem hohen Level des Neurotransmitters Dopamin zu tun. Das Kapitel *Herz 1* beschreibt die Symptome, die bei einem Überschuss des anregenden Neurotransmitters Noradrenalin entstehen, was durch Testen des PEP Herz 1 (He1) erkannt werden kann.

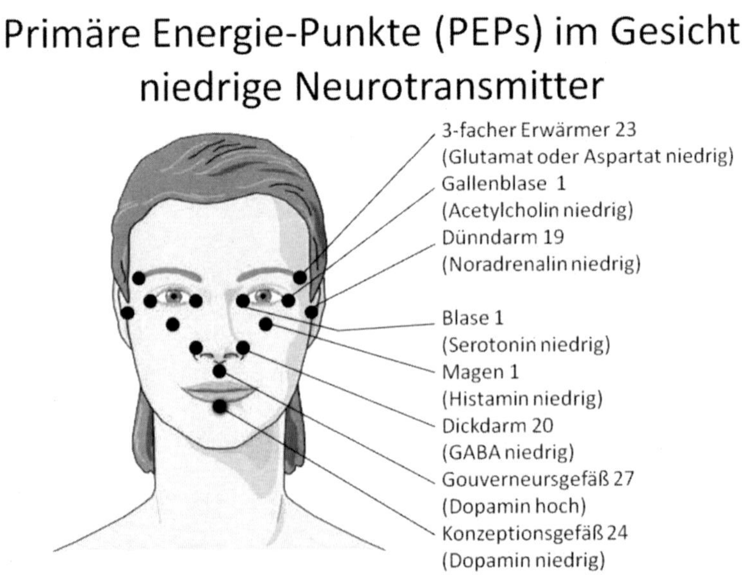

Abbildung 14: Primäre Energiepunkte im Gesicht

Primäre Energie-Punkte am Körper hohe Neurotransmitter

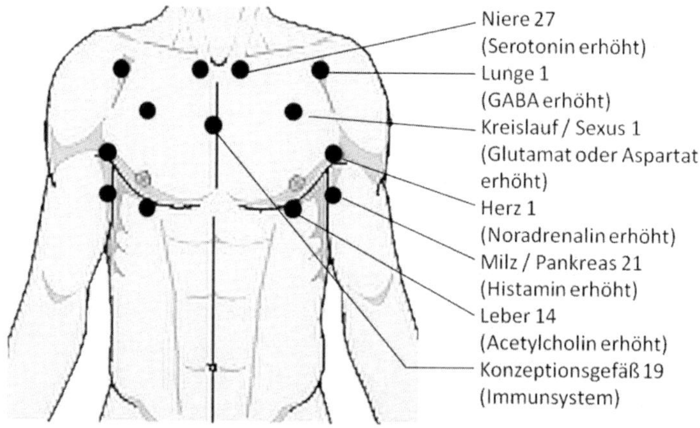

Abbildung 15: Primäre Energiepunkte am Körper

Durch eine leichte Berührung des Reflexpunktes und die Antwort eines Testmuskels kann ein Therapeut schnell bestimmen, ob ein Neurotransmitterlevel hoch, niedrig oder ausgeglichen ist. Zur Korrektur der unausgeglichenen Level kann er genau die hormetischen Nährstoffe einsetzen, die mit dem jeweiligen Reflexpunkt assoziiert sind.

Die wichtigsten Reflexpunkte des Körpers stehen nicht zufällig mit Neurotransmittern in Beziehung. In der Neurophysiologie kommt man zunehmend zu der Überzeugung, dass die meisten Probleme im Gehirn beginnen und sich dann ihren Ausdruck im Körper finden. Indem sie der Behandlung von Funktionsstörungen des Gehirns den Vorzug gaben, konnten chiropraktisch arbeitende Neurologen durch die Anwendung spezifischer manueller Therapien erstaunliche Resultate erreichen und Patienten auf eine Weise helfen, wie es die Schulmedizin nicht vermochte. Genau das geschieht auch bei FBA, nur auf biochemische Weise. Wenn der Neurotransmitter, der durch den jeweiligen Primären Reflexpunkt gefunden wurde, reguliert wird, kann der Therapeut die höchsten Prioritäten des Patienten in der richtigen Reihenfolge nacheinander in Gehirn und Körper gleichzeitig korrigieren.

Wenn der Primäre Energiepunkt (PEP) einmal gefunden ist, läuft beim Therapeuten ein Suchprozess auf der Basis seines Verständnisses der Biochemie im Körper ab, um die angemessenste Behandlung für seinen Patienten zu finden. Die Erkenntnisse bezüglich der Neurotransmitter und der Hormone sind fundamental für alle folgenden PEP-Kapitel.

DEN PFADEN FOLGEN

Ein FBA-Therapeut muss bestimmte Aspekte der Biochemie verstehen, um erfolgreich therapieren zu können. Insbesondere muss er wissen, wie der Körper Neurotransmitter oder Hormone herstellt bzw. synthetisiert und wie er sie wieder abbaut bzw. verstoffwechselt. Nachdem der Körper biochemische Substanzen hergestellt oder erhalten hat, kann er sie nutzen und muss sie dann wieder loswerden oder recyceln. Fehler in einem der Basisschritte bewirken funktionelle Probleme. Ein Überschuss oder Mangel im Hormonsystem oder im Neurotransmittersystem führt zu auffallenden Symptomen, und der PEP, der mit der unausgeglichenen Substanz in Beziehung steht, wird aktiv. Der Zustand ist nun über den PEP mit dem manuellen Muskeltest auffindbar. Vereinfacht gesagt besteht die Therapie darin, die Gesundheit durch den Ausgleich einzelner Hormone oder Neurotransmitter, die entweder zu hohe oder zu niedrige Spiegel aufweisen, wiederherzustellen.

Um leichter zu verstehen, wie der Körper Neurotransmitter und Stoffwechselchemikalien herstellt, kann man sich ein Bild eines einfachen Legostein-Bausatzes vorstellen. Mit den einzelnen Steinen kann ein Kind einen Bus bauen, ihn verändern zu einem Auto und dann ein Flugzeug daraus machen – nur mit der passenden Umgestaltung und dem Hinzu- oder Wegnehmen von einigen wenigen Steinen. Auf ganz ähnliche Weise baut der Körper Neurotransmitter zusammen. Es gibt nur sehr kleine chemische Unterschiede zwischen z. B. Dopamin und Adrenalin, und dennoch haben sie völlig unterschiedliche Aufgaben. Genauer zu verstehen, wie diese Bausteine verbunden sind und was im Bauplan benötigt wird, damit sie sich auf ihrem Entwicklungspfad zu ihrer nächsten Form verändern können, ist als Vorwissen notwendig, um Probleme überhaupt erkennen zu können.

Man kann sich den normalen Entwicklungspfad von Hormonen und Neurotransmittern auch als einen ruhigen Fluss vorstellen, der an verschiedenen Städten vorbeifließt, die sein Wasser benutzen. Wenn jede Stadt am oberen Flusslauf nur das nimmt, was sie braucht, bleibt Wasser in Fülle auch für die Städte am unteren Flusslauf übrig. Aber Missbrauch, Dürren und Staudämme führen zu einer ungleichen Verteilung des Wassers.

Um diesen Punkt besser zu verstehen, vergleichen Sie die beiden Entwicklungspfade unten für den Neurotransmitter Serotonin.

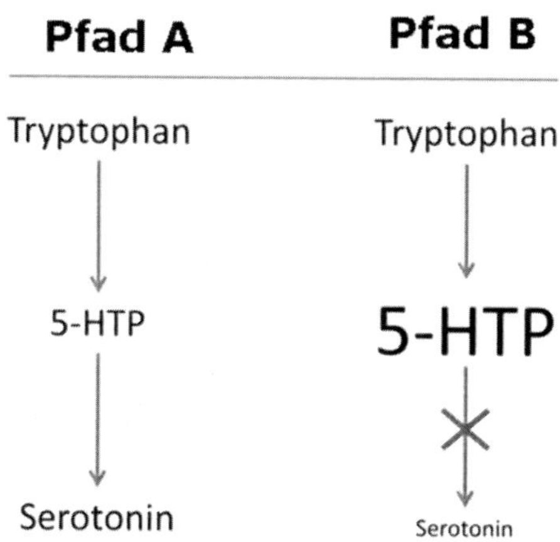

Abbildung 16: Der Serotoninpfad

Der Körper beginnt die Herstellung von Serotonin mit der Aminosäure Tryptophan. Einmal gebraucht, wird es umgeformt zu 5-HTP und schließlich zu Serotonin. Entwicklungspfad A ist ein Beispiel für einen Fluss, der ungehindert von einer „Neuro-Stadt" zur nächsten fließt, wobei jede Stadt nur das Wasser nimmt, was sie braucht. Entwicklungspfad B hat dagegen ein großes Problem. Direkt unterhalb der Stadt 5-HTP ist der Fluss blockiert. Dort haben offenbar ein paar Biber einen Damm gebaut. Deshalb trocknet die Serotoninstadt nun aus. Das Ergebnis ist ein Überschuss an 5-HTP und ein Mangel an Serotonin.

Großer Überschuss von Neurotransmittern ist vielleicht einer Überschwemmung vergleichbar, in deren Folge eine sumpfige Insektenbrutstätte entsteht. Ein Mangel andererseits ist wie eine Dürre; es gibt nicht mehr genug Trinkwasser für Pflanzen, Tiere und Menschen. Beide Situationen sind ungesund. Die Region herauszufinden, wo Neurotransmitter aufgestaut sind, und die Blockade aus dem Weg zu räumen, ist ein sehr effektiver Weg, die Gesundheit wieder herzustellen.

Eine übliche Herangehensweise, den niedrigen Neurotransmitter zu regulieren, ist, einfach eine Substanz vom „oberen" Entwicklungspfad (Flusslauf) wie in diesem Beispiel Tryptophan oder 5-HTP, zu verabreichen. Das funktioniert aber nur dann, wenn nicht schon genügend von der Substanz vorhanden ist. Wenn es aber eine Blockade im Stoffwechselprozess gibt, wird diese Substitution zu keiner Besserung, sondern eher noch zu einer Verschlimmerung des Zustandes führen und eventuell unerwünschte Nebenwirkungen hervorrufen. Darum ist es zwingend für den Therapeuten, genau zu wissen, welche Substanz aus dem Gleichgewicht geraten ist, um sie entsprechend zu korrigieren.

Wenn der Entwicklungspfad durch den gefundenen hormetischen Nährstoff wieder ausgeglichen scheint, sollte der Therapeut zwei Dinge zur Stabilisierung dauerhafter Gesundheit und zur Verhinderung der Wiederkehr desselben Problems, berücksichtigen.

Erstens ist es immer gut, im Test zu überprüfen, ob der hormetische Nährstoff auch unter starkem Stress den PEP immer noch in Balance halten kann. Und zweitens müsste nach dem Wippschaukeleffekt, wenn ein Neurotransmitter zu hoch ist, ein anderer wahrscheinlich zu niedrig sein. Im Fall von Serotonin ist es eine gute Idee, wenn sein Entwicklungsweg wieder stabil erscheint, auch die PEPs für hohes und niedriges Dopamin zu überprüfen.

HOCHWASSER IM FLUSS

Jedes chronische Leiden hat auch tiefer liegende Ebenen. Für die wirkliche Erholung von einem solchen Zustand müssen die oberflächlichen wie auch die tieferen, versteckten Ebenen komplett korrigiert werden. Ebenso können gesundheitliche Probleme kommen und gehen. Ärzte hören von ihren Patienten öfter Sätze wie: „Gestern, als ich den Termin vereinbarte, hatte ich Rückenschmerzen, heute sind sie wieder verschwunden.“ Indem er die reale Lebenssituation des Patienten in der Praxis nachbildet, kann ein Therapeut mitunter versteckte strukturelle Probleme aufspüren. Zum Beispiel werden die verschiedenen Körpergewebe unter Stress gesetzt, wenn der Patient sich bewegen muss, in die Hocke gehen, beugen oder auf der Stelle laufen. Jede Form von Stress und die Auswertung der Körperantwort ist gut, um nützliche Erkenntnisse zu erhalten. Wenn zum Beispiel ein hormetischer Nährstoff die Muskelschwäche bei einem PEP beendet, wird er das auch noch unter Stress tun? Ein schneller Weg, das herauszufinden ist, die genetische Farbe eines Patienten über seine Augen zu legen. Genetische Farben sind eine Form von energetischem Stress. Nun kann der Therapeut noch einmal testen um zu sehen, ob der Muskel bei dem PEP noch immer stark bleibt. Wenn es so ist, zeigt das, dass dieser spezielle hormetische Nährstoff einen therapeutischen Effekt auch in Zeiten höherer Belastung gewährleistet. In anderen Fällen ist das Ziel nicht, den effektivsten Nährstoff zum Erhalt des physiologischen Gleichgewichts zu finden, sondern zu entdecken, welche Substanzen den Zusammenbruch eines Entwicklungspfades verursachen. Das absichtliche Überfluten des Flusses im Test enthüllt die potenziell schwachen Regionen. Die Stress-Herausforderung für den Stoffwechselablauf erfolgt mit speziellen biochemischen Substanzen, den Biomarkern.

DEN PROZESS BESCHLEUNIGEN

Biomarker sind Substanzen, die direkt mit einem gegebenen PEP in Beziehung stehen. Die Biomarker sagen dem FBA-Therapeuten, was genau mit dem PEP nicht in Ordnung ist, und sie sind der schnellste Weg zur Auffindung des passendsten hormetischen Nährstoffs, um das Problem zu lösen. Bei jedem PEP müssten bis zu 10 hormetische Nährstoffe getestet werden, um den wirksamsten herauszufinden. Mithilfe des Biomarkers sinkt die Anzahl der möglichen passenden Nährstoffe auf ein bis zwei. Wenn z. B. Milz / Pankreas 21 aktiv ist, weiß der FBA-Therapeut, dass es ein Problem im Blutzuckersystem gibt. Er könnte nun alle hormetischen Nährstoffe, die Beziehung zu diesem Punkt haben, austesten und das Problem so lösen. Aber er würde nicht herausfinden, warum es überhaupt zu dem Problem gekommen war. Das kann ihm nur der Biomarker sagen. Da ist es gut, zu wissen, dass derjenige hormetische Nährstoff, der den Biomarker in die Balance bringt, meistens auch den ganzen PEP ausgleicht. Im Fall von MP 21 sind Glycogen, Insulin, Glucose und Glukagon die Biomarker. Mit FBA kann ein Therapeut überprüfen, ob ein starker Testmuskel in Anwesenheit kleiner Proben dieser Substanzen schwach wird. Der Biomarker führt nicht nur den Therapeuten schnell zu dem Problem, sondern er enthüllt auch ganz genau die Art des zugrunde liegenden Problems. Wenn Glycogen der Biomarker ist, der MP 21 stabilisiert, würde automatisch die Anzahl der möglichen hormetischen Nährstoffe auf drei zusammenschrumpfen: Cortisol, Calcium und Vitamin B6. Cortisol und Calcium helfen bei der Produktion von Glycogen, Vitamin B6 hilft bei der Freisetzung aus dem Depot, wenn der Körper es benötigt.

PEP-Zusammenfassung

Die Primären Energiepunkte von FBA beziehen sich auf 15 Hauptsysteme des Organismus und ihre spezifischen Entwicklungspfade und biochemischen Substanzen. Mit einer Ausnahme haben diese Systeme eine Verbindung mit Hormonen oder Neurotransmittern – den Hormonen des Gehirns.

Diese Beziehung bedeutet, dass ein FBA-Therapeut mit einer leichten Berührung eines Reflexpunktes und der Antwort des Testmuskels schnell bestimmen kann, ob ein bestimmter Neurotransmitter hoch, niedrig oder ausgeglichen ist. Darum bedarf es zum Ausgleich der PEPs eines Verständnisses der hauptsächlichen biochemischen Entwicklungspfade.

Um die unausgeglichenen PEPs wieder in Balance zu bringen, bedient sich der FBA-Therapeut genau der hormetischen Nährstoffe, die mit dem jeweiligen Reflexpunkt assoziiert sind. Bestimmte chemische Substanzen, die sogenannten Biomarker, sind ebenfalls mit diesen Entwicklungspfaden assoziiert und stehen in direkter Beziehung zu einem PEP; der FBA-Therapeut kann sie heranziehen, um den Prozess der Beurteilung eines Punktes zu beschleunigen. Das macht das Auffinden des nötigen hormetischen Nährstoffes sehr viel einfacher.

Per Definition sind hormetische Nährstoffe an zahlreichen essenziellen Entwicklungspfaden beteiligt. So kann einer anfangs hilfreich erscheinen, aber sich dann doch nicht als die allerbeste Wahl erweisen. Um sicher zu sein, den effektivsten hormetischen Nährstoff zum Ausgleich des PEPs gefunden zu haben, kann der Therapeut im Test strukturellen, chemischen, emotionalen oder gar energetischen Stress einsetzen und so prüfen, ob der PEP unter allen Umständen stark bleibt. Wenn das nicht der Fall ist, sollte der Therapeut nach einem anderen hormetischen Nährstoff suchen, der den PEP auch unter zusätzlichem Stress stabilisiert. Schließlich muss noch das Verhalten der Hormone im Körper auch unter ganz speziellen Umständen bedacht werden, damit die vollständige Erholung der PEPs nicht verhindert wird.

MILZ / PANKREAS 21

Neurotransmitter: Histamin (erhöht)

Organ oder System: Milz & Blutzucker-System

Haupt-Biomarker: Insulin, Glycogen, Glucose, Cortisol, Histamin

Wichtigste hormetische Nährstoffe: B6, Calcium, Thiamin (B1), Alpha-Liponsäure, B12, Vanadium, Chrom

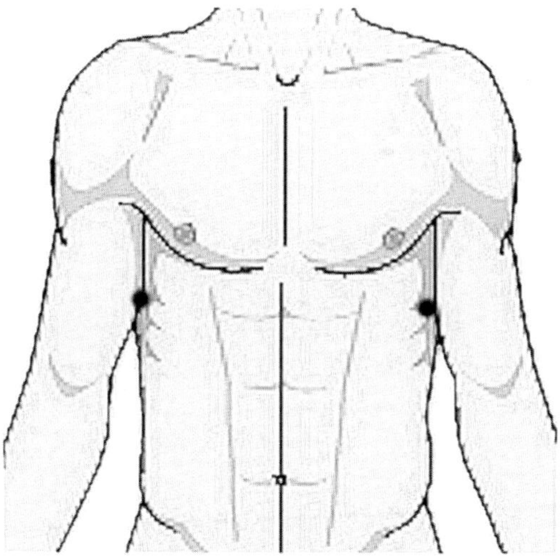

Abbildung 17: Milz / Pankreas 21 (MP 21)

HYPOGLYKÄMIE ODER HISTAMIN

Der Akupunkturpunkt Milz / Pankreas 21 (MP 21) liegt am seitlichen Brustkorb, gut 10 cm unterhalb der Achselhöhlen. Er gehört zur Milz und, vielleicht noch wichtiger, zur Bauchspeicheldrüse, wo unter anderem Insulin gebildet wird. Insulin sorgt für einen ausgeglichenen Blutzuckerspiegel. Weil die Glucose der wichtigste Nährstoff für das Gehirn ist, hat der Punkt MP 21 höchste Priorität für die Versorgung des Gehirns. Aber natürlich benötigt auch jede andere Körperzelle Zucker als Nährstoff. Daher hat MP 21 auch mit allen anderen Körperfunktionen zu tun und wird wahrscheinlich bei der Behandlung jeder funktionellen Krankheit eine Rolle spielen.

Der Blutzucker-Stoffwechsel ist verbunden mit den Nebennieren, der Schilddrüse und den Sexualhormonen. Wenn auch nur eines dieser Systeme überlastet ist, werden auch die anderen mit der Zeit immer mehr belastet. Wenn also das Blutzucker-System als Hauptversorger des Gehirns Mangel leidet, wird es von allen abhängigen Partnern Ressourcen bis zu deren und möglicherweise seiner eigenen Erschöpfung abziehen.

Die in der westlichen Welt übliche Ernährung mit industriell verarbeiteten Ölen, raffiniertem Zucker und chemischen Süßstoffen in Verbindung mit wenig oder schlechtem Schlaf und den Sorgen des Lebens, führt häufig zu solchen Erschöpfungszuständen.

Aber sogar immer mehr Kinder mit viel Schlaf und wenig Sorgen leiden inzwischen an einem belasteten Blutzucker-System. Der juvenile oder Typ-1-Diabetes nimmt immer mehr zu. Das sollte Eltern zu denken geben. In den USA werden jährlich 15000 Kinder und Jugendliche mit Typ-1-Diabetes diagnostiziert[239]. In anderen Ländern wie Finnland oder Australien ist die Erkrankungsrate noch viel höher[240].

METABOLISCHES SYNDROM

Heutzutage leiden immer mehr Menschen in der westlichen Welt an einer Vielzahl individueller Stoffwechselstörungen. Zusammenfassend werden sie als „Metabolisches Syndrom"[241] etikettiert, das die Gefahr für einen Herzinfarkt oder Schlaganfall erhöht.

Beim Metabolischen Syndrom liegen mindestens drei der folgenden Symptome vor:

- Insulinresistenz (Insulin und Blutzucker erhöht)
- Bauchfett — bei Männern ab 100 cm, bei Frauen ab 90 cm Taillenumfang
- erhöhter Nüchtern-Blutzucker — ab 110 mg/dl
- erhöhte Triglyzeride — ab 150 mg/dl
- erniedrigtes HDL (das "gute" Cholesterin) — unter 40 mg/dl bei Männern, unter 50 mg/dl bei Frauen
- Neigung zu Thrombenbildung
- Blutdruck über 130/85 mmHg

Das Metabolische Syndrom erhöht das Herzinfarkt- und Schlaganfall-Risiko erheblich. Medizinisch gesehen gehören diese Krankheiten zusammen, d. h. sie sind durch einen Teufelskreis miteinander verbunden, indem die eine die

Bedingungen für die Wahrscheinlichkeit und den Schweregrad der anderen aufrechterhält. Obwohl sie das wissen, statuieren die Schulmediziner der *American Heart Association* auf ihrer Webseite, dass die zugrundeliegenden Ursachen des Metabolischen Syndroms Übergewicht, körperliche Inaktivität und genetische Faktoren[242] sind. Sind das Ursachen? Das sind keine Ursachen, sondern Hinweise und Symptome.

Bei vom Metabolischen Syndrom Betroffenen war die Lunte angezündet, lange bevor die Bombe hochging. Die Stoffwechselbelastung bestand schon Jahrzehntelang. Der Mangel an Verständnis der grundsätzlichen Mechanismen des Blutzuckersystems und seiner Interaktionen mit dem restlichen Hormonsystem lässt den Patienten der Schulmedizin nur wenig Hoffnung. Das beste, was sie anzubieten hat, ist das Zustandsmanagement durch Medikamente; nur selten kann sie eine Krankheit verhindern oder heilen. Was also sind die eigentlichen Ursachen für das Metabolische Syndrom und alle anderen funktionellen Störungen des Blutzuckersystems?

Der Glucose-Pfad

Um Glucose verwerten zu können, muss der Organismus hunderte Zwischenschritte vollziehen. Sehr vereinfacht könnte man sagen: Glucose wird über die Verdauung aufgenommen, vom Insulin zu den Zellen transportiert, von Cortisol (einem Hormon der Nebenniere) überwacht und mithilfe von Spurenelementen in die Zellen aufgenommen. Und was geschieht dann?

- Glucose wird in den Mitochondrien der Zellen als Brennstoff verbraucht
- Oder Glucose wird als Glycogen in der Leber und den Muskeln gelagert, um dort – bei Bedarf – von einem Hormon namens Glukagon abgeholt zu werden
- Oder sie wird, falls sie noch nicht gebraucht wird, als Fettdepot eingelagert

Wenn auch nur irgendwo auf dem Glucose-Pfad ein Problem auftaucht, kann das zu funktionellen Störungen und zuletzt zum Metabolischen Syndrom führen.

Kaum ein Patient wird seinem Hausarzt gegenüber alle diese Befindlichkeitsstörungen und „Zipperlein“ erwähnen, unter denen er gelegentlich leidet. Würde er es tun, könnte er wahrscheinlich nach fünf Minuten mit einem Rezept für ein Antidepressivum nach Hause gehen. Und das ist kein Scherz! Die meisten Menschen leben mit Symptomen wie z. B. Schmerzen aller Art, Schlaflosigkeit, Verdauungsstörungen, hormonellen Unregelmäßigkeiten,

Müdigkeit und Erschöpfung. Sie funktionieren nur noch mit Hilfe von Kaffee am Morgen, Alkohol am Abend und Süßigkeiten zwischendurch, wann immer der Heißhunger darauf sie überfällt. Alle diese Symptome weisen auf Probleme im Blutzuckerstoffwechsel hin, die zuerst zu einer funktionellen Krankheit und später zu einem dauerhaften Leiden führen können.

Insulin & Glycogen

Der menschliche Körper lagert Energiereserven in drei verschiedenen Formen ein: Lipide im Fettgewebe, Proteine im Muskelgewebe und Zucker, genannt Glycogen, in Leber und Muskel. Drei Hormone (Glucagon, Cortisol und Noradrenalin) erhöhen den Blutzuckerspiegel, aber nur eines, Insulin, bringt die Glucose in die Zellen. Man könnte daraus schließen: Der Körper kann dreimal besser mit einem Mangel als mit einem Überangebot an Nahrung umgehen. Das ist ein Grund, warum Menschen mit etwas geringerer Kalorienzufuhr meist länger leben.

Die Hundertjährigen der Welt haben unabhängig von Geschlecht, Rasse oder Lebensraum drei Dinge gemeinsam: Sie essen niemals zu viel, sie haben keine Autoimmunerkrankungen und sie bewahren sich eine positive Lebenseinstellung[243] [244]. Für die zivilisierte Gesellschaft mit ihren zahllosen Möglichkeiten der einfach und schnell zubereiteten fett- und zuckerreichen Ernährung stellt es die größte Herausforderung dar, die Kalorienzufuhr in vernünftigen Grenzen zu halten.

Insulin wird in der Bauchspeicheldrüse produziert in dem Maße, wie Glucose im Blut vorhanden ist. Es hat die Aufgabe, Glucose in die Zellen zu geleiten, wo sie als Energielieferant verbraucht wird. Im Idealfall liegt der Nüchtern-Blutzucker bei 85 bis 100 mg/dl. Wenn die Zellen nicht mehr richtig auf Insulin reagieren, kann es zu dramatischen Blutzuckerschwankungen über oder auch unter die Idealwerte kommen. Hohe Blutzuckerwerte sind eine „stilles“ Leiden, das zunächst kaum Symptome zeigt. Andererseits verursachen niedrige Blutzuckerwerte, die sogenannte Hypoglykämie, Symptome v. a. zwischen den Mahlzeiten wie nervöse Gereiztheit, Benommenheit, Heißhunger auf Süßes, Schlaflosigkeit bei Nacht, Gedächtnis- und Konzentrationsstörungen, Müdigkeit u.v.m.

Die Unfähigkeit des Körpers, Glycogen zu produzieren oder zu nutzen ist der Hauptgrund für die Hypoglykämie-Epidemie in unserer Gesellschaft. Dafür gibt es unterschiedliche Ursachen. Die Speicherform der Glucose, das Glycogen, wird für 8 bis 10 Stunden in Muskeln, Leber und Nieren bereitgestellt[245]. Ein Calcium-Defizit (insbesondere beim Blau-Typ) wird die Glycogen-Produktion behindern. Auch niedrige Cortisol-Spiegel können zu verminderter Glycogen-Produktion führen. Cortisol wird in der Nebennierenrinde gebildet. Bei Menschen, die chronischem Stress ausgesetzt sind, ermüden die Drüsen und können deshalb die erforderliche Menge an Hormonen nicht länger produzieren. Es gibt noch ein anderes Problem: Glycogen könnte wegen eines Vitaminmangels nicht aus seinem Depot geholt werden, obwohl es dort eingelagert ist und auch gebraucht wird. Der Schlüssel zur Öffnung des Lagerraums ist das Vitamin B6 (Pyridoxin)[246]. Vitamin B6 ist deshalb ein wichtiger hormetischer Nährstoff. Es kommt jedoch bei vielen Menschen aus verschiedenen Gründen zu einem B6-Defizit.

HYPOGLYKÄMIE

Hypoglykämie ist die Bezeichnung für einen zu niedrigen Glucosespiegel im Blut. Typische Symptome dafür sind: Heißhunger auf Süßigkeiten, Benommenheit, Zittrigkeit, Energiemangel und Kopfschmerzen zwischen den Mahlzeiten. Der Organismus arbeitet hart daran, den Blutzuckerspiegel stabil zu halten und opfert, wenn es sein muss, das Gleichgewicht anderer Systeme, indem er ihnen die nötigen Nährstoffe entzieht. Wenn sich trotzdem immer noch Abweichungen im Blutzuckerspiegel zeigen, deutet das auf ein unterschwellig bereits ernstes Stoffwechselproblem der betroffenen Person hin.

Menschen mit Hypoglykämie haben häufig zwar genug Energiereserven in Form von Fettdepots, können sie aber nicht mehr nutzen. Sie leiden darunter, trotz größter Bemühungen kaum abzunehmen. Weil der Einfluss des Blutzuckersystems auf alle anderen Körpersysteme enorm ist, liegen bei einer Störung oft auch gleichzeitig Störungen in vielen anderen Systemen vor. Hinweise darauf gibt es genug.

Schon wenige Stunden nach dem Abendbrot, wenn Hypoglykämiker schlafen gehen, beginnt der Blutzuckerspiegel zu sinken. Da keine Aussicht auf weitere Nahrungsaufnahme besteht, muss der Körper eine andere Blutzuckerquelle finden, um das Gehirn zu ernähren. Die Glycogen-Depots in Leber und Nieren sind entweder leer oder verschlossen. Jedenfalls sind die normalen Glucosereserven nicht verfügbar. Darum greift der Körper zu einer Notfallmaßnahme. Er schüttet Adrenalin aus, eines der hauptsächlichen „Kampf-oder-Flucht"-Hormone, um Glucose aus den Muskeln freizusetzen. Dieser Vorgang wird Gluconeogenese genannt. Anhaltende Zerstörung von Muskelgewebe ist ein hochentzündlicher und auszehrender Prozess, der ein sowieso schon ernstes funktionales Problem noch verschlimmert und zusätzlich für unruhigen Schlaf sorgt.

Nachts wälzen sich diese Patienten im Bett hin und her und versuchen, in einem Zustand höchster nervlicher Anspannung Ruhe zu finden. Nachdem sie zum zweiten Mal aufstehen mussten, um das Badezimmer aufzusuchen, nehmen sie sich wieder vor, vor dem Schlafen gehen kein Wasser mehr zu trinken. Aber das hat mit dem Problem gar nichts zu tun. Wenn das Blutzucker-System gut arbeitet, braucht man nachts kaum aufzustehen. Die chemischen Abläufe der Kampf-oder-Flucht-Reaktion sind toxisch. Der Körper muss die Toxine so schnell wie möglich über die Nieren loswerden, auch dann, wenn das auf Kosten des Schlafes geht. Darum ist für Hypoglykämiker das nächtliche Wasserlassen unvermeidlich. Wenn sie endlich doch noch einschlafen, verhindern besonders lebhafte Träume echte Erholung. Das ist die Folge der überaktiven Leber, die sich mit den gleichen schädlichen Toxinen herumschlagen muss wie die Nieren. Wenn endlich der Morgen kommt, hat das sympathische Nervensystem für viele Stunden gearbeitet, was einem auf den Magen schlagen kann. Dann ist es mit dem Appetit vorbei.

Hypoglykämiker sind morgens nicht notwendigerweise besonders hungrig, eben weil sie die ganze Nacht unter Stress waren.

Ein Beispiel mag das verdeutlichen: Eine junge Frau, Cynthia, fährt mit dem Auto zu einer Verabredung mit Freunden zum Abendessen. Kurz vor der Ankunft schiebt plötzlich eine Mutter ihren Kinderwagen direkt vor dem Auto auf die Fahrbahn. Zum Glück kann Cynthia gerade noch rechtzeitig ausweichen und so eine Tragödie verhindern. Aber in ihrem Körper hat sich alles verändert. Anstatt des leichten Hungergefühls scheint nun ein Stein im Bauch zu liegen; die Vorfreude auf das gute Essen ist vorbei. Der plötzliche Adrenalinschub hat das sympathische Nervensystem angeregt. Das Herz rast, die Pupillen sind erweitert, der Atem ist flach und schnell. Das Blut wird vom Verdauungstrakt weg in die großen Muskeln geleitet. Cynthia erlebt eine ausgewachsene „Kampf-oder-Flucht"-Reaktion. Das Nervensystem braucht Zeit, um sich wieder zu beruhigen. Der Appetit ist weg. Cynthia nippt an ihrem Wein, während sie das Ereignis ihren Freunden erzählt. Nach einer Stunde kann sie schließlich ein paar Bissen von ihrem Lieblingsessen genießen, während sie innerlich immer noch zittert.

Ähnliches geschieht jede Nacht im Körper eines Hypoglykämikers. Auch wenn Hypoglykämiker keine Lust auf Frühstück haben, ist das Schlimmste, was sie machen können, es einfach wegzulassen.

Der Körper ist dann nämlich gezwungen, seine muskelzerstörende Notfallmaßnahme zur Glucose-bereitstellung immer noch beizubehalten. Heilsam wäre stattdessen, die Lebensgewohnheiten zu verändern. Auch wenn man nur wenige Bissen hinunterbekommt, ist ein kleines Frühstück mit Eiweiß wichtig. Normalerweise reicht ein halbes Ei mit einem Stückchen Toast und ein paar frischen Kräutern völlig. Dieser Schritt ist notwendig, weil viele degenerative Störungen mit der übermäßigen Aufnahme von raffinierten Kohlenhydraten verbunden sind[247], z. B.

- Arthritis
- Autoimmunerkrankungen
- Krebs
- Chronische Müdigkeit
- Diabetes
- Fibromyalgie
- Herzkrankheiten
- Hypo- und Hyperthyreose

Blutzuckerprobleme sind Teil der meisten funktionellen Krankheiten. Ohne ihre Korrektur kann sich der Körper nicht selbst heilen. Stattdessen kann dauernde Hypoglykämie zu schwerwiegenden Krankheiten wie Insulinresistenz und Diabetes führen.

Korrektur der Hypoglykämie mit FBA

Vier Hauptsubstanzen müssen bei der Beurteilung der Hypoglykämie berücksichtigt werden:

- Insulin
- Glycogen
- Glucose
- Glucagon

Diese Biomarker werden vom FBA-Therapeuten kinesiologisch ausgetestet.

Die unten angeführte Tabelle zeigt die drei primären Störungen des Blutzucker-Systems — Hypoglykämie, Insulinresistenz und Diabetes — und ihre Beziehung zu den vier hauptsächlichen Biomarkern: Sie können zu hoch, zu niedrig oder normal sein. Der Test der Biomarker mit dem FBA-Muskeltest kann den aktuellen Status des Blutzucker-Systems aufdecken.

Status	Glucose	Insulin	Glycogen	Cortisol
Hypoglykämie	↓	↑ oder normal	↓oder↑	↑ dann ↓
Insulinresistenz	↑	↑	↓oder↑	↑ dann ↓
Diabetes	↑	↓	↓	↓

Im Falle der Hypoglykämie geht es meistens um das Glycogen. Wie man aus der Tabelle ersehen kann, ist es entweder zu hoch oder zu niedrig. Entweder kann der Körper es nicht herstellen oder er hat schon jede Menge in Depots gespeichert, kann es aber nicht nutzbar machen.

Die häufigere Variante ist, dass zu wenig Glycogen gebildet wird. Um diese wichtige Speicherform der Glucose herzustellen, benötigt der Körper viel Calcium in einer für ihn verwendbaren Form und ein Hormon der Nebenniere, Cortisol. Weil in diesem Fall der Körper Glycogen haben möchte, reicht der Kontakt mit dem Glycogen-Teströhrchen aus, um beim Muskeltest den schwachen Testmuskel zu stärken. Als nächstes kann der FBA-Therapeut Calcium in seinen verschiedenen Formen und/oder Cortisol testen. Eines der beiden wird ebenfalls eine solche Reaktion des Nervensystems hervorrufen. Wenn das geschieht, hat der FBA-Therapeut ein großes Stück des Hypoglykämie-Puzzles gefunden.

Der Patient sollte dann den nötigen Nährstoff für eine Weile substituieren, während er gleichzeitig – der Situation angepasst – an der Änderung seiner Lebensgewohnheiten arbeitet. Für manche Betroffene ist die Gabe eines der beiden Nährstoffe ausreichend. In anderen Fällen gestalten sich die Stoffwechsel-Zusammenhänge jedoch weitaus komplexer.

In einigen Fällen, in denen Hypoglykämie auftritt, ist der Zugriff auf das in Körperdepots gespeicherte Glycogen nicht möglich. Das Depot ist verschlossen. Der Schlüssel zum Depot ist das Vitamin B6, Pyridoxin. In manchen Fällen greift aufgrund einer genetischen Veranlagung nur die aktivierte Form des Vitamin B6, das Pyridoxal-5-Phosphat. Menschen mit dieser ganz speziellen Unterzucker-Problematik steht viel Calcium und Cortisol zur Verfügung, aber die B-Vitamine kommen nicht richtig an.

Vitamin B6 ist mehr als nur der Schlüssel zum Glycogen-Speicher. Im Nervensystem beruhigt es kribbelnde oder eingeklemmte Nerven[248], im Gehirn hilft es, Neurotransmitter zu bilden und – bei Betroffenen – Krampfanfälle zu lindern[249], in den Mitochondrien wird es bei der Energiegewinnung gebraucht; in der Milz schließlich ist es nötig zur Verstoffwechselung des Histamins, das bei allergischen Reaktionen eine große Rolle spielt und dann in erhöhtem Maße zu finden ist.

Bei einer letzten Form der Hypoglykämie können die Zellen selbst die Glucose nicht aufnehmen, was durch einen Mangel an Chrom oder Vanadium verursacht wird. Diese beiden Mineralien sind bildlich gesprochen der Portier und der Butler im Zellenhaus. Das Insulin hat die Aufgabe, die Glucose zur Zelle zu begleiten und dort anzuklopfen. Dann warten Glucose und Insulin auf den Portier, das Chrom[250]. Ohne dieses wichtige Spurenelement bleibt die Zellentür geschlossen. Selbst wenn massenhaft Glucose zur Energiegewinnung bereit stünde, käme es nicht in die Zelle hinein und wäre praktisch nutzlos. Wenn der Portier öffnet, muss der Butler die Glucose empfangen und in das Zellenhaus begleiten. Der Butler ist das Vanadium, ein anderes wichtiges Spurenelement. Ein kurzer Test dieser beiden Biomarker mit FBA wird klären, ob der Körper Glycogen produzieren und bereitstellen kann und ob die Glucose bei Bedarf auch wirklich in die Zellen gelangt und genutzt werden kann.

INSULINRESISTENZ

Insulinresistenz bedeutet, dass normale Insulinmengen nur eine unzureichende Blutzuckeraufnahme in die Zellen bewirken.[251] Daher produziert die Bauchspeicheldrüse in der Folge größere Mengen Insulin. Das kann sie aber nur für einen gewissen Zeitraum leisten, dann wird sie ausgelaugt und erschöpft sich mit dem Endresultat eines Diabetes. Dieser Prozess geschieht nicht über Nacht, sondern ist die Auswirkung langjährigen Stresses im Blutzucker-System.

Bei Insulinresistenz sind die Insulinrezeptoren an den Zellwänden stark reduziert. Damit kann nicht mehr die ausreichende Nahrung zur Energieerzeugung in die Zellen gelangen. Während beim gesunden Menschen jede Zelle ca. 20000 Insulinrezeptoren hat, kann sich diese Zahl beim durchschnittlichen übergewichtigen Menschen auf 5000 Insulinrezeptoren reduzieren. Dieses Phänomen hängt direkt mit einem hohen Kohlehydrat-Konsum zusammen, der für hohe Mengen an Glucose im Blut sorgt. Das birgt noch eine weitere Gefahr: Überschüssige Glucose kann mit Proteinen reagieren (Glykation), wodurch dann sogenannte „Advanced Glycosylated End Products“ (AGEs) entstehen. Diese Substanzen erhöhen die Gefahr von Arteriosklerose und beschleunigen die Alterungsprozesse[252].

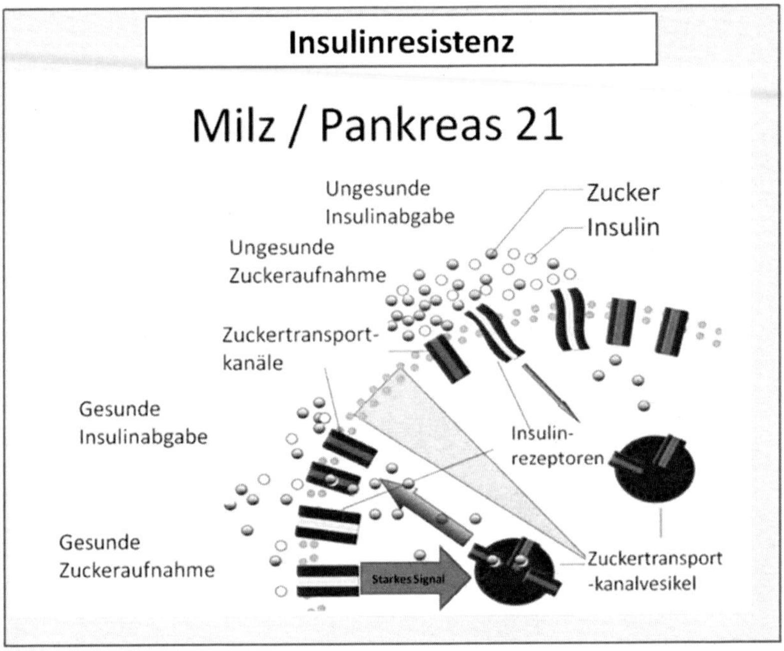

Abbildung 18: Insulinresistenz

Die Überstimulation mit immer demselben Reiz hat auf Dauer einen desensibilisierenden Effekt. Aber der Körper findet sogar noch eine Möglichkeit, auch das zu kompensieren. Um in unserem oben genannten Bild zu bleiben: Wenn das Zellenhaus bereits voll ist mit Glucose-Gästen, kann es nicht noch mehr aufnehmen. Darum hört der Portier einfach nicht mehr auf das Klopfen des Insulins an der Tür. Die einzige Möglichkeit, die dem Körper bleibt, um die Glucose aus dem Blut auf die Zellen zu verteilen, ist, immer mehr Insulin (Anklopfer) los zu schicken, damit der vermeintlich taub gewordene Portier doch noch etwas hört und die Zelltüren öffnet. Aber diese extreme Maßnahme fordert auf Dauer ihren Tribut von der Bauchspeicheldrüse. Zu allem Überfluss ist auch das übermäßige Insulin im Blut gefährlich, weil es leicht zu Entzündungen an den Gefäßwänden und dadurch zur Entwicklung der Gefäßverkalkung führen kann.

Insulin hat nicht nur auf die Glucose Einfluss. Auch Fett, Muskeln und Leberzellen müssen auf den Ruf des Insulins antworten. Bei Insulinresistenz steigen neben dem Blutzucker[253] auch die Triglyzeride und die freien Fettsäuren im Blut an. Hohe Insulinwerte in Kombination mit hohen Blutzuckerwerten sind ein Hinweis auf das Metabolische Syndrom und Typ-2-Diabetes[254]. Außerdem kommt es zu einer verringerten Natriumausscheidung durch die Nieren und zu erhöhter Thromboseneigung[255]. All das sind Schlüsselfaktoren in der Entwicklung der kardiovaskulären Erkrankungen, Herzinfarkt und Schlaganfall[256].

Aufgrund dieser Betrachtungen dürfte deutlich geworden sein, dass in den Störungen und Irritationen des Blutzucker-Systems der Auslöser für das Metabolische Syndrom und für viele andere funktionelle Krankheiten zu suchen und zu finden ist.

Korrektur der Insulinresistenz mit FBA

Der Biomarker für Insulinresistenz ist Insulin selbst. Wenn der Therapeut dem Patienten ein Teströhrchen mit Insulin gibt und der Testmuskel dabei schwach wird, bedeutet das: Der Körper hat schon zu viel davon, und noch mehr Insulin würde Schaden anrichten.

Für diese Situation ist der Einsatz hormetischer Nährstoffe angezeigt. Meistens wird entweder die aktivierte Form von Vitamin B1, Thiaminpyrophosphat, gebraucht, gefolgt von Alpha-Liponsäure und/oder einer speziellen Form des Vitamins B12. Mit der Insulinresistenz einhergehend tritt häufiger eine genetische Disposition auf, die die Aktivierung des Vitamin B1 verhindert. Das kann dann auch noch zu anderen Problemen wie z. B. Skoliose der Wirbelsäule führen.

Zum Testen bleibt das Insulinröhrchen auf dem Körper des Patienten und der Therapeut überprüft nun zugleich die entsprechenden hormetischen Nährstoffe um zu sehen, bei welchem die Kraft zurückkommt. Meist macht nur einer der hormetischen Nährstoffe den Muskel stark. Diesen Nährstoff soll der Patient für eine Weile zuführen. Weil der Glucose-Pfad aber viele Facetten hat, ist es wichtig, auch die anderen Biomarker in Anwesenheit des unterstützenden hormetischen Nährstoffs zu überprüfen, um wirklich gute therapeutische Resultate zu erzielen. Und natürlich ist die Änderung der Lebensgewohnheiten wie Ernährungsumstellung und Bewegung absolut notwendig, um die Nährstofftherapie zu unterstützen und zu verstärken.

MP 21 hat, wie der Name schon sagt, Beziehung zu Milz und Pankreas. Die Milz hat mit dem Histaminhaushalt zu tun. Hohe Histaminwerte aktivieren den Punkt MP 21, was mit FBA herausgefunden werden kann. Die Effekte des Histamins sind bekannt. Tränende Augen, geschwollene Schleimhäute, Niesen und Juckreiz sind klassische Reaktionen, die bei Allergien durch Histamin in Gang gesetzt werden. Histamin ist ein Neurotransmitter, gebildet aus der Aminosäure Histidin.

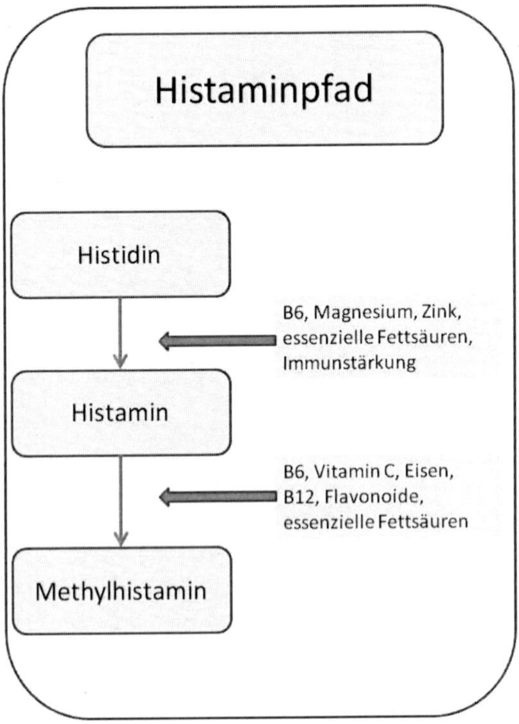

Abbildung 19: Der Histamin-Pfad

Die Abbildung 19 zeigt die Bildung und den Stoffwechsel von Histamin und die dazu notwendigen Nährstoffe. Wenn der Biomarker Histamin den Testmuskel schwächt, ist zu viel dieser dann belastenden Substanz im Körper vorhanden. Ein hormetischer Nährstoff wie z. B. Vitamin B6, Eisen oder Vitamin C ist dann nötig, um Histamin abzubauen.

Allergien mit Bezug zu Histamin sind nicht immer leicht zu behandeln, weil Histamin auch noch Bezüge zu anderen Systemen hat, die in der Abbildung 19 nicht gezeigt sind. Jedes dieser anderen Systeme kann zusätzlich andere hormetische Nährstoffe benötigen.

Je größer die Anzahl der belasteten Systeme ist, desto schwieriger kann es sein, ein scheinbar einzelnes Problem zu lösen. Darum ist die Behandlung von Allergien oft eine Detektivarbeit, und darum können Fertigarzneimittel zwar einigen Menschen helfen, aber anderen möglicherweise gar nicht. Der erfahrene FBA-Therapeut beachtet diese anderen Systeme ebenfalls und kann im Test die genau angemessenen hormetischen Nährstoffe finden, die hilfreich auf die funktionellen Zusammenhänge einwirken.

BLASE 1

Neurotransmitter: Serotonin (niedrig)

Organ oder System: Blase

Haupt-Biomarker: L-Tryptophan, Serotonin, Melatonin

Wichtigste hormetische Nährstoffe: Magnesium, B6, Zink, Calcium, B12

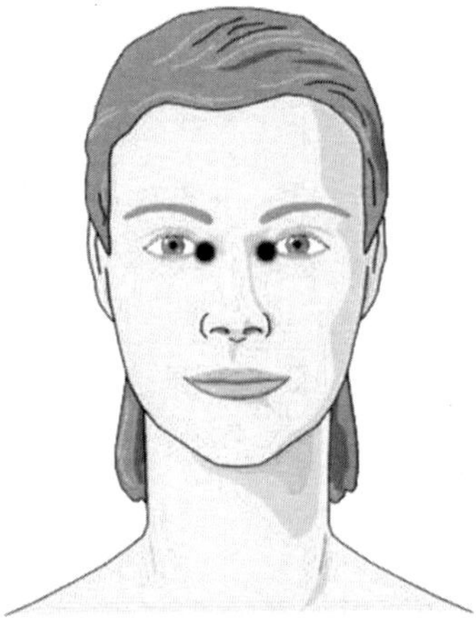

Abbildung 20: Blase 1 (Bl 1)

TRAURIG ODER SCHLAFLOS

Zwei der häufigsten Klagen von Patienten beim Arztbesuch[257] sind Schlaflosigkeit und Depression. Beide Leiden stehen im direkten Bezug zu dem PEP Blase 1 (Bl 1), der sich tief im inneren Augenwinkel befindet. Der Blasenmeridian ist wegen seines Einflusses auf alle anderen einer der wichtigsten Meridiane in der Traditionellen Chinesischen Medizin. Zusammen mit MP 1 gehört Blase 1 zu den wichtigsten drei PEPs bei Test und Bewertung durch FBA.

Der biochemische Pfad, auf den dieser Punkt verweist, enthält drei Elemente: Tryptophan, Serotonin und Melatonin. Tryptophan ist eine Aminosäure, die entspannend wirkt. Man findet sie u. a. in Putenfleisch. Serotonin ist ein Neurotransmitter, der Menschen fröhlich macht oder sie wenigstens vor Depressionen schützt. Melatonin ist das entscheidende Hormon für tiefen Schlaf. Und so sieht der Pfad aus:

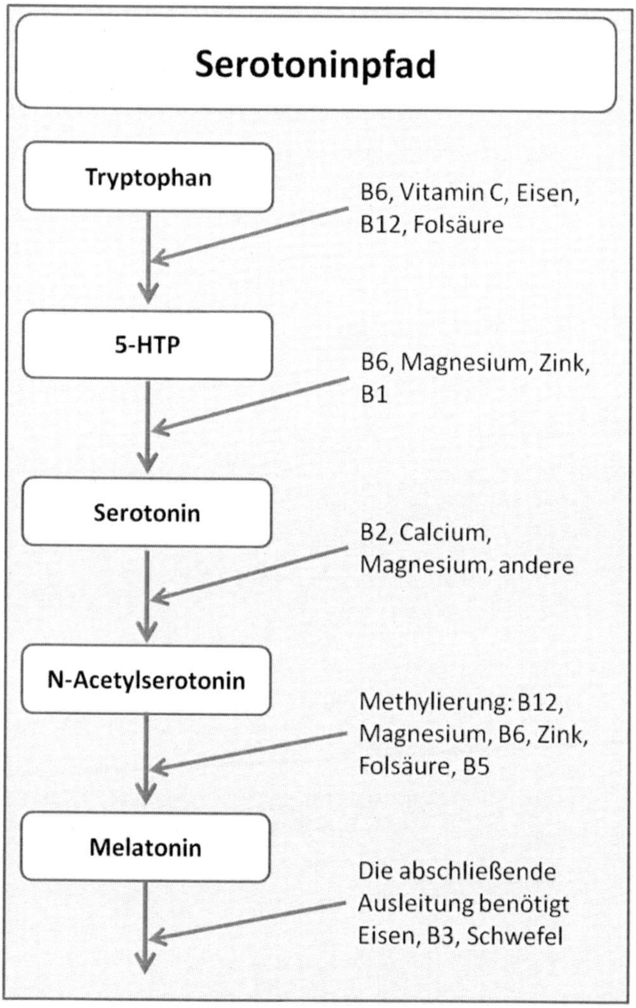

Abbildung 21: Der Serotonin-Pfad

Wenn sich der PEP Blase 1 schwach zeigt, müssen die drei Haupt-Biomarker (Tryptophan, Serotonin und Melatonin) mit FBA bewertet werden, um ihn wieder ins Gleichgewicht zu bringen.

Zunächst muss eine große Menge der essenziellen Aminosäure Tryptophan zur Verfügung stehen. Biochemische Substanzen im Körper sind entweder essenziell oder nicht essenziell. Essenzielle Substanzen kann der Körper nicht selbst herstellen, er muss sie aus der Nahrung beziehen. Nicht essenzielle Substanzen kann er aus anderen bereits vorhandenen Elementen selbst synthetisieren.

Tryptophan muss aus der Nahrung aufgenommen werden. Der Nutzen dieser Aminosäure für den gesunden Schlaf, zur Angstreduktion, gegen Stimmungsschwankungen und vegetative Störungen sind wohlbekannt.[258] Tryptophan ist das Ausgangsmaterial zur Produktion von Serotonin und Melatonin auf dem „Gute-Laune-und-Schlaf-Pfad". Das funktioniert gut, solange dieser Pfad keine Engpässe aufweist.

Wenn Tryptophan sich als so hilfreich erweist, stellt sich die logische Frage: Wie konnte es überhaupt zu einem Tryptophanmangel kommen? Es gibt drei mögliche Gründe:

- Eiweißarme Ernährung: Weil Aminosäuren die Bausteine der Proteine sind und Tryptophan eine Aminosäure ist, kann der Tryptophanspiegel erniedrigt sein, wenn nicht genug Eiweiß zur Verfügung steht.
- Schlechte Verwertung: Alle Proteine der Welt können einem Menschen nicht helfen, wenn sein Körper sie nicht in ihre Einzelteile, die Aminosäuren, zerlegen kann. Zur Eiweißverdauung benötigen wir ausreichend Magensäure. Dauerhafter emotionaler Stress führt häufig zu verminderter Salzsäureproduktion im Magen und damit als Konsequenz zu einer schlechten Eiweißverdauung. Aber selbst dann, wenn der Magen seine Arbeit gut macht, kann es weiter unten im Verdauungstrakt zu anderen Probleme kommen. Die vollständige Verwertung des Eiweißes findet in einem gesunden Dünndarm statt. Wenn die von zu vielen industriell verarbeiteten Lebensmitteln oder vielleicht als Folge einer Infektion Dünndarmschleimhaut allerdings entzündet ist, wird sie durchlässig: Es kommt zum sogenannten „Leaky Gut Syndrom". In diesem Fall können Proteine nicht vollständig verdaut werden und der Körper ist nicht fähig, genug Tryptophan zu gewinnen
- Tryptophandieb Leber: Ob Sie es glauben oder nicht: Es gibt für den Körper wichtigere Dinge, als dass wir uns wohlfühlen. Sich am Leben zu erhalten ist eins davon. Übermäßiges Wachstum von Hefen oder anderen Pilzen im Verdauungstrakt oder sonst irgendwo sind eine ernste Sache. Die Abfallprodukte dieser unerwünschten Mitbewohner sind extrem toxisch, und die Leber verwendet ein Programm darauf, diese Gifte unschädlich zu machen. Aber dabei gibt es eine Falle. Tryptophan ist die

wichtigste Entgiftungssubstanz. Darum stiehlt die Leber, wenn nötig, das Tryptophan, das eigentlich für das Gehirn bestimmt war, um den Körper vor übermäßiger Vergiftung zu schützen, was sehr viel schlimmere Auswirkungen hätte.

- Der FBA-Therapeut muss all diese Möglichkeiten überprüfen, wann immer ein Patient einen Bedarf an Tryptophan aufweist. Häufiger als ein Mangel an Tryptophan ist allerdings ein Problem bei der Weiterverarbeitung. In diesem Fall würde beim MMT ein starker Muskel schwach in Anwesenheit eines Teströhrchens Tryptophan. Dann muss der entsprechende hormetische Nährstoff gefunden werden, um den Mangel auszugleichen.

DEPRESSION – NIEDRIGES SEROTONIN

Neurotransmitter sind die Hormone des Gehirns. Sie sind verantwortlich für unser Erinnerungsvermögen und dafür, wie wir in Beziehung treten und auf die Welt um uns herum reagieren. Symptome für Serotonin-Unregelmäßigkeiten sind ziemlich alltäglich. Dazu gehören:

- Depression
- mangelnder kreativer Ausdruck
- keine Freude mehr zu haben z. B. an Lieblingsspeisen oder Hobbys
- geringere Schmerztoleranz
- emotionale Abhängigkeit von anderen
- Schlafstörungen
- Verfolgungswahn

Serotonin ist vielleicht der bekannteste Neurotransmitter. Der Grund dafür ist einfach, weil Serotonin den größten Bezug aller Neurotransmitter zur Depression hat. Frauen sind doppelt so häufig von Depressionen betroffen wie Männer, weil bei ihrer Entstehung eine starke hormonelle Komponente eine Rolle spielt.

Etwa 30 Millionen Amerikaner nehmen aktuell Antidepressiva. Das sind doppelt so viele wie noch vor 10 Jahren.[259] [260] Die gängigsten Antidepressiva gehören zur Gruppe der sogenannten Serotonin-Wiederaufnahme-Hemmer (SSRI, selective serotonin reuptake inhibitor). Die Wirkung dieser Medikamente besteht darin, die Weiterverarbeitung des Serotonins im Körper zu verhindern. Als Ergebnis fühlen sich die Menschen besser. Das klingt gut, führt aber auch zu signifikanten Problemen. Wiederaufnahmehemmung sorgt für den Verbleib von mehr Serotonin im Gehirn, aber sie vernachlässigt nachgeordnete Substanzen wie Melatonin. Das ist vielleicht der Grund, warum so viele Menschen, die Antidepressiva nehmen, gleichzeitig Schlafmittel benötigen. Serotonin ist eben nur ein Zwischenprodukt in einem hoch differenzierten und dadurch auch fragilen Ablauf. Das Ziel von FBA ist, diese Abläufe wieder vollständig in Fluss zu bringen und nicht nur einen Teil davon zu unterstützen.

Antidepressiva haben aber auch noch einige andere „dunkle" Geheimnisse. Dauerhafte oder auch schon kürzere Einnahme können das Immunsystem[261] [262] und die Sexualfunktionen[263] beeinträchtigen und sogar Suizidtendenzen[264] verstärken. Die generelle Effektivität der SSRIs muss sich noch einer genaueren Prüfung unterziehen. Wissenschaftler des *Duke University Medical Center* prüften die Wirkung des Medikaments Zoloft im Vergleich zur Wirkung von sportlicher Betätigung bzw. einer Kombination aus beiden bei depressiven Patienten. Die Verbesserung der Symptome war in allen Fällen in etwa gleich. Allerdings schienen die Leibesübungen nach erfolgreicher Stimmungsaufhellung einen deutlich besseren Schutz vor einem Rückfall in die Depressionssymptomatik zu gewährleisten. Die Untersuchung, veröffentlicht im *Journal of Psychosomatic Medicine*, legt nahe, dass „ein moderates Übungsprogramm eine effektive und solide Behandlungsmethode für Patienten mit Depression darstellt."[265] Einfacher ausgedrückt, SSRIs können niemals alleine den unterbrochenen Serotonin-Pfad in Ordnung bringen.

Es gibt eine enge Beziehung zwischen Stress und Depression. Nach den Irritationen im Blutzuckerhaushalt reagiert wahrscheinlich der Serotonin-Pfad am empfindlichsten auf emotionalen Stress.[266] [267] In unserer modernen Welt mit ihren massiven Reizen muss man die Stressreduktion schon bewusst herbeiführen. Die eigene Gesundheit sollte mit entscheiden über Lebensgewohnheiten, Karriere, gesellschaftliche Kontakte und Verpflichtungen aller Art hinsichtlich ihrer möglichen Verstärkung von emotionalem oder physischem Stress. Der Körper hat seine Grenzen. Zu viel Stress laugt die hormetischen Nährstoffe aus, die gebraucht werden, um Serotonin und alle anderen Neurotransmitter zu bilden. Aber auch ein zu hoher Serotoninspiegel ist nicht gut. Er führt z. B. zu Migräne. Natürlich hat der Körper über die Primären Energiepunkte die Möglichkeit, uns zu warnen, und das tut er auch. Siehe Kapitel *Niere 27.*

Aus neurologischer Sicht ist Depression eine Folge von niedriger Aktivität des frontalen Cortex. Gehirnstimulation in Form von neuen Herausforderungen und Körperbewegung sind daher auch wichtig. Siehe Kapitel *Konzeptionsgefäß 24*.

SCHLAFLOSIGKEIT & MELATONIN

Melatonin ist die fünfte Stufe im Serotonin-Pfad und es ist eine der wichtigsten Substanzen für tiefen Schlaf. Fast alle Menschen mit funktionellen Krankheiten leiden an einer oder mehreren Formen von Schlaflosigkeit. Sie ist als Gesundheitsproblem weit verbreitet. Aus Studien in verschiedenen Ländern geht hervor, dass annähernd 30 % der Erwachsenen an einem oder mehreren Symptomen der Schlaflosigkeit leiden: Einschlafstörungen, Durchschlafstörungen, zu frühes Erwachen, nicht erholsamer oder nur leichter Schlaf.[268] Diese Menschen könnten aber weitaus größeren Ärger bekommen. Melatonin ist ein Schutz vor Krebs,[269 270] hilft dem Immunsystem gegen Infektionen, Entzündungen und Autoimmunreaktionen[271 272] und hält einen Menschen jung.[273] Die Melatoninproduktion durch einen gesunden Schlafrhythmus zu stärken ist deswegen ein Muss für die Gesundheit.

Adäquate Melatoninspiegel hängen von genug Licht am Tag und Dunkelheit bei Nacht ab. Direktes Sonnenlicht ist entscheidend für den normalen zirkadianen Rhythmus und die Stimulation der Zirbeldrüse, die verantwortlich ist für den Anstieg des Melatoninspiegels bei Dunkelheit.[274] Normalerweise reichen 15 bis 30 Minuten Sonnenlicht täglich schon aus. Künstliches Licht in der Nacht hat negativen Einfluss auf die Melatoninproduktion. Arbeiten in Nachtschicht, späte Bildschirmarbeit, Fernsehen oder einfach Festbeleuchtung bis zum Schlafengehen beeinträchtigen den Melatoninspiegel.[275]

Viele, die unter Schlaflosigkeit leiden, nehmen Melatonin als Nahrungsergänzungsmittel ein. Das sollte man aber nicht länger als 2 Monate tun, um nicht eine Abhängigkeit von der Einnahme dieses Hormons zu entwickeln. Das wird auch nur einem geringen Prozentsatz der Betroffenen wirklich nützen, da es viele andere Gründe für Schlaflosigkeit gibt, z. B. Entzündungen (Schmerz), Nahrungsunverträglichkeiten und Allergien, Ängstlichkeit, Vergiftungen (chemische Überlastung der Entgiftungsorgane) und emotionalen Stress. Die Blockaden oder Defizite im Serotonin-Pfad und allen anderen Abläufen im Organismus zu finden, ist die bessere Lösung.

KREISLAUF / SEXUS 1

Neurotransmitter: Glutamat oder Aspartat (erhöht)

Organ oder System: Reproduktionssystem & Hormone

Haupt-Biomarker: Cholesterin, Progesteron, Testosteron, Östrogen

Wichtigste hormetische Nährstoffe: Eisen, Niacin (B3), Sulfur, Pantothensäure (B5), Zink, Pfaffia Paniculata (brasilianischer Ginseng)

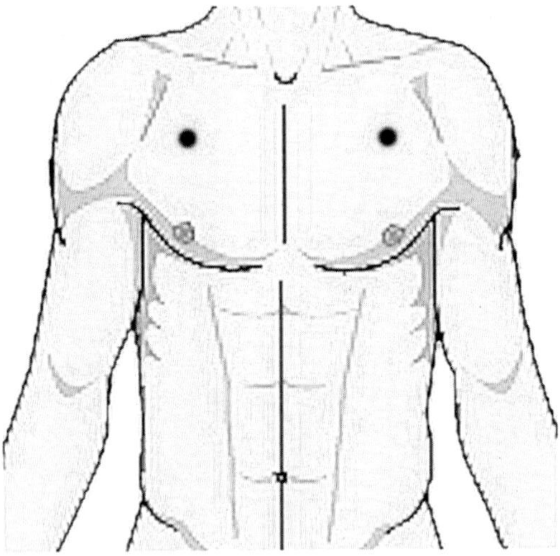

Abbildung 22: Kreislauf / Sexus 1 (KS 1)

GLÜCKLICH ODER HORMONELL

Keine Frau, kein Teenager dieser Welt braucht einen Arzt um zu wissen, dass Hormone einflussreich sind. Spezialisierte Hormone sind in jedem Augenblick verantwortlich für viele chemische Reaktionen im Körper. Wenn die Hormone des Fortpflanzungssystems aus der Balance geraten (oder gezwungen werden), meldet sich der PEP Kreislauf/Sexus 1 (KS 1) beim Test durch FBA.

KS 1 liegt ungefähr in der Mitte zwischen Brustwarze und Schlüsselbein.

Hormonelles Ungleichgewicht kann das Ergebnis vieler Faktoren sein, z. B. einer Fehlfunktion der Hormondrüsen, einer Überlastung der Leber, allergischer Reaktionen, mykotischer oder mikrobieller Infektionen, Einnahme der Antibabypille, schlechter Ernährung (Blutzuckerprobleme) und von Umweltgiften wie Pestiziden oder Plastikbestandteilen. Mit FBA und Anpassung der Lebensgewohnheiten können all diese Gegebenheiten, mit denen sich *Hoffnung auf Gesundheit* detailliert befasst, erfolgreich behandelt werden.

Die Hormone sind exemplarisch für die Vernetzung des Organismus als Ganzes. Wenn eines aus der Balance gerät, kann daraus eine Myriade an Symptomen folgen, z. B. diese:

- Blutzuckerprobleme
- Spannungsgefühl in der Brust
- Depression
- Ödeme
- Endometriose
- Mastopathie
- Hitzewallungen
- Unfruchtbarkeit
- unregelmäßiger Monatszyklus
- Verlust der Libido
- Osteoporose
- PMS
- Ovarialzysten
- unerklärliche Gewichtszunahme[276]
- Uterusmyome

Betrachtet man die folgende Zeichnung und all die Pfeile, die in verschiedene Richtungen weisen, bekommt man schnell einen Begriff von der Komplexität des Hormonsystems. Jeder dieser Pfeile zeigt eine Stelle an, wo eine Störung im Ablauf auftreten kann. An genau diesen Stellen benötigt der Körper hormetische Nährstoffe, um den Hormonfluss korrekt aufrechtzuerhalten.

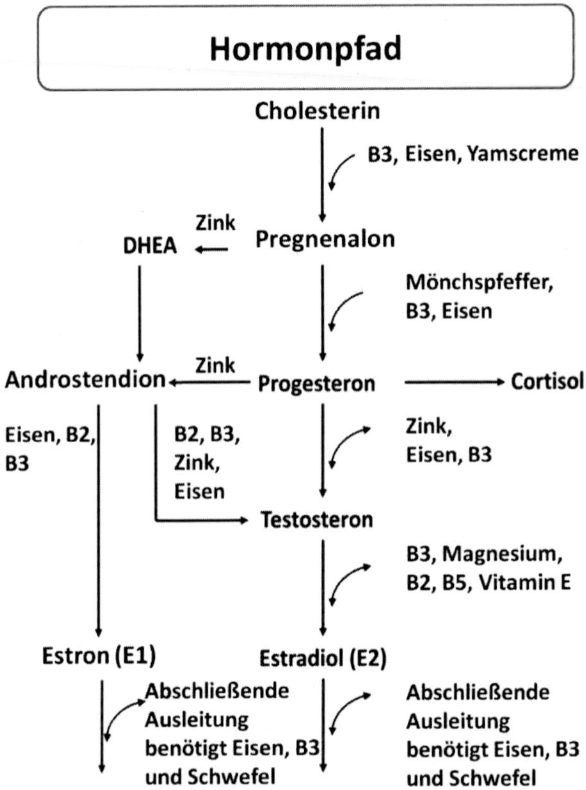

Abbildung 23: Der Hormon-Pfad

HORMONERSATZTHERAPIE

Hormone sind extrem komplizierte Substanzen mit starken Effekten auf die Gewebe, die sie gezielt ansteuern. Ein aus dem Gleichgewicht geratener Hormonhaushalt ist entweder das Ergebnis oder die Ursache vieler funktioneller Probleme. Viele Bücher wurden über die Wohltaten der Hormonersatztherapie geschrieben: Sie erhalte den Körper jung, stark und faltenfrei. Die niedrigen Hormonspiegel einfach wieder aufzufüllen, klingt eigentlich logisch. Doch wenn man ein bisschen tiefer geht, enthüllen sich einige mögliche Probleme.

Erstens trägt dieses Verfahren nichts dazu bei, die Gründe für zu niedrige oder auch zu hohe Hormonspiegel zu finden und zu korrigieren. Zweitens, wenn man bedenkt, dass der Prozess mehr oder weniger starker Hormonproduktion von zahlreichen Feedback-Schleifen abhängig ist, ist das schlichte Hinzufügen von Hormonen in dieses hochsensible System fast eine Garantie für neue Probleme, weil es zu Hormonresistenz oder Suppression der Hypophyse führen kann. Die Hormonersatztherapie könnte in diesem Fall die Situation nur verschlimmern. Es ist sehr viel klüger, alles Denkbare zu tun, um die normalen Rhythmen von Aufbau, Freisetzung und Abbau der Hormone wieder zu etablieren. Das ist der Ansatz von FBA.

Im Juli 2002 wurde eine Studie der *National Institutes of Health* über die Effekte der Hormonersatztherapie mit einer Kombination aus Östrogen und Progestin abgebrochen, weil sich im Gegensatz zur Placebogruppe in der Verumgruppe das Risiko für Brustkrebs um 26 %, für Herzinfarkt um 29 % und für andere kardiovaskuläre Erkrankungen wie Thrombose und Schlaganfall um 22 % erhöhte. Drei Monate später wurde eine britische Studie zur Hormonersatztherapie aus den gleichen Gründen abgebrochen.

Diese Ergebnisse sind für Naturheilkundler nicht sonderlich überraschend. Eigentlich war schon seit 30 Jahren bekannt, dass der reine Östrogenersatz die Entstehung mancher Krebsformen fördert. Darum hatten beide o. g. abgebrochene Studien schon Östrogen mit synthetischem Progesteron kombiniert. Aber selbst diese Kombination reichte nicht aus, um die Nebenwirkungen zu unterbinden. Befürworter der Hormonersatztherapie benutzen Verbindungen aus nichtsynthetischen, bioidentischen, den körpereigenen ähnlichen Hormonen. Das ist ein wichtiger Punkt. Wenn der Körper Hormone erhält, müssen es natürliche Hormone sein, nicht die synthetische Version. Natürlicher Hormonersatz kann sehr nützlich sein, z. B. nach einer Entfernung der Eierstöcke, der Schilddrüse oder anderer Hormondrüsen; oder wenn durch eine Autoimmunerkrankung oder ein angeborenes Leiden das hormonbildende Gewebe zerstört worden ist; oder wenn erschöpfte hormonregulierende Drüsen eine kurze Pause benötigen. In diesen Fällen muss ein Facharzt die Ersatzhormone genau einstellen, um den unerwünschten Effekt eines Zuviel, der sogenannten Hormonresistenz, zu verhindern.

ANTIBABYPILLE

Hormonersatztherapie in Form der Antibabypille ist einer der stärksten Eingriffe der gegenwärtigen Medizin in den gesamten Hormonhaushalt. Wenn es um die Pille geht, würde uns ein grundsätzliches Verständnis des komplexen Zusammenwirkens der Hormone, ihre eindrucksvolle Macht über Stoffwechsel, Stimmung und Gehirnleistung und ihr Ansprechen auf negative Einflüsse durch Ernährung oder Stress doch sehr zu denken geben. Wenn ein Arzt einem jungen Mädchen mit Periodenschmerzen die Pille verschreibt und annimmt, er habe in ihrem besten Interesse gehandelt, beweist das eher seine Ignoranz gegenüber der Feinabstimmung und Sensibilität des gesamten endokrinen Systems. In Wirklichkeit hat er eine Weichenstellung vorgenommen, die sich möglicherweise im negativsten Sinne lebensverändernd auswirkt. Aus ganzheitlicher Sicht steht die Annahme, dass bei künstlicher Kontrolle des fundamentalsten Zyklus des Frauseins nur geringe oder gar keine Konsequenzen zu erwarten wären, in krassem Gegensatz zu jeder Logik und Vernunft.

Es gibt zwei generelle Typen der Pille. Beim ersten Typ wird der Östrogenspiegel hoch gehalten, so dass es nicht zu FSH- (Follikelstimulierendes Hormon) und LH- (Luteinisierendes Hormon) Spitzen kommt (Erklärung s.u.). Das verhindert die natürliche Eireifung bzw. den Eisprung überhaupt. Beim zweiten Typ wird der Progesteronspiegel hoch gehalten, sodass der Körper denkt, es läge eine Schwangerschaft vor, weshalb kein weiteres Ei abgegeben wird.

Die Effekte der Antibabypille

- Sie irritiert die natürliche Hormonproduktion des Körpers, was nicht zuletzt auch zu Schwierigkeiten in den Wechseljahren führen kann.
- Sie kann zu Myomen führen. Häufig verschwinden Myome spontan in den Wechseljahren durch das Absinken des Östrogenspiegels.
- Sie senkt den Vitamin-B6-Spiegel, was zu Depressionen, Nahrungsmittelallergien, Karpaltunnelsyndrom und Elektrosensibilität führen kann.
- Sie kann die Fruchtbarkeit einschränken und so spätere Kinderwünsche beeinträchtigen.
- Sie kann zu rezidivierenden Candida-Infektionen führen.
- Sie kann zu verstärkter Menstruationsblutung, Thrombose, Hypertonie, Depression, Übelkeit, Gewichtszunahme, Nierenleiden und Atrophie der Eierstöcke führen.

Wenn bei einer jungen Frau Ovarialzysten, Endometriose oder Schwierigkeiten, schwanger zu werden auftreten, oder wenn Frauen vor der Menopause Antidepressiva, Schilddrüsenmedikamente oder Schlafmittel nehmen müssen, ist sehr wahrscheinlich, dass sie hormonell aus dem Gleichgewicht geraten sind. Eine Ursache davon kann die Einnahme der Antibabypille sein, die zu einer Störung im weiblichen Menstruationszyklus geführt hat.

Viele Frauen sind geschockt, wenn sie von solchen negativen Effekten der Pille hören, weil sie von ihrem Arzt nie darauf aufmerksam gemacht wurden. Wenn eine Frau die Pille unbedingt nehmen muss, sollte sie wenigstens mit einem FBA-Therapeuten zusammenarbeiten, der diese Effekte kontrollieren und sie in jeder Weise unterstützen kann, die nachteiligen Wirkungen der künstlichen Hormongaben zu minimieren.

DER WEIBLICHE ZYKLUS

Ein Schlüssel zum Verständnis des weiblichen Erlebens ist, den Menstruationszyklus zu begreifen. Obwohl die normale Zykluslänge variiert, gibt es gewisse Tendenzen vor, während und nach dem Eisprung. Wenn eine Frau z. B. über Symptome wie Bauchkrämpfe, Kopfschmerzen oder Völlegefühl vor dem Eisprung klagt, hat das wahrscheinlich mit dem Hormon Progesteron zu tun, dessen Spiegel zu dieser Zeit ansteigt. Wenn die Symptome hingegen kurz vor der Mens auftreten, handelt es sich eher um Östrogenschwankungen.

Der Menstruationszyklus sollte einen Rhythmus zwischen 20 und 45 Tagen haben, optimal wären 28 Tage. Der Zweck des Zyklus ist, ein Ei für die Befruchtung mit einem Spermium heranreifen zu lassen und die Gebärmutter für die Einnistung des befruchteten Eis vorzubereiten.

Es sind also drei verschiedene Hormonhierarchien zu berücksichtigen, wenn es um den weiblichen Zyklus geht. Zuerst kommt das Gonadotropin-releasing Hormon (GnRH). Sein Job ist, den Hypophysenvorderlappen zu stimulieren – die Drüse, die den gesamten Zyklus überwacht. Der Hypophysenvorderlappen gibt zwei wichtige Hormone ab: das Follikel stimulierende Hormon (FSH) und das Luteinisierende Hormon (LH). Diese beiden wirken direkt auf die Eierstöcke und bringen sie dazu, Östrogen oder Progesteron auszuschütten, je nachdem, was gebraucht wird.

Die folgende Grafik zeigt die hormonellen Abläufe im weiblichen Menstruationszyklus.

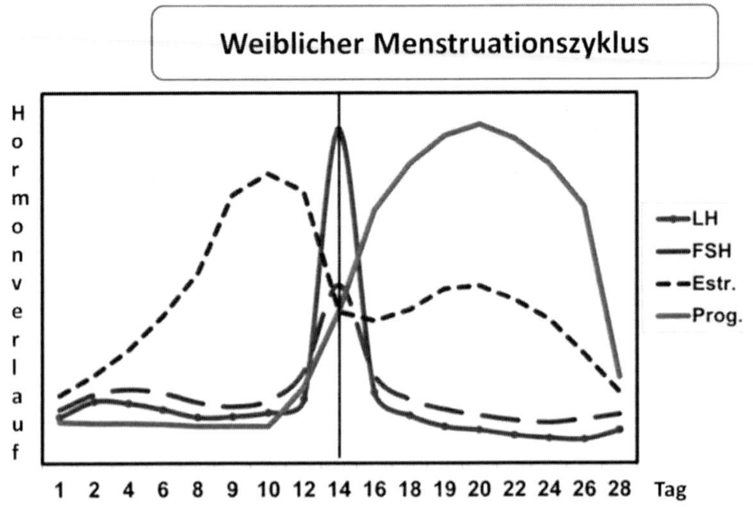

Abbildung 24: Weiblicher Menstruationszyklus

Zusammenfassung

- Tag 1: Abstoßen der Gebärmutterschleimhaut, Anstieg des Östrogen von Tag 1 bis 12.
- Tag 12: Markanter Anstieg von FSH, drastischer Anstieg von LH, Östrogenspitze.
- Tag 13: Dramatischer Abfall von Östrogen verursacht Eisprung.
- Tag 14: Ovulation, FSH und LH auf ihrem Höhepunkt, Progesteron steigt.
- Tag 13: Anstieg von Progesteron bis Tag 23.
- Tag 15: Abfall von FSH und LH.
- Tag 23: Progesteronspitze.
- Tag 24: Abfall von Progesteron bis Tag 28.
- Tag 28: niedrigster Progesteronspiegel setzt die Abstoßung der Gebärmutterschleimhaut in Gang (Menstruationsblutung) und der Zyklus wiederholt sich.

Ovulation

Ovulation oder Eisprung ist der Moment, wenn ein Ovar (Eierstock) ein Ei abstößt. Bei der Geburt trägt ein Mädchen etwa eine Million Eier in beiden Ovarien. Mit dem Einsetzen der Pubertät beginnt jeden Monat ein „Ei-Contest". Der Körper erlaubt jeweils 6 bis 12 Eiern an diesem Wettstreit teilzunehmen, aber nur eines gewinnt. Unter dem Einfluss des FSH wachsen die Eibläschen heran. Ein Follikel wird dominant, die anderen atrophieren. Nur der Gewinner, das einzige verbleibende Follikel, wird heranreifen und eventuell beim Eisprung das Ei freigeben, das nun Ovum genannt wird.

Bei einer Frau mit einem 28-tägigen Zyklus tritt die Ovulation am Tag 14 nach dem Einsetzen der Menstruation auf. Der erste Teil des Zyklus kann von Monat zu Monat etwas variieren; die zweite Hälfte des Zyklus, also die Zeit von der Ovulation bis zum Einsetzen der Menstruation, beträgt normalerweise konstant 14 Tage. Die fünf Charakteristika der Ovulation sind:

1. Das schnelle Wachstum der Follikel durch FSH.
2. Abfall von Östrogen.
3. Anstieg von Progesteron zur Förderung von Schwangerschaft.
4. Follikelsprung, Ei wird frei.
5. Akuter Anstieg von LH zur Gelbkörperproduktion (Corpus luteum).

Corpus Luteum

Nach der Ovulation erhält das Gewinner-Ovum seine Krone. Eine Wolke aus Granulosazellen, Corona radiata genannt, umgibt das Ovum. LH, welches die Einnistung des Ovums in die Gebärmutterschleimhaut fördert, indem es die Granulosazellen zu Luteinzellen transformiert, steigt zwei Tage vor der Ovulation um das 6- bis 10-fache an. Der Gelbkörper (Corpus luteum) besteht aus Ovum und Luteinzellen. Für die nächsten 6 bis 12 Tage wächst das Corpus luteum heran und schüttet dabei in Erwartung der Befruchtung Progesteron und etwas Östrogen aus. Wenn keine Befruchtung erfolgt, werden FSH- und LH-Produktion wieder eingestellt und der Gelbkörper bildet sich zurück.

Östrogen

Östrogen ist das vielleicht am meisten beachtete Hormon des weiblichen Zyklus. Es ist für die weiblichen Geschlechtsmerkmale und für die Bildung der Reproduktionszellen verantwortlich. Seine Aufgabe während des Zyklus ist die Vorbereitung des Ovums für die Befruchtung. Der Östrogenspiegel ist während der frühen Phase des Zyklus hoch und fällt bei der Ovulation ab. Zu viel Östrogen ist manchmal ein Grund für mangelnde Empfängnisbereitschaft oder kann den Eisprung verhindern.

Eines der häufigsten gynäkologischen Probleme ist ein unregelmäßiger Monatszyklus. Das Aussetzen der Periode, starke Blutungen oder Zwischenblutungen sind solche Regelstörungen. Wenn der Östrogenspiegel zu hoch ist, bildet sich die Gebärmutterschleimhaut zu stark aus. Diese Überproduktion führt zum Abstoßen einer großen Gewebemenge während der Mens und damit zu starken Blutungen. Zu viel Östrogen ist im Allgemeinen mit Bauchkrämpfen, einem kürzeren Zyklus und einer längeren Periode assoziiert. Hohe Progesteronspiegel dagegen bedeuten meist leichtere Blutungen, kaum Schmerzen und einen längeren Zyklus. Wenn der Östrogenspiegel zu niedrig ist, wird keine ausreichende Gebärmutterschleimhaut ausgebildet und gehalten; es kommt häufiger zu Zwischenblutungen. Zu wenig Östrogen führt bei einigen Frauen zu vaginaler Trockenheit und zu Hitzewallungen während der Menopause.

Progesteron „Pro Gestation"

Progesteron ist am stärksten verantwortlich für die gesunde Entwicklung eines Babys. Viele Frauen, die Schwierigkeiten haben, eine Schwangerschaft zu halten, müssen Progesteron erhöhen. Seine Funktionen während des Zyklus beinhalten eine Temperaturerhöhung, die Vorbereitung der Gebärmutter für die Schwangerschaft und der Brüste für die Milchproduktion und die Hemmung von FSH und LH. Wenn keine Befruchtung stattfindet, fällt der Progesteronwert ab und setzt die Menstruationsblutung in Gang, um die Gebärmutterschleimhaut wieder abzustoßen. Wenn aber eine Befruchtung stattfindet, verhindert das Hormon HCG (humanes Choriongonadotropin) ein Absinken des Progesterons. HCG wird beim Schwangerschaftstest gemessen. Es ist bei erfolgter Befruchtung eine Woche nach der Ovulation in Blut und Urin nachweisbar.

Prämenstruelles Syndrom (PMS)

Die Forschung sagt, dass 40 % der Frauen irgendwann in ihrem Leben an PMS leiden. Völlegefühl, Akne, Schmerzen, emotionale Veränderungen (launisch, ärgerlich, depressiv) und Müdigkeit sind einige der üblichen Symptome von PMS. Um als PMS gewertet zu werden, müssen die Symptome jeden Monat um die gleiche Zeit auftauchen. Wenn z. B. die Symptome von einem zu hohen Progesteronspiegel herrühren, werden sie etwa in der Zyklusmitte erscheinen. Meistens kommt es kurz vor der Periode aufgrund eines zu hohen Östrogenspiegels zu den genannten Problemen.

Die Gründe für hormonelle Regulationsstörungen

1. **Mangelhafte Ernährung**: Eine mangelhafte Ernährung, d. h. große Mengen an raffinierten und industriell verarbeiteten Lebensmitteln, verursacht Entzündungen der Darmschleimhaut und damit eine schlechte Verdauung, eine gestörte Aufnahme von Nährstoffen, das Leaky Gut Syndrom. Das führt zu einem Mangel an Rohstoffen, die zur Bildung von Hormonen benötigt werden. Stattdessen wird ein übermäßiges Wachstum von unerwünschten Organismen wie Candida begünstigt.
2. **Plastik und Pestizide (Xenoöstrogene)**: Plastikbestandteile und Pestizide werden über die Schleimhaut aufgenommen und wirken im Körper ähnlich wie Östrogene.
3. **Fleisch und Milch** sind eine andere Quelle für exogene hormonelle Verbindungen mit östrogen-ähnlichen Qualitäten. In Zuchtfarmen erhalten die meisten Rinder Injektionen von bovinem Wachstumshormon und Antibiotika, und sie bekommen mit Pestiziden belastetes, genverändertes Futter.
4. **Leberüberlastung**: Die Leber ist für den Abbau verbrauchter Hormone zuständig. Wenn die Leber überlastet ist, schafft sie den Abbau der weiblichen Hormone nicht mehr in ausreichendem Maße. Das führt zu überzähligen Hormonen im Blutstrom, die an den Östrogenrezeptoren der verschiedenen Gewebe andocken und dort eine hormonelle Überladung verursachen.
5. **Pilzinfektionen**: Es gibt eine starke Verbindung zwischen Pilzinfektionen und Östrogen-Ungleichgewicht. Pilze wie Candida albicans gedeihen leicht bei Frauen mit Östrogen-Dominanz und verändern den normalen gleichmäßigen Auf- und Abbau von Östrogen im Laufe des Zyklus. Siehe Kapitel *Konzeptionsgefäß 19*.
6. **Erschöpfung der Nebennieren**: Die Nebennieren sind weitere Östrogenproduzenten. Befehle von der Hypophyse zwingen die Nebennieren zu immer mehr Arbeit. Wenn die Nebennieren schließlich erschöpft sind und ihren Auftrag nicht mehr erfüllen können, müssen die Ovarien stattdessen Überstunden einlegen. Das bedeutet wieder stärkere Unregelmäßigkeiten im Östrogenzyklus.
7. **Allergien**: Allergene generieren große Mengen von Immunkomplexen, verursachen Entzündungen in den Geweben, Ödeme, Ekzeme und intestinale Aufblähungen – alles Erschwernisse für den Abbau der Geschlechtshormone durch die Leber. Siehe Kapitel *Dünndarm 19.*

8. **Medikamente**: Antibabypille und Hormonersatztherapie, die eigentlich Ungleichgewichte im Hormonhaushalt korrigieren sollen, verursachen in Wirklichkeit oft neue Dysbalancen.
9. **Unausgewogene Ernährung**: Gute Qualität und Quantität der Nahrungsmittel ist auch wichtig für die Leistungsfähigkeit der Entgiftungsorgane. Jeder Krankheit liegt ein Mangel an hormetischen Nährstoffen zugrunde. Bei unausgewogener Ernährung wird das hormonelle Ungleichgewicht nicht das einzige Problem sein.
10. **Stress:** Dieser mächtige Einfluss kann zu den verschiedenartigsten hormonellen Störungen führen mit Folgen wie Gewichtszunahme, Schlafstörungen, Erschöpfung der Nebennieren, Osteoporose u.v.m., siehe Kapitel *3-facher Erwärmer 23.*

ANDROPAUSE – WECHSELJAHRE DER MÄNNER

Traditionell wurde den altersbedingten Hormonveränderungen bei Männern in der Medizin nie besondere Bedeutung beigemessen, weil die Zeugungsfähigkeit meist bis ins höhere Alter erhalten bleibt. Bei Frauen führt die Einstellung der Ovarienaktivität zu signifikantem Hormonabfall, altersmäßig lange bevor sich ein solcher Hormonabbau bei Männern vollzieht. Dennoch erleben auch Männer viele Zeichen der fortschreitenden altersabhängigen Hormonveränderungen einschließlich:

- Verminderung der Libido
- Verminderung der erektilen Funktion
- Phasen von mentaler Erschöpfung
- Konzentrationsstörungen
- depressive Phasen
- Muskelschmerzen
- Verminderung der körperlichen Ausdauer
- unerklärliche Gewichtszunahme
- Fettverteilung vermehrt im Brust- und Hüftbereich
- Schwitzattacken
- emotionale Phasen

Die o. g. Veränderungen beginnen gewöhnlich im vierten oder fünften Lebensjahrzehnt, wenn die Androgene sich verringern. Androgene sind Hormone wie Testosteron, die maßgeblich die männlichen Charakteristika prägen. Viele sind heute der Auffassung, dass es als Äquivalent zur weiblichen

Menopause auch eine sogenannte Andropause gibt, den Androgenmangel beim Mann.

Die Testosteronproduktion bei Männern ist vorwiegend die Aufgabe der Hoden. Die gleichen Geschlechtshormone der Hypophyse, die bei Frauen verantwortlich sind für die weiblichen Geschlechtsmerkmale und die Entwicklung der Eierstöcke, stimulieren und regulieren auch die Testosteron- und Spermienproduktion bei Männern. Speziell das luteinisierende Hormon (LH) stimuliert die Testosteronproduktion in den Hoden. Dieser Ablauf funktioniert mit „negativer Rückkopplung", d. h. je höher der Testosteronspiegel, desto niedriger die LH-Sekretion und umgekehrt. Follikelstimulierendes Hormon (FSH) und Testosteron setzen die Spermienproduktion in Gang.

Wie oben besprochen, ist die Hormonersatztherapie für Frauen die letzte aller Möglichkeiten; sie kann bei unreflektiertem Einsatz eine unausgeglichene Situation sogar noch verschlimmern. Das gleiche gilt für Männer. Exzessiver Gebrauch von Androgenen (Testosteron, Androstendion, DHEA und Testosteronderivate) kann androgenabhängige subklinische Prostatatumoren aktivieren. Im Alter von 70 Jahren haben mindestens 50 % der Männer subklinische, für Wachstumsstimulation durch Androgene empfängliche Prostatatumoren.

Männer bekommen Probleme, wenn auch noch der Östrogenspiegel steigt. Der häufigste Verursacher von erhöhtem Östrogen- und erniedrigtem Testosteronspiegel bei Männern ist ein Blutzuckerungleichgewicht, insbesondere die Insulinresistenz.[277] Testosteron wird bei diesen Männern durch ein Enzym namens Aromatase[278] in Östrogen umgewandelt. Weil sie die Zusammenhänge nicht kennen, suchen Männer mit niedrigem Testosteronspiegel zunächst Hilfe bei ihrem Hausarzt. Aller Wahrscheinlichkeit nach erstellt der traditionelle Hausarzt einen Bluttest zur Messung des Testosteronspiegels und entdeckt, dass das Hormon erniedrigt ist. So weit, so gut. Als nächstes wird er eine Testosteroncreme verordnen um den Spiegel wieder zu erhöhen.[279] Die Creme soll der Patient ins Fettgewebe an Bauch und Gesäß einreiben. Oh, oh, das gibt Ärger! Im Fettgewebe findet sich die höchste Aromatasekonzentration. Sofort nach dem Auftragen des Testosteron durchläuft es eine Transformation zu Östrogen. Der negative Langzeiteffekt ist vorhersehbar.

Das Testosteron wird nicht zu 100 % durch Aromatase in Östrogen verwandelt. Zu Beginn der Behandlung kann der Patient sich also tatsächlich besser fühlen, weil etwas Testosteron in den Blutstrom gelangt. Allerdings dauern die Flitterwochen nicht lange ... Gewöhnlich ist innerhalb von acht Wochen oder früher Östrogen in Fülle vorhanden, und dem Patienten geht es schlechter als vor der Behandlung. Nicht nur die Symptome sind zurückgekehrt, sondern er hat auch noch ein neues Problem dazubekommen – die Leberbelastung durch den erforderlichen Östrogenabbau. Nicht zu vergessen, dass die Ursache für den niedrigen Testosteronspiegel im Blutzuckerstoffwechsel, die Insulinresistenz, nicht behoben wurde.

Hormontests

FBA erlaubt dem Therapeuten einzugrenzen, ob ein Hormonspiegel hoch, niedrig oder gerade richtig ist, kann aber nicht die genaue Höhe bestimmen. Dafür werden Labortests von Blut, Speichel und/oder Urin benötigt. Diese Untersuchungen sind wichtig zur Verlaufskontrolle und zur Verifizierung des therapeutischen Erfolges. Speicheltests zeigen die aktiven Hormonkonzentrationen im Gewebe (freie Fraktionen), während die Blutanalyse aktive und inaktive (proteingebundene) Hormone anzeigt. Urin enthält aktive Hormone und Metabolite, das sind Ausscheidungsprodukte von abgebauten Hormonen. Jeder dieser Tests hat eine eigene diagnostische Bedeutung. Der Speicheltest stellt fest, wie hoch der aktuelle Anteil der aktiven Hormone im Verhältnis zum Gesamtbestand ist. Darum ist er im Allgemeinen der Hormontest mit der höchsten Aussagekraft.

Für Männer kann für diese sechs Primärhormone ein Profil aus der Speichelprobe erstellt werden:

1. *DHEA*: Das ist die Vorstufe von männlichen und weiblichen Hormonen. Es ist ein Anti-Stress-Hormon und wird in den Nebennieren produziert. Unkontrollierte Einnahme kann leicht die fein abgestimmte Balance zwischen den Hormonen stören.
2. *Androstendion*: Das ist ein schwaches männliches Hormon (Androgen) und eine Vorstufe von weiblichen und männlichen Hormonen. Unkontrollierte Einnahme kann bei Männern zu exzessiver Produktion von weiblichen Hormonen und verminderter Produktion von männlichen Hormonen führen.
3. *Testosteron*: Das ist das Haupt-Androgen der Hoden und ist eine Vorstufe zu dem hochpotenten männlichen Hormon Dihydrotestosteron. Große Mengen von Testosteron fördern die Verhärtung der Blutgefäße, Aggression und Prostataprobleme. Sie erhöhen auch das Gesamtcholesterin.

4. *Dihydrotestosteron (DHT)*: Dieses Hormon wird aus Testosteron hergestellt. Die Menge des freien aktiven Progesterons kontrolliert die Höhe der DHT-Produktion. Erhöhtes DHT verursacht Prostatavergrößerung und Ausdünnung der Kopfbehaarung.
5. *Progesteron*: Dieses Hormon ist wichtig für beide Geschlechter. Es beruhigt das Nervensystem auf natürliche Weise. Es kontrolliert die DHT-Produktion und gleicht die Effekte von erhöhtem Estron aus. Unkontrollierte Einnahme kann zu Vergrößerung der Brust, Depression und Gewichtszunahme[280] führen. Bei vielen Frauen kann es zur Krebsprävention eingesetzt werden.[281] [282]
6. *Estron*: Das ist ein Östrogen, welches bei beiden Geschlechtern in den Fettzellen gebildet wird. Je mehr Fett, desto mehr Estron, welches wiederum die Bildung weiterer Fettdepots fördert. Das Hormon Androstendion produziert Estron. Erhöhtes Estron kann die Vergrößerung der Brust verursachen und könnte auch zur Prostatavergrößerung beitragen. Bei Männern ist ein bestimmter niedriger Estronlevel zum Ausgleichen der Androgene erforderlich.

Wenn irgendwo im Hormonfluss eine Blockade auftaucht, können daraus Symptome der Andropause entstehen. Am Beispiel des Speicheltests unten kann man sehen, dass das Testosteron recht niedrig ist, während seine Vorstufe Androstendion zu hoch ist. Es ist wie bei dem Biber im Fluss. Ein Damm zwischen diesen beiden wichtigen männlichen Hormonen blockiert den Weiterfluss, es entsteht ein Mangel an Testosteron. Die hormetischen Nährstoffe B2, B3, Zink und Eisen sind nötig, um das Problem zu lösen.

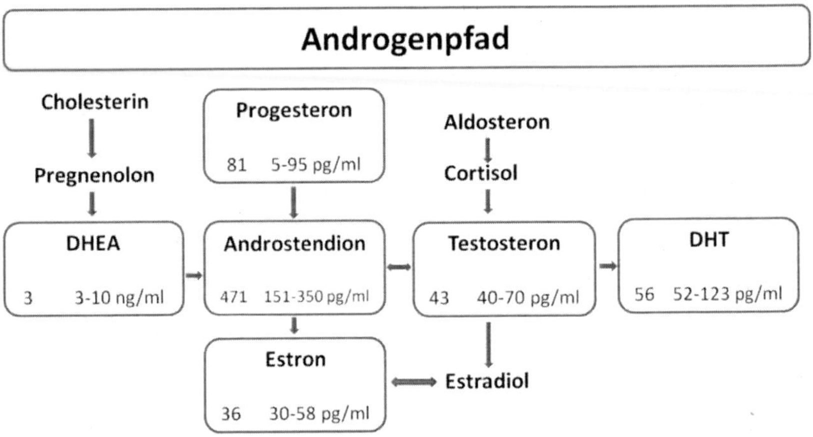

Hormone	Resultat	Notierung	Normbereich alle Altersstufen
FSH – Follikelstimulierendes Hormon	86		< 125 uIU / ml
LH – Luteinisierendes Hormon	40		10 – 25 uIU /ml

Abbildung 25: Beispielhafter Speicheltest eines Mannes

FBA für die Andropause

Zum Balancieren der Hormone ist es wichtig, den Farbtyp einer Person (Rot, Grün oder Blau) zu kennen. Männer vom Blauen Typ benötigen gewöhnlich das Mineral Kupfer. Es ist zwar kein primärer Nährstoff zum Gebrauch und Abbau der Hormone wie etwa Eisen und Zink, arbeitet aber in Kooperation mit diesen zusammen. Männer vom Grünen Typ brauchen extra Magnesium und die vom Roten Typ benötigen B12, B6 oder Folsäure. Zweifellos werden auch noch andere hormetische Nährstoffe notwendig sein, um den Hormonhaushalt wieder ins Gleichgewicht zu bringen und auch die anderen Systeme des Organismus wieder zu stabilisieren. Diese werden einer nach dem anderen in der genau richtigen Reihenfolge durch FBA gefunden.

GALLENBLASE 1

Neurotransmitter: Acetylcholin (niedrig)

Organ oder System: Gallenblase

Haupt-Biomarker: Cholesterin, HDL, LDL, Homocystein, C-Reaktives Protein

Wichtigste hormetische Nährstoffe: Niacin (B3), Taurin, Pantothensäure (B5), Fettlösliche Vitamine, Essenzielle Fettsäuren

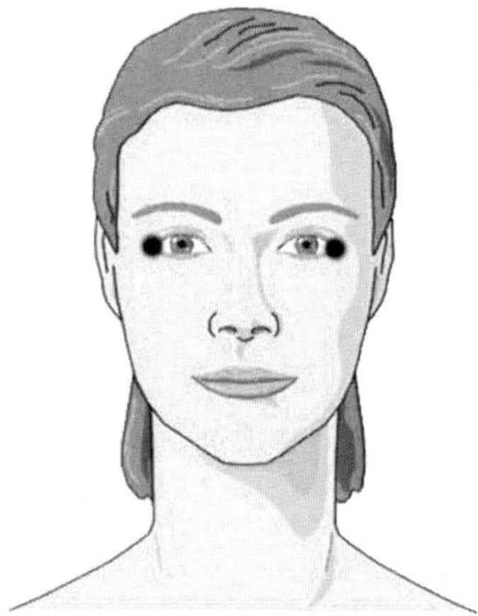

Abbildung 26: Gallenblase 1 (Gb 1)

ENERGIE ODER FETT

Die Gallenblase ist ein spezialisiertes Organ nahe der Leber. Sie hält die fettlösende Gallenflüssigkeit bereit. Sobald eine fetthaltige Mahlzeit im Dünndarm ankommt, presst die Gallenblase Galle hinein. Wie Spülmittel in einer fettigen Pfanne emulgiert die Galle das Fett bzw. bricht es auf. Wenn zu viel Fett oder zu viele entzündungsfördernde Fette wie Transfette und erhitzte Pflanzenöle aufgenommen werden, sind Irritationen der Gallenblase ein bekanntes Problem. Diese ungesunden Öle, kombiniert mit Zucker und industriell verarbeitetem Mehl (denken Sie nur an Kuchen und Süßspeisen), sind fast eine Garantie für künftige Verdauungsprobleme. Der Stress der Gallenblase aktiviert den PEP Gb 1, der sich direkt am äußeren Augenwinkel befindet.

Obwohl Fette deswegen einen schlechten Ruf haben, sollte man sie nicht aus der Ernährung ausschließen. Fette sind notwendig als Energiespender, als Bestandteile der Zellmembran, sie bilden *alle* Hormone und hormonähnlichen Substanzen, aktivieren die fettlöslichen Vitamine wie A, D und E und fördern die Gehirntätigkeit. Trotz all dieser Wohltaten wird dem Fett oft nachgesagt, es sei ungesund, weil das Blutfett Cholesterin mit Herzerkrankungen in Zusammenhang gebracht wurde. Aber um die Zusammenhänge zu verstehen und zu beurteilen, bedarf es eines tieferen Verständnisses.

CHOLESTERIN & TRIGLYCERIDE

In der traditionellen Medizin bemüht man sich, zur Prävention des Herzinfarkts niedrige, mittlere und hohe Risikogruppen anhand der verschiedenen Typen und Fraktionen der Cholesterinmoleküle zu definieren. Zu diesem Zweck wurden Maßstäbe und Richtlinien geschaffen. Aber es gibt kaum Beweise dafür, dass eine Ernährung arm an Cholesterin und gesättigten Fettsäuren tatsächlich den Tod durch Herzerkrankungen verhindert oder in irgendeiner Weise die Lebensspanne verlängert. Bevor man über die wirklichen Gründe von Herzkrankheiten reden kann, muss man einen objektiven Blick auf die Kampagne gegen hohe Cholesterinwerte werfen. Cholesterin ist ein Steroid, das lebensnotwendig und normalerweise in jeder Zelle des Körpers vorhanden ist. Es ist Teil der Zellmembranen, bildet und repariert Zellen und bildet Hormone wie z. B. Östrogen und Testosteron. Schließlich wird es in der Leber zu Gallensäure umgebaut (bis zu 80 % des Cholesterins wird zu Gallensäure). Gallensäure verbindet sich in der Leber mit anderen Substanzen zur Bildung der Gallenflüssigkeit, kurz Galle genannt, die sich in der Gallenblase sammelt, um für die Fettverdauung zur Verfügung zu stehen. Der Körper bildet 70 bis 80 % des Cholesterins selbst. Nur 20 bis 30 % nehmen wir über die Nahrung zu uns[283].

Die *American Heart Association* empfiehlt allen Personen ab dem 20. Lebensjahr alle fünf Jahre[284] eine Blutfettanalyse, das ist die Messung der verschiedenen Cholesterintypen und des Triglyceridspiegels. Derzeit gelten folgende Richtwerte:

- Gesamtcholesterin unter 200 mg/dl ist gut, alles über 240 mg/dl ist schlecht
- LDL Cholesterin sollte unter 130 mg/dl betragen
- HDL Cholesterin sollte über 35 mg/dl liegen
- Wenn das HDL Cholesterin über 60 mg/dl liegt, ist das Risiko eines Herzinfarkts äußerst gering

- Triglyceride sollten unter 200 mg/dl sein

Viele Komplementärmediziner bewerten die Blutfettanalyse so:

- Das Gesamtcholesterin sollte zwischen 150 und 220 mg/dl liegen.
- HDL (das „gute" Cholesterin) sollte mindestens 25 % des Gesamtcholesterins sein
- LDL sollte unter 120 mg/dl betragen
- Die Triglyceride sollten weniger als 50 % des Gesamtcholesterins betragen

Der Triglyceridwert sagt oft mehr über das Risiko einer Herzerkrankung aus als der Cholesterinwert. Triglyceride machen den größten Teil des Körperfetts aus. Triglyceride im Blut oder Serum kommen aus der Nahrung oder von der Leber. Nach einem fetten Essen gelangen die einzelnen Bausteine über die Blutgefäße vom Darm zur Leber, dort werden sie mit Fettsäuren zu Triglyceriden verbunden, die der Körper als Energielieferanten benötigt. Hier sind zwei Patientenbeispiele:

Patient A:	Gesamtcholesterin:	280 (erhöht)
	LDL:	175
	HDL:	70
	Triglyceride:	130
Patient B:	Gesamtcholesterin:	180 (normal)
	LDL:	97
	HDL:	35
	Triglyceride:	165

Traditionelle Schulmediziner würden Patient A dringend zu einem medikamentösen Einschreiten raten. Aber hat dieser Patient wirklich ein Problem? Es ist richtig, dass das Gesamtcholesterin über dem Normalwert liegt; allerdings ist der HDL-Wert über 25 % und die Triglyceride unter 50 %. Dieser Patient hat gut ausgeglichene Blutfettspiegel.

Patient B ist mit allen Blutfetten im Normbereich. Allerdings liegen die Triglyceride über 50 % und das HDL unter 25 % des Gesamtcholesterins. Patient B hat definitiv das größere Herzinfarktrisiko, obwohl alle Werte im Normbereich liegen.

Warum ist Cholesterin erhöht?

Wir kennen mindestens vier Gründe für Cholesterinerhöhung:

1. Der Körper bildet zu viel Cholesterin.
2. Die Person nimmt zu viel Cholesterin mit der Nahrung auf.
3. Der Körper baut Cholesterin nicht richtig ab, was zu Ernährungsdefiziten führt, oder:
4. Eine oder mehrere Hormondrüsen, meistens Schilddrüse oder Hypophyse, arbeiten zu wenig

Am häufigsten baut der Körper Cholesterin nicht richtig ab. Im vorigen Kapitel konnte man sehen, dass für die Hormonproduktion Cholesterin benötigt wird. Wenn aber Cholesterin die Grundsubstanz für alle Hormone ist, was bedeutet dann eine Erniedrigung des Cholesterinspiegels? Alle wichtigen Hormone, z. B. Geschlechtshormone, werden ebenfalls reduziert. Genau das geschieht, wenn der Patient Blutfett senkende Medikamente wie Statine zu sich nimmt.

DIE WAHRE URSACHE VON HERZKRANKHEITEN

Ärzte, die an der Parole „Hohes Cholesterin ist die Ursache für Herzkrankheiten" festhalten, suchen nach immer ausgeklügelteren Methoden der Cholesterinmolekülmessung. Das NMR Lipoprofil[285] zum Beispiel nutzt die Prinzipien der natürlichen Resonanz und unterscheidet 15 verschiedene Lipoprotein-Unterarten[286 287]. Auch der Vertikale AutoProfilTest VAP misst 15 Fraktionen mittels Hochgeschwindigkeits-Zentrifugierung, die das Cholesterin in immer kleinere und kleinere Teile[288] unterteilt. Eigentlich müsste es immer mehr Verbindungen zwischen Cholesterin und Herzerkrankungen geben, je mehr die Ärzte über Cholesterin wissen. Es hat sich jedoch umgekehrt herausgestellt, dass diese Verbindung eher fragwürdig ist. Beinahe die Hälfte aller Patienten mit verstopften Herzkranzgefäßen, der sogenannten Koronaren Herzkrankheit (KHK), haben normale oder nur marginal erhöhte Gesamtcholesterin- und LDL-Cholesterin-Spiegel[289 290]. Andererseits entwickelt eine signifikante Personenzahl mit erhöhtem Cholesterin niemals eine KHK. Diese Fakten weisen darauf hin, dass der herkömmliche Denkansatz Wesentliches nicht erfasst. Anstatt nach weiteren möglichen Ursachen für eine KHK zu suchen, geht die pharmazeutische Medizin dazu über, die Normwerte für z. B. LDL- (das „schlechte") Cholesterin immer mehr zu reduzieren von 130 auf unter 100 mg/dl. Das führt dann natürlich zu höherem Umsatz von cholesterinsenkenden Arzneimitteln, den Statinen. Statine, die ein Enzym zur Cholesterinbildung blockieren, bringen häufig hässliche Nebenwirkungen mit sich, wie eine massive Leberbelastung und ernst zu nehmende Muskelschmerzen[291]. Diese Medikamente senken den Cholesterinspiegel tatsächlich, aber – schützen sie auch vor Herzinfarkt??? Bei 20 bis 40 % der Menschen, die Statine einnehmen, ist die Antwort: NEIN![292] [293] [294]

Die wichtigste Frage zur Vermeidung von Herzinfarkt ist: Wie können wir die Arterienverengung verhindern? Arterien verstopfen durch atherosklerotische Plaques. Das sind nicht nur Cholesterinablagerungen. Sie bestehen aus vielen Komponenten inklusive glatten Muskelzellen, Calcium, Bindegewebe, weißen Blutkörperchen, Cholesterin und Fettsäuren. Das Wachstum der Plaques beginnt innerhalb der Arterienwand zwischen der inneren und äußeren Wandschicht. Aber warum?

Bei einer Hautverletzung schützt der Körper die Wunde durch die Bildung einer Kruste. Dieser Schutzwall verhindert weiteren Schaden, während der Körper das geschädigte Gewebe darunter heilt. So ähnlich sollen Plaques als innerer Schutzwall für beschädigte oder zu schwache Arterienwände dienen. Wodurch sind die beschädigt? Wenn Forscher diese Frage beantworten könnten, wüssten sie die Ursache der Herzkrankheiten. Naturheilkundler wissen die Antwort: Überschießende Entzündungen schädigen die Arterien.

Das C-reaktive Protein CRP ist eine Substanz, die bei Entzündungen, insbesondere in den Arterien, im Blut erhöht messbar ist. Gemäß einer großen Studie, die 2002 im New England Journal of Medicine veröffentlicht wurde, lassen sich durch die CRP-Auswertung wesentlich bessere Voraussagen über kardiovaskuläre Risiken in der Zukunft machen als über LDL-Cholesterin[295]. Eine zweite Studie drei Jahre später untersuchte die Zusammenhänge zwischen Statin-Einnahme, CRP-Spiegel und späteren koronaren Herzereignissen. Unabhängig vom LDL-Cholesterinspiegel hatten Patienten mit niedrigem CRP-Wert niemals irgendwelche klinischen Symptome[296]. Mit anderen Worten: je weniger Entzündung, desto geringer das Herzinfarktrisiko[297].

Die Blutfette zu messen bringt trotzdem zusätzliche Informationen über den Gesundheitszustand. Um aber das Risiko eines Herzinfarktes abzuschätzen, ist es absolut notwendig, den Entzündungsmarker CRP zusammen mit zwei anderen wichtigen Werten zu prüfen: Homocystein und Fibrinogen. Homocystein korreliert sehr stark mit KHK und wird ausführlich im Kapitel *Herz 1* besprochen.

Viele Faktoren einschließlich Infektionen, Verletzungen und Vergiftungen können Entzündung verursachen. Normalerweise sind das vorübergehende

Zustände. Menschen mit chronischen Entzündungen ziehen sich diese meistens durch ihre Ernährung zu. Erhitztes Öl, industriell verarbeitetes Getreide und raffinierter Zucker ist das für systemische Entzündungen hauptverantwortliche Trio Infernale.

Die *American Heart Association* empfiehlt eine Ernährung mit wenig gesättigten Fettsäuren und dem großzügigen Einsatz von Pflanzenölen[298]. Aber auch da gibt es ein Problem. Viele Kulturen wie z. B. die Eskimos oder auch Massai-Stämme in Afrika essen hauptsächlich gesättigte Fettsäuren und haben wenig bis gar keine Herzerkrankungen[299]. Wie kann das möglich sein?

Fette sind nicht gleich beschaffen. Synthetische oder industriell verarbeitete Fette unterbrechen die Cholesterinverarbeitung und sollten deshalb gemieden werden. Der Prozess der teilweisen Härtung ändert die Form natürlicher Fette und Öle und führt zu einer Störung des normalen Fettstoffwechsels. Eine Schätzung gemäß einer Studie, die im New England Journal of Medicine veröffentlicht wurde, geht davon aus, dass in den USA zwischen 6 und 19 % der Herzinfarkte und verwandter Todesursachen verhindert werden könnten, wenn die Transfette aus der Nahrung eliminiert würden, das sind über 200000 Fälle pro Jahr[300].

Diese industriell verarbeiteten Fette sind in fast allem enthalten, was man im Lebensmittelladen kaufen kann, von Salatdressings über Süßigkeiten bis zu Chips und Brot. Teilweise gehärtete Fette und Öle blockieren den normalen Umbau des Cholesterins in der Leber und verursachen eine Cholesterinerhöhung im Blut. Die oft marktschreierisch angepriesenen cholesterinarmen Margarinesorten werden ebenfalls aus diesen gehärteten Fetten produziert. Einer der schwerwiegenden Fälle von Fehlinformation in der gegenwärtigen Geschichte ist die Suggestion, der Verzehr von Margarine anstatt Butter würde den Cholesterinspiegel senken. Wahr ist dabei nur, dass Butter Cholesterin enthält und Margarine nicht. Aber Butter enthält außerdem in hohem Maße Fett mobilisierende Nährstoffe. Es ist ein ganzheitliches natürliches Nahrungsmittel, das maßvoll verzehrt alle Stoffe zur Verarbeitung seiner eigenen Fette mitliefert. Der Verzehr von Margarine hingegen kann den Cholesterinspiegel und auch das Herzinfarktrisiko[301] erhöhen.

Das Gleiche gilt für Eier. Eigelb ist eine der größten Cholesterinquellen. Gleichzeitig ist es eine der größten Quellen für natürliche, Fett mobilisierende Nährstoffe. Eier und Butter sind nur zwei Beispiele für ganzheitliche Nahrungsmittel, bei denen durch die Forschung bewiesen wurde, dass sie tatsächlich nützlich zur Senkung des Cholesterinspiegels und zur Verbesserung des Fettstoffwechsels[302] [303] sind. Nur Patienten mit bedrohlich erhöhtem Cholesterin und einer Familienanamnese mit krankhaft verändertem Fettstoffwechsel und Fettabbau sollten sie meiden.

Warum also empfiehlt die *American Heart Association* eine Ernährung mit wenig gesättigten Fettsäuren? Fehlvorstellungen haben viele Menschen dazu gebracht, gesättigte Fette von ihrem Küchentisch zu verbannen. Aber die am häufigsten in verstopften Arterien gefundenen sind nicht gesättigte, sondern mehrfach ungesättigte Fettsäuren.

Mehrfach ungesättigte Öle wie Mais-, Soja-, Distel- und Rapsöl fördern Entzündungen. Genau diese aber werden von der *American Heart Association* empfohlen. Diese Fette tendieren zu Oxidation bzw. werden ranzig, wenn sie erhitzt werden[304] [305]. Oxidation ist eine der aggressivsten Formen der Gewebsentzündung. Darum sind Antioxidanzien, wie sie z. B. in frischem Gemüse zu finden sind, der Grundpfeiler der anti-entzündlichen Ernährung und ein wichtiger Schutz vor Herzerkrankung[306].

Das wichtigste zur Prävention des Herzinfarkts ist die Reduktion von Entzündungen. Gesättigte Fette selbst sind neutral oder können anti-entzündlich wirken. Das gilt leider nicht mehr in der Kombination mit Zucker[307] [308]. Die Menschen lieben industriell gefertigte fetthaltige Süßigkeiten. Grob geschätzt werden von jedem Amerikaner jährlich ca. 150 Pfund dieser fatalen Kombination verzehrt, die das Herzinfarktrisiko[309] [310] [311] stetig erhöht.

Der Aufstieg der KHK zu Amerikas Killer Nr. 1 begann in den 1920er Jahren und hält bis heute an. In der gleichen Zeit stieg der Anteil der Pflanzenöle in Form von Margarine, Backfett und raffinierten Ölen in der Ernährung um 400 %, der Konsum von Zucker und industriell verarbeiteten Lebensmitteln um 60 %[312]. Weltweite Studien stellten übereinstimmend fest, dass in Gesellschaften, deren Ernährung hohe Anteile von Zucker, industriell verarbeitetem Mehl und erhitzten Pflanzenölen enthält, die Todesrate durch Krankheiten einschließlich Herzinfarkten sehr viel höher ist.[313] [314] [315] [316] [317]

FBA BEI HERZERKRANKUNGEN

FBA kann dazu beitragen, das Risiko einer Herzerkrankung zu senken. Über die Entzündungsmarker CRP, Homocystein und Fibrinogen kann der FBA-Therapeut die Art des Entzündungsprozesses und den hormetischen Nährstoff herausfinden, der nötig ist, den Prozess zu stoppen. Vielleicht ist es das wichtigste Ziel, die Ernährungs- und Lebensgewohnheiten zu meiden, die zu Blutzuckerschwankungen führen, um Herzerkrankungen vorzubeugen. Effektive Glucoseverarbeitung führt zu guter Energiebereitstellung und vermindert die Entzündungsbereitschaft. Wie in Kapitel *Milz/Pankreas 21* und in Anhang C *Energieproduktion* beschrieben, hat der Körper drei Möglichkeiten zur Reduktion von übermäßigem Blutzucker (Glucose).

- Umbau zu Fett
- Lagerung als Glycogen
- mehr Triglyceride produzieren (ein Zuckermolekül verbunden mit drei Fettsäuren)

Diese drei Möglichkeiten stehen in direkter Beziehung zu den Funktionsstörungen des Metabolischen Syndroms: hoher Blutdruck, Insulinresistenz (Insulin und Blutzucker erhöht), Triglyceriderhöhung und Übergewicht.

Glucose ist auch nötig zur Bildung aller Weichteilgewebe wie Bänder und Knorpel. Übermäßige Glucose hat zusammen mit den Entzündungen, die sie verursacht, einen direkten negativen Einfluss auf die Gelenke. Das ist der Grund, warum so viele Menschen in mittleren Jahren über Gelenkschmerzen klagen. Eine Ernährung, die hilft, den Blutzucker auszugleichen, Cholesterin zu senken, Entzündungen zu reduzieren und damit in der Konsequenz das Herzinfarktrisiko zu senken, schließt adäquate Mengen an Vitamin A und C, spezielle B-Vitamine, insbesondere Niacinamid (B3), Magnesium, Zink und Chrom, Spurenelemente, die das HDL erhöhen können, und Fett mobilisierende Substanzen wie Cholin, Taurin und Betain ein.

Obwohl sich gewisse Muster abzeichnen, ist das Profil der hormetischen Nährstoffe für jeden Menschen einzigartig. Das Schöne bei FBA ist, dass sie die ganz speziellen Nährstoffe finden kann, die eine Person braucht. Doch neben dem Einsatz hormetischer Nährstoffe sind auch die Lebensgewohnheiten essenziell. Gesunde Verdauung, gute Ernährung mit antientzündlichen Fetten, antioxidanzienreiche Nahrung und kalt gepresste Öle und dazu die richtigen Körperübungen sind nötig, nicht nur um das Herzinfarktrisiko zu senken, sondern die Gesundheit ganz allgemein zu fördern.

HERZ 1

Neurotransmitter: Noradrenalin (erhöht)

Organ oder System: Herz

Haupt-Biomarker: Homocystein, C-Reaktives Protein

Wichtigste hormetische Nährstoffe: Thiamin (B1), Riboflavin (B2), Kalium, Magnesium

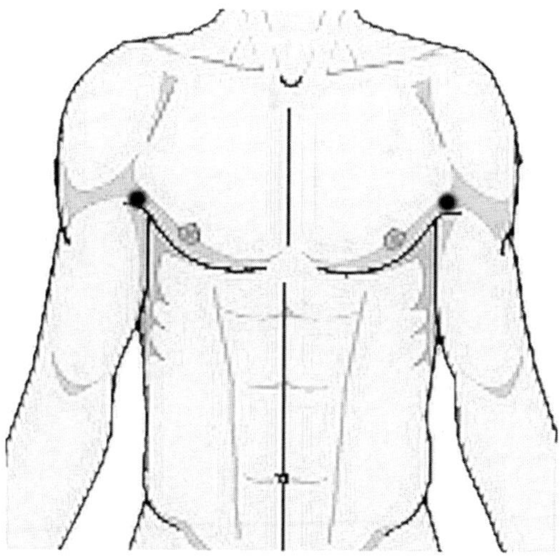

Abbildung 27: Herz 1 (He 1)

PANIK ODER OHNMACHT

Das Herz als der aktivste Muskel unseres Körpers schlägt durchschnittlich 100000 mal pro Tag und pumpt in dieser Zeit ca. 16000 Liter Blut durch den Kreislauf[318]. Weil das Herz ein Muskel ist, braucht es die gleichen Mineralien wie jeder andere Muskel auch. Seine Kontraktion benötigt Calcium, seine Entspannung Magnesium[319]. Kalium ist ebenfalls sehr wichtig, weil es zusammen mit Natrium den Stofftransport aller benötigten Substanzen in und aus den Zellen über die sogenannte Kalium-Natrium-Pumpe[320] ermöglicht.

Wenn der Körper ein funktionelles Problem bekommt, wird er, wie nicht anders zu erwarten, irgendeine Art von Stress-Signal senden. Im Bereich der Muskulatur sind das üblicherweise Krämpfe oder Tics. Solche Krämpfe oder

Tics in Fuß, Wade, Rückenmuskel oder Augenlid verraten uns im Allgemeinen, dass ein Mangel an einem der o.g. wichtigen Mineralien vorliegt. Wenn die Muskulatur einen solchen Mangel anzeigt, leidet das Herz sehr wahrscheinlich auch darunter. Diese Warnung sollte nicht ignoriert werden. Herzrasen oder Kammerflattern können dann die Folge sein und sind ein sicherer Beweis dafür, dass der Betroffene unverzüglich Hilfe braucht.

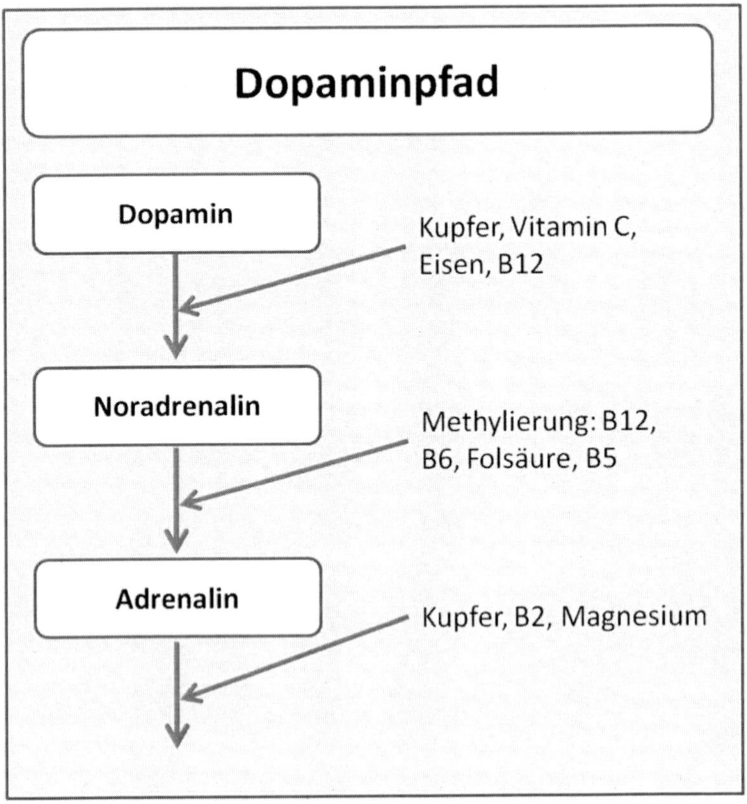

Abbildung 28: Der Dopamin-Pfad

Der mit dem PEP Herz 1 assoziierte Neurotransmitter ist Noradrenalin, ein anregender, in der Stressreaktion erhöhter Botenstoff. Wenn der Stress zu lange besteht, hat der Körper keine Ressourcen mehr, die Stresshormone abzubauen. PEP Herz 1, der direkt in der Schulterbeuge liegt, wird aktiv.

Eine anhaltende Kampf- oder Flucht-Reaktion ist physisch ein gefährlicher Zustand. Noradrenalin-Spitzen können Herzinfarkte oder herzinfarktähnliche Symptome verursachen, sogar wenn man nur ein Erkältungsmittel einnimmt, das Noradrenalin (Norepinephrin[321]) enthält. Nur die Zufuhr des nötigen hormetischen Nährstoffs zum Abbau des Noradrenalins kann den Blutspiegel wieder reduzieren. Da aber der hohe Spiegel nur eine Reaktion auf den Dauerstress ist, ist das oberste Ziel natürlich, diesen wenig wünschenswerten Zustand zu verändern. Die Kapitel *3-facher Erwärmer 23* und *Quelle der Jugend und Anti-Aging* bieten das Wissen und die praktischen Schritte, um die auf Dauer tödliche Stressreaktion zu reduzieren.

BLUTDRUCK

Hoher Blutdruck oder Hypertonie sind in Amerika die häufigste Erstdiagnose und führen zu 35 Millionen Praxisbesuchen jährlich[322]. Ein Drittel aller über 20-Jährigen[323] sind davon betroffen. In der Folge nehmen schätzungsweise 40 Millionen Amerikaner täglich Antihypertonika[324] ein. Um einen Blutdruck von unter 140/90 zu erreichen, benötigen die meisten Hochdruckpatienten zwei oder mehr verschiedene Medikamente[325]. Lebenslange Abhängigkeit von blutdrucksenkenden Medikamenten, wiederholte Arztbesuche, anhaltende Ausgaben für Medikamente und ein deftiger Reingewinn für die Pharmaindustrie werden so zur Norm. Das Schlimmste aber ist die ohnmächtige Gefangenschaft der Patienten in Medikamentenabhängigkeit durch die oft einseitige Betrachtungsweise von Medizinern.

Bluthochdruck ist vielleicht das deutlichste Beispiel für ein funktionelles Problem, das mit dem traditionellen Einsatz von Pharmazeutika eher verschlimmert wird, weil die möglichen Ursachen nicht behandelt werden, als da sind:

- Dehydrierung
- Entzündung
- Insulinresistenz
- Vergiftung
- Nervosität
- Unausgeglichenheit des vegetativen Nervensystems
- Nahrungsmittelallergien und -intoleranzen
- unausgewogene Ernährung
- Nierenüberlastung
- Arteriosklerose

Die o.g. Ursachen sind größtenteils zeitlich eingrenzbar und auch korrigierbar. Ausnahmen wie Arteriosklerose brauchten sehr lange Zeit, um sich zu entwickeln; andere sind vielleicht angeboren, sie repräsentieren aber insgesamt nur eine kleine Minderheit der Ursachen.

FBA-Therapeuten ist es möglich, für die große Mehrheit der Bluthochdruck-Patienten einen geradlinigen, nicht invasiven, funktionellen Ansatz zu finden, um deren hohen Blutdruck zu senken oder sogar zu normalisieren.

Außerdem drängt sich der Gedanke auf, erhöhter Blutdruck könne ein Zeichen des Körpers sein, das auf etwas Schwerwiegenderes aufmerksam macht. Und wenn er also nicht selbst eine Krankheit ist, ist erhöhter Blutdruck dann wirklich immer schlecht? Oder könnte er zeitweilig sogar unbedingt nötig sein?

Wenn der Körper in irgendeiner Weise mit Giften zu kämpfen hat, erhöht sich der Blutdruck, damit die Gifte schneller durch Nieren und Leber ausgefiltert werden können. Wenn der Körper dehydriert ist, erhöht sich der Blutdruck, um sicherzustellen, dass das dickere Blut schneller durch die Adern fließt und die nötige Menge an Sauerstoff und Nährstoffen das Zielgewebe rechtzeitig erreichen. Nahrungsmittelallergien und Entzündungen heben ebenfalls den Blutdruck an. Daher scheint es, als sei die Erhöhung des Blutdrucks eher eine notwendige physiologische Reaktion des Körpers, um mit zeitweiligen Fehlbelastungen oder Funktionsstörungen des Organismus fertigwerden zu können.

Wenn die Veränderung des Blutdrucks dem Körper hilft, eine zeitweilige Überlastung zu meistern, wäre es dann nicht vollkommen kontraindiziert, ihn mit Medikamenten künstlich zu senken? Wäre es nicht sehr viel hilfreicher, stattdessen den Grund für den hohen Blutdruck zu finden und zu beseitigen? Und wäre es nicht das Beste, damit lieber früher als später zu beginnen, bevor jemand in einem Netz aus diversen chemischen Medikamenten verstrickt ist, das immer schwerer aufzulösen ist?

Die vernünftige und rationale Überprüfung widerspricht unglücklicherweise einem lebenslangen Medikationsprogramm. Wenn man eine alternative Herangehensweise anbietet, die Patienten aus ihrer Medikamentenabhängigkeit befreien würde, ist die zu erwartende Antwort, fast wie unter Hypnose: „Aber ich kann mein Blutdruckmittel nicht weglassen." Vielleicht haben sie damit sogar recht. Denn erstens kann eine Veränderung nie Boden gewinnen, wenn sie mit den Worten einhergeht: „Ich kann nicht." Und zweitens bedeutet die Forderung nach einer Senkung des Blutdrucks oft eine grundlegende Veränderung der gegenwärtigen Lebensgewohnheiten, manchmal eine dramatische. Menschen wollen aber keine dramatischen Lebensveränderungen ohne den absoluten Zwang dazu, und selbst dann stehen die Chancen für eine Veränderung nur Fünfzig zu Fünfzig. FBA braucht Patienten, die bereit sind, das Nötige zu tun, um ihre Gesundheit zu erhalten und ihren Körper nicht unnötig mit Medikamenten zu vergiften: Ein Glückwunsch denen, die das ernsthaft in Erwägung ziehen.

Niedriger Blutdruck

Hypotonie, also niedriger Blutdruck, wird in der Fachwelt nur wenig diskutiert; dabei ist er genauso gefährlich wie jedes andere Herzproblem auch. Sich beim Aufstehen schwindlig oder benommen zu fühlen ist ein gängiges Symptom. Andere Symptome sind der Verlust des peripheren Blickfeldes, vorübergehendes Schwarzwerden vor Augen oder Ohnmacht. Niedriger Blutdruck ist nicht gesund. Ein ausreichender Blutfluss ist nötig, um das Gehirn mit Sauerstoff und Energie zu versorgen. Leute mit niedrigem Blutdruck tendieren eher zu einem früheren Tod als solche mit normalem oder sogar mit etwas erhöhtem Blutdruck.

Zur Erhöhung des Blutdrucks bedarf es eines koordinierten Zusammenspiels zwischen Herz, Nebennieren und Schilddrüse. Um beim Aufstehen aus einer Ruheposition eine Ohnmacht zu vermeiden, müssen sich die Blutgefäße als Reaktion auf chemische Signale sehr schnell zusammenziehen. Würde das nicht geschehen, so wäre der Blutfluss zum Gehirn unzureichend. Ermüdete Nebennieren stellen nicht genug Adrenalin zur Verfügung, ein Hormon, welches die Gefäßkonstriktion auslöst. Daher ist die Frage: „Fühlen Sie sich benommen, wenn Sie aus einer sitzenden Position aufstehen?“, geeignet zur Bewertung von Gesundheit und Funktion der Nebennieren.

Natrium ist das Mineral, an dem es bei niedrigem Blutdruck häufig mangelt. So wie Ärzte den Patienten mit hohem Blutdruck oft salzarme Kost verordnen, brauchen Menschen mit niedrigem Blutdruck eine Extraportion Salz. Natürlich ist es wie bei jedem Mineralmangel wichtig, den Partner auf der anderen Seite der Wippschaukel zu beachten. In diesem Falle wäre Kalium relativ erhöht. Für die Herzgesundheit ist auch häufig die Unterstützung der Nebennieren und der Schilddrüse essenziell. Zum Glück führt die Testung der energetischen Pfade mit FBA oft direkt zum Problem und hormetische Nährstoffe liefern eine optimale Lösung dafür.

Homocystein

Ein anderer Verdacht bei der Aktivierung des PEP Herz 1 ist die Erhöhung der hoch inflammatorischen biochemischen Substanz Homocystein. Ein hoher Homocysteinspiegel fördert Entzündungen wie vielleicht keine andere Substanz im Körper und führt zu Gehirnatrophie[326], zum Rückgang kognitiver Fähigkeiten[327] und zu Koronarer Herzkrankheit[328]. Er steigert auch das Schlaganfallrisiko[329]. Homocystein ist ein normales Nebenprodukt des Aminosäurestoffwechsels. Wenn der Körper es nicht ausreichend weiterverarbeiten und recyceln kann, erhöht sich der Blutspiegel und wird zu einer Gefahr. Das geschieht bei einem relativen Mangel an Vitamin B6, B12 oder Folsäure, das sind alles wichtige hormetische Nährstoffe, um Herz 1 ins Gleichgewicht zu bringen. Blutzuckerprobleme[330], Funktionsstörungen der Leber[331], Östrogen-Cremes und sogar die Pille[332] können einen Mangel an diesen Nährstoffen verursachen.

Die Vitamine B6, B12 und Folsäure verarbeiten Homocystein in aufeinander folgenden Schritten weiter, dem Methylierungsweg. Details sind beschrieben im Kapitel *Quelle der Jugend und Anti-Aging.*

Die Menschen vom roten Farbtyp, wie beschrieben in *Farbtyp bestimmen: Rot, Grün, Blau* haben das größte Risiko für erhöhte Homocysteinspiegel und damit auch für Herzinfarkt. Weizenprodukte führen bei ihnen tendenziell zum Verlust von B6, B12 und Folsäure. Damit wird in der Folge die Homocysteinerhöhung bei ihnen wahrscheinlicher.

Kapitel-Highlights

- Der Neurotransmitter Noradrenalin steht in direkter Beziehung zum PEP Herz 1 und ist bei Kampf- oder Flucht-Reaktionen erhöht.
- Das Herz ist ein Muskel und hat den gleichen Mineralbedarf wie jeder andere Muskel. Ein Ungleichgewicht oder ein Mangel im Mineralhaushalt von z. B. Calcium, Magnesium, Kalium oder sogar Natrium führt zu Herzrhythmusstörungen und hohem bzw. niedrigem Blutdruck.
- Hoher Blutdruck kann viele Gründe haben, bei denen sich die Patienten sehr gut anstelle einer pharmazeutischen mit einer ganzheitlichen funktionellen Herangehensweise helfen können.
- Hypertonie ist einer der häufigsten Gründe für den Ersteinsatz pharmazeutischer Medikamente.

- Homocystein ist eine von jedem Menschen produzierte Aminosäure. Wenn der Körper sie nicht richtig abbauen kann, wird sie zu einer höchst entzündungsfördernden Substanz und steht in direkter Beziehung zu einem erhöhten Infarktrisiko.
- Niedriger Blutdruck geht einher mit Mineralbedarf und einem Mangel an dem Nebennierenhormon Adrenalin.
- Cholesterin und Herzinfarkt stehen in keiner direkten Beziehung. Siehe Kapitel *Gallenblase 1*.
- Der Methylierungsweg ist ein besonderes Anliegen für alle mit hohem Homocysteinspiegel und kommt zunehmend in den Fokus von Forschungsstudien über genetische Veranlagungen zu bestimmten Erkrankungen.

3-FACHER ERWÄRMER 23

Neurotransmitter: Aspartat, Glutamat (niedrig)

Organ oder System: Schilddrüse und Nebennieren

Haupt-Biomarker: Adrenalin, Cortisol, TSH, T4, T3

Wichtigste hormetische Nährstoffe: Kupfer, L-Tyrosin, Pantothensäure (B5), Kalium, Jod, Magnesium, Ashwagandha

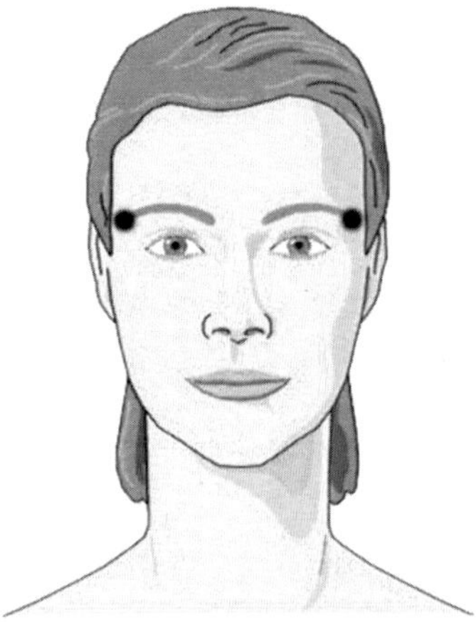

Abbildung 29: 3-facher Erwärmer 23 (3E 23)

MÜDE ODER GESTRESST

Der Primäre Energie-Punkt „3-facher Erwärmer 23 (3E 23)" hat direkten Bezug zu zwei Hormondrüsen, die beide mit dem Energie- und Stressmanagement des Körpers zu tun haben:Schilddrüse und Nebennieren. Beide Systeme können sich aufgrund von Unregelmäßigkeiten des Blutzuckerhaushalts, die aus minderwertiger Ernährung oder emotionalem Stress resultieren, überarbeiten und erschöpfen.

In seinem bahnbrechenden Buch mit dem Titel „Why Do I Still Have Thyroid Symptoms When My Lab Tests Are Normal? (Warum habe ich immer noch Schilddrüsen-Symptome, obwohl meine Laborwerte normal sind?)", zeigt Dr. Datis Kharrazian eine grundlegend veränderte medizinische Sicht auf die Schilddrüse und ihre Erkrankungen. Er erklärt:

„Die Schilddrüse reagiert hochsensibel auf jede Veränderung im Körper. Das ist auch ihre Aufgabe. Bei einer Funktionsstörung der Schilddrüse, wie sie geschätzte 27 Millionen Amerikaner[333] betrifft, ist nicht die Frage: „Wie kann ich sie so schnell wie möglich zu Höchstleistungen antreiben?", sondern „Warum um alles in der Welt steht meine Schilddrüse mit beiden Füßen auf der Bremse und zieht gleichzeitig noch die Notbremse?"

Die Überlastung von Nebennieren und Schilddrüse führen häufig zu einer scheinbar paradoxen Situation: Man fühlt sich dabei gleichzeitig aufgedreht und erschöpft, kann den ganzen Tag anhaltend müde sein und nachts dafür hellwach. Andere erleben zeitweilig Panikattacken oder anfallsweises Herzklopfen gleich nach dem ZubBettgehen. All das sind Anzeichen dafür, dass erschöpfte Drüsen versuchen, ihre Arbeit für die Vitalfunktionen noch zu leisten, obwohl sie das nur noch unzureichend und disharmonisch schaffen können. Wie ein Zweitaktmotor stottert, wenn er ein schlechtes Gas-Öl-Gemisch bekommt, geht es auch überarbeiteten Nebennieren und Schilddrüsen. Sie leisten die beste Arbeit, die ihnen möglich ist, mit den Ressourcen, die ihnen zur Verfügung stehen. Aber nach vielen Jahren Stressmarathon ist die Leistung bestenfalls armselig.

Im Kapitel *Milz/Pankreas 21* werden die übermäßige Aufnahme von industriell verarbeiteten Lebensmitteln, Zucker und schlechten Ölen und die Beziehung zu Epidemien von Hypoglykämie, Insulinresistenz und Metabolischem Syndrom thematisiert. Diese Zustände belasten jedes andere System im Körper, allen voran Nebennieren und Schilddrüse. Initiale Symptome, verursacht durch diese überbeanspruchten Systeme, sind z. B. Müdigkeit, Schlaflosigkeit, verminderte Libido, Reizbarkeit und Depression. Auch chronische Müdigkeit (CMS) und Fibromyalgie zeigen sich oft am Punkt 3E 23, der sich am äußeren Ende der Augenbraue befindet, mitunter aber auch an anderen Primären Energie-Punkten.

DIE SCHILDDRÜSE

Die Schilddrüse, die sich hinter und neben dem Adamsapfel in der Kehle befindet, ist eine der größten endokrinen bzw. hormonproduzierenden Drüsen des Körpers. Über ihre Hormone, v.a. Trijodthyronin (T3) und Thyroxin (T4), ist sie verantwortlich für wichtige Funktionen wie Energiemanagement und Stoffwechsel. Die Schilddrüse produziert Hormone jedoch nur auf Befehl der Hypophyse. Wenn die Hypophyse merkt, dass nur wenige Schilddrüsenhormone im Blut zirkulieren, sendet sie einen Botenstoff mit dem Arbeitsbefehl zur Schilddrüse. Wenn dieser Botenstoff namens TSH (Thyreoidea stimulierendes Hormon) dort ankommt, beginnt die Schilddrüse mit der Produktion von T4. Das ist der erste Schritt. Im zweiten Schritt wird T4, ein relativ inaktives bzw. schwaches Hormon, in T3 umgebaut. Der T3-Anteil an den Schilddrüsenhormonen beträgt zwar nur 7 %; T3 ist aber bis zu 10-mal wirksamer als T4[334]. Ein ausreichender T3-Spiegel im Blut ist daher notwendig für genügend Lebensenergie.

Wenn die Schilddrüse aus der Balance gerät, wird sie entweder zu aktiv (hyper) oder zu träge (hypo). Hyperthyreose kann gefährlich werden. Möglicherweise kann sie mit natürlichen Maßnahmen unter Kontrolle gebracht werden, aber häufig erfordert sie eine schulmedizinische Intervention. Dagegen ist die Hypothyreose ein Zustand, der in der Medizin oft missverstanden und daher fehldiagnostiziert wird, weshalb Millionen unnötiger Schilddrüsenhormon-Verordnungen ausgestellt werden.

Ein Ungleichgewicht im Hormonhaushalt der Schilddrüse ist oft ein sekundäres Problem. Die Ursachen sind die gleichen wie für die meisten funktionellen Erkrankungen. Insulinresistenz, Immunschwäche, Hormonstörungen[335], Entzündungsneigung durch Nahrungsunverträglichkeiten und andere Darmprobleme, sie alle behindern die Funktion der Schilddrüse.[336]So haben zum Beispiel erhöhte Östrogen- oder Testosteronspiegel Einfluss auf die Wirksamkeit von T3. Auch Insulin kann zur Aufrechterhaltung eines normalen Stoffwechsels die Schilddrüse zu erhöhter Hormonproduktion zwingen, indem es die Ansprechbarkeit der Hormonrezeptoren herabsetzt. Um die Gesundheit zu erhalten und größere Bedrohungen wie zum Beispiel Autoimmunerkrankungen der Schilddrüse abzuwenden, ist es wesentlich, die Arbeit der Schilddrüse und anderer primärer Einflüsse wieder zu harmonisieren.

AUTOIMMUNERKRANKUNG DER SCHILDDRÜSE

In den USA ist die häufigste Ursache für Hypothyreose bei den über 6-Jährigen eine Autoimmunerkrankung der Schilddrüse namens Hashimoto-Thyreoiditis[337] [338]. Bei dieser erschreckendsten und zugleich häufigsten Funktionsstörung der Schilddrüse attackiert der Körper sein eigenes Schilddrüsengewebe. Wie alle Autoimmunerkrankungen tritt Hashimoto vermehrt bei Frauen auf, die häufiger von Östrogendominanz betroffen sind, bei Polyzystischem Ovarialsyndrom (PCOS)[339], aber auch bei Zöliakiepatienten oder sogar bei Empfindlichkeit auf Amalgamfüllungen[340]. Eine Studie im *European Journal of Endocrinology* 2004 zeigte, dass bei 42,3 % der Frauen mit PCOS per Ultraschall auch Anzeichen einer Autoimmunerkrankung der Schilddrüse gefunden wurden. Aber obwohl Hashimoto inzwischen als primärer Grund für Hypothyreose diagnostiziert wurde und der Bluttest nicht viel kosten würde, wird nur selten bei diagnostizierter Hypothyreose auch auf Antikörper getestet, was den Beweis für die Autoimmunerkrankung erbringen könnte.

Vielleicht ist das so, weil die Schulmedizin nicht viel für die Patienten tun kann, wenn Hashimoto diagnostiziert wird. Die Behandlung der Wahl besteht üblicherweise in der Verordnung des Hormonersatzes L-Thyroxin, wodurch die Erkrankung selbst nicht beeinflusst oder gar gestoppt wird. Die Auswirkungen können zwar bekämpft, aber die Ursache kann nicht beseitigt werden.

Alle, die ihre Schilddrüse erhalten wollen, müssen ihren Blick auf den Gesamtzusammenhang richten. Der Körper ist mehr als die Summe seiner Teile. Die Schilddrüse ist ein wichtiger Teil des endokrinen Systems, das aus einer komplexen Organisation von Drüsen besteht, die Hormone erzeugen und regulieren. Wenn die Schilddrüse fehlt, setzt das alle anderen Hormondrüsen wie Hypophyse, Nebennieren, Pankreas und Ovarien großem Stress aus.

Aber das ist noch nicht die schlimmste Folge: Außer den zu erwartenden Symptomen der Schilddrüsenunterfunktion wie Müdigkeit, Gewichtszunahme, morgendlichen Kopfschmerzen, Depression, Verstopfung usw. leiden die Hashimoto-Patienten häufig zusätzlich unter Symptomen der Schilddrüsenüberfunktion. In dem Moment, wenn das Immunsystem die Schilddrüse aktiv zerstört, können große Hormonmengen freigesetzt werden. Diese Zerstörung führt zu Symptomen der Überfunktion wie Herzklopfen, Herzrasen auch in Ruhe, innere Unruhe, Zittern, Schlaflosigkeit, nächtliches Schwitzen, Nervosität und Reizbarkeit. Wenn das Immunsystem wieder inaktiv ist, dominieren wieder die Symptome der Unterfunktion.

Im Bluttest wird Hashimoto in den allermeisten Fällen durch die Thyreoperoxidase-Antikörper [341] (TPO-AK) und die Anti-Thyreoglobulin-Antikörper (TG-AK) nachgewiesen. Aber nur die Antikörper zu testen reicht nicht aus. Autoimmunprozesse erzeugen Autoimmunprozesse. 12 % der Hashimoto-Patienten leiden an perniziöser Anämie, einer anderen Autoimmunerkrankung. Bei dieser Erkrankung attackiert der Körper den Intrinsic Factor, eine Substanz, die die Aufnahme von Vitamin B12 ermöglicht.

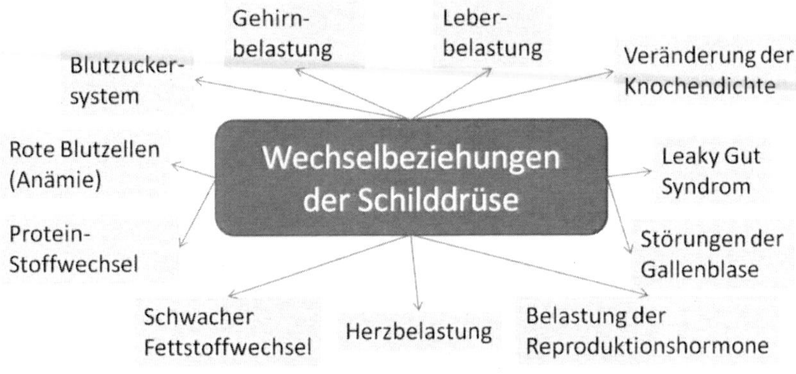
Gehirn-belastung
Leber-belastung
Blutzucker-system
Veränderung der Knochendichte
Wechselbeziehungen der Schilddrüse
Rote Blutzellen (Anämie)
Leaky Gut Syndrom
Protein-Stoffwechsel
Störungen der Gallenblase
Schwacher Fettstoffwechsel
Herzbelastung
Belastung der Reproduktionshormone

Abbildung 30: Wechselbeziehungen der Schilddrüse

Eine Autoimmunerkrankung ist eine beängstigende Situation. Je länger sie aktiv ist, desto schlimmer kann sie werden und desto wahrscheinlicher wird die Entwicklung weiterer Autoimmunerkrankungen. Der Schlüssel zur Lösung dieser Problematik liegt darin, jeden einzelnen Stein des Puzzles umzudrehen. Jede Körperzelle hat Rezeptoren für die Schilddrüsenhormone. Je mehr die Schilddrüsenfunktion gestört ist, desto größer ist die Chance für einen kompletten funktionellen Zusammenbruch. Angesichts der sensiblen Balance des Immunsystems sollten alle potenziellen Gründe für eine einseitige Belastung genau unter die Lupe genommen werden. Viele Komplementärmediziner haben die Erfahrung gemacht, dass Hashimoto stark korreliert mit persistierenden viralen Infektionen[342], Schwermetallvergiftungen[343] und Gluten-Intoleranz[344] [345] [346]. Andere Therapeuten fanden als Ursache für Autoimmunreaktionen tief sitzende emotionale Belastungen oder erhöhte Strahlenbelastung. Lesen Sie dazu auch das Kapitel *Konzeptionsgefäß 19.*

Bei bestehender Hashimoto-Thyreoiditis kann es durch die Gabe von Jod kurzfristig zu einer scheinbaren Verbesserung des Allgemeinzustands kommen, weil Jod die Schilddrüsenfunktion anregt. Das geschieht aber nur, weil durch die aggressive Zerstörung des Schilddrüsengewebes zeitweilig vermehrt T4 und T3 frei werden. Langfristig bedeutet die kontinuierliche Jodzufuhr für die Betroffenen die baldige komplette Vernarbung des Schilddrüsengewebes[347].

Der Test mit FBA lässt einen starken Muskel in Anwesenheit einer Substanz, die das Immunsystem überstimuliert, schwach werden. So kann der Therapeut schnell die Verträglichkeit von Jod oder jeder anderen Substanz testen.

Hormetische Nährstoffe für die Schilddrüse

Wie jedes andere Hormon muss der Körper T4 und T3 zuerst produzieren, dann benutzen und schließlich wieder abbauen. Verschiedene hormetische Nährstoffe unterstützen jeden einzelnen dieser Schritte. Die Gesundheit der Schilddrüse hängt wesentlich von Mineralien wie Zink und Selen ab. Für die Produktion der Schilddrüsenhormone werden Jod und die Aminosäure L-Tyrosin benötigt. Die Schilddrüse produziert auch das Hormon Calcitonin, das eine Rolle im Calciumhaushalt spielt, weil es u. a. bei Bedarf die Calciumaufnahme in die Knochen fördert.

Jede Fehlfunktion der Schilddrüse kann auch diesen Prozess stören. Deshalb können Calcium und Magnesium zu wichtigen hormetischen Nährstoffen zur Wiedergewinnung des Gleichgewichts der Schilddrüse werden. In besonderen Stresszeiten kann man die Schilddrüsenfunktion durch die Phytotherapeutika Ashwagandha, Mönchspfeffer, Maca und Panax Ginseng[348] unterstützen und regulieren. Wenn Hashimoto diagnostiziert wurde, ist die Immunmodulation mit Vitamin D[349], Omega-3-Fettsäuren und starken Antioxidanzien wie Glutathion besonders wichtig.

DIE NEBENNIEREN

Oben auf jeder Niere sitzt eine Nebenniere. In beständiger Zusammenarbeit setzen die Nebennieren permanent wesentliche Hormone frei für viele verschiedene Funktionen wie:

- Blutzuckergleichgewicht
- Stressmanagement
- Stoffwechsel
- Regulation des Immunsystems
- gesunden Schlaf
- emotionale Stabilität
- Muskeltonus

Drei Hormonarten werden von den Nebennieren ausgeschüttet: die Glucocorticoide, Catecholamine und Mineralocorticoide. Jede einzelne oder auch alle drei Arten von Nebennierenhormonen können bei einer funktionellen Erkrankung aus dem Gleichgewicht geraten.

- Die Glucocorticoide: Die Nebennieren produzieren sie als Stressantwort z. B. auf emotionale Belastungen, Training, Operationen, Krankheit oder Fasten. Das bekannteste Glucocorticoid ist Cortisol.

- Die Catecholamine: Sie dienen als Hormone oder als Neurotransmitter und schließen Substanzen wie Adrenalin, Noradrenalin oder Dopamin ein. Das Nebennierenmark, das ist der innere Teil der Nebennieren, schüttet Adrenalin und Noradrenalin aus, welche die Hauptsubstanzen der Kampf-oder-Flucht-Reaktion sind.
- Mineralocorticoide: Diese Hormone haben spezielle Aufgaben für den Mineralhaushalt. Zum Beispiel führt Aldosteron bei der Gefahr von Dehydrierung zur Zurückhaltung von Natrium in den Nieren.

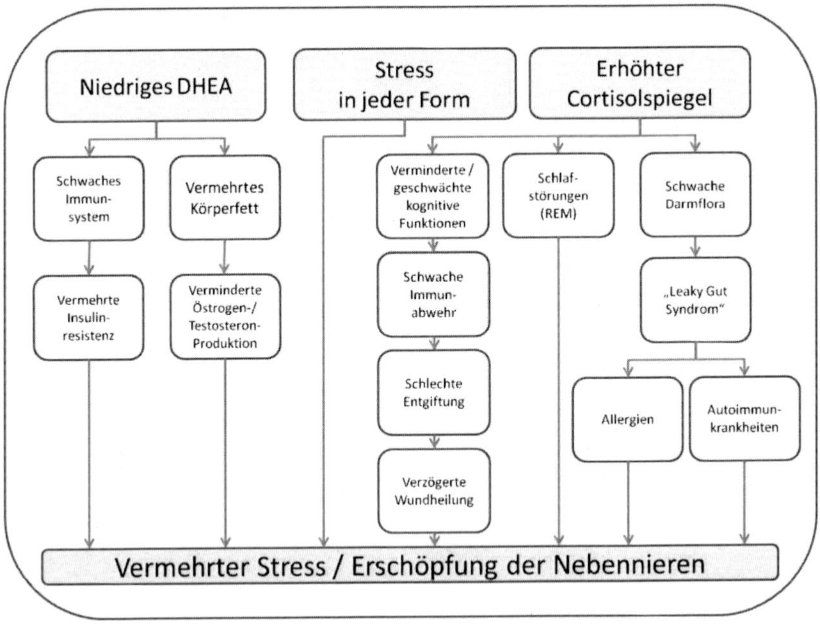

Abbildung 31: Stress-Effekte

Die Nebennieren agieren als „Friedensstifter" in der großen Hormonfamilie, und sie werden alle diplomatischen Möglichkeiten ausschöpfen, um die Ordnung im Stoffwechselgeschehen aufrechtzuerhalten. Häufig mündet diese dauernde Überanstrengung der Nebennieren in einem Teufelskreis, der destruktiv auf das gesamte Hormonsystem wirkt. Die Nebennieren sind dann völlig ausgelaugt und benötigen nun selbst die meiste Aufmerksamkeit.

Um das Ausmaß der Stressbelastung zu messen, haben Forscher einen Speicheltest entwickelt, mit dem die verschiedenen Nebennierenhormone, insbesondere Cortisol, bestimmt werden können.

Cortisol wird im äußeren Teil der Nebenniere, der Nebennierenrinde, produziert. Es ist ein sehr vielseitiges Steroidhormon mit antiviralen, antibakteriellen und antientzündlichen Eigenschaften[350] [351]. Außerdem erfüllt es wichtige Aufgaben für die Blutzuckerstabilisierung, die emotionale Ausgeglichenheit und erholsamen Schlaf [352]. Dennoch führt eine chronische Cortisolerhöhung, wie sie bei anhaltendem Stress entsteht, eventuell zur Unterdrückung des Immunsystems, wodurch die Wahrscheinlichkeit einer Infektion steigt.

Erhöhtes Cortisol fördert außerdem die Gewichtszunahme durch Fetteinlagerung und Muskelabbau, den Katabolismus[353]. Zwei Krankheitsbilder beziehen sich direkt auf Cortisol. Das Cushing-Syndrom ist die chronische Überproduktion von Cortisol, Morbus Addison bezeichnet das Gegenteil. Beide Krankheiten treten glücklicherweise sehr selten auf, verglichen mit der epidemischen Anzahl funktioneller Störungen durch veränderte Cortisolspiegel.

Normales zirkadianes Cortisolprofil

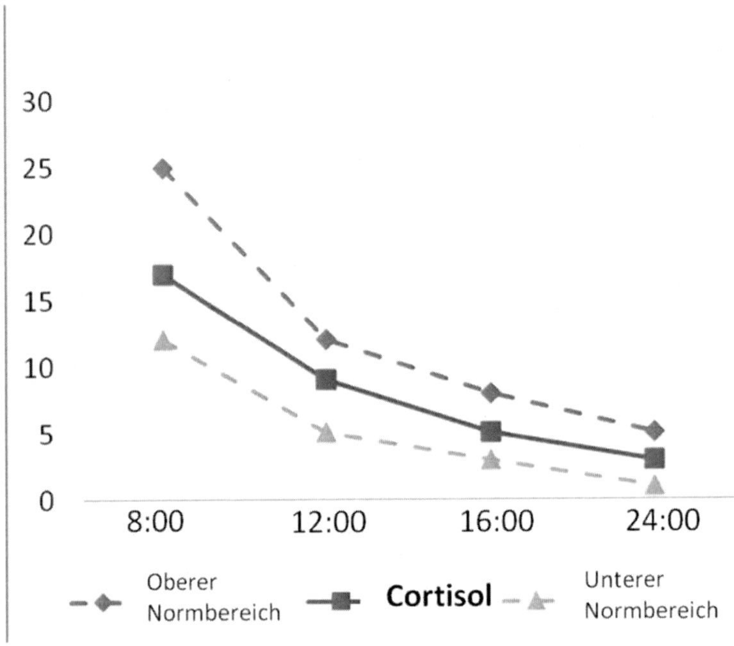

Normale Nebennierenfunktion

Abbildung 32: Normale Nebennierenfunktion

Das zirkadiane Cortisolprofil ist ein Speicheltest, der den normalen Cortisolrhythmus innerhalb von 24 Stunden misst. Ein normales Profil wird oben gezeigt.

Der normale Cortisolrhythmus beginnt mit einem hohen Level am Morgen, senkt sich tagsüber ab und endet mit dem niedrigsten Level in der Nacht. Im frühen Stadium eines funktionellen Ungleichgewichts, verursacht durch entsprechende Ernährung, Lebensgewohnheiten oder andere stresserzeugende Umstände, beginnt sich der Cortisolrhythmus zu verändern. Manchmal kehrt er sich sogar direkt um.

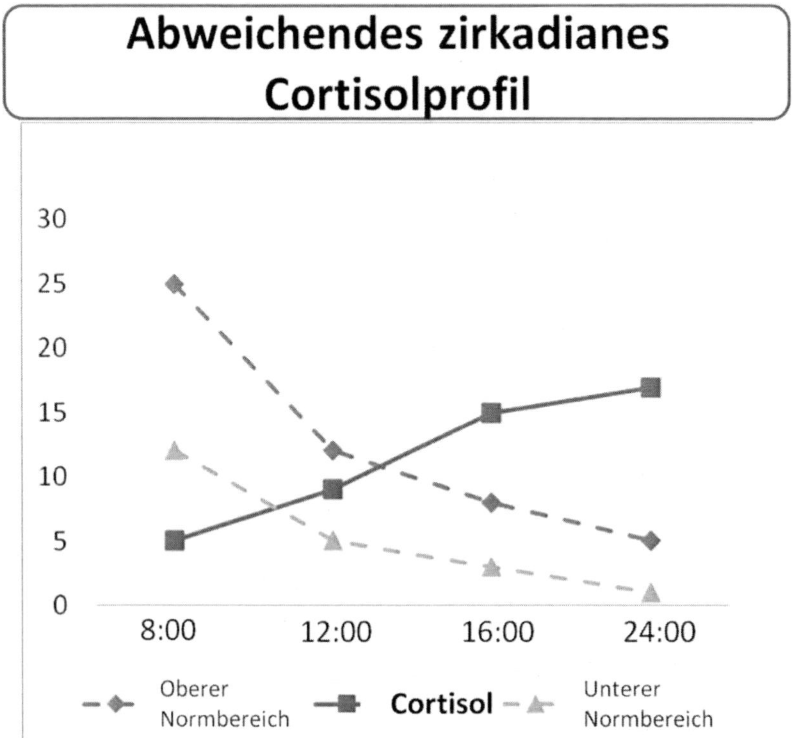

Überarbeitete Nebennieren

Abbildung 33: Überarbeitete Nebennieren

Erhöhte Cortisollevel in der Nacht, wie im Bild oben dargestellt, stören den Schlaf und erschweren das morgendliche Aufstehen. Zusätzlich werden die Betroffenen sehr wahrscheinlich stärkeres Verlangen nach Süßem und, wenn sie weiblich sind, hormonelle Schwankungen während des Zyklus erleben.

Abweichendes zirkadianes Cortisolprofil

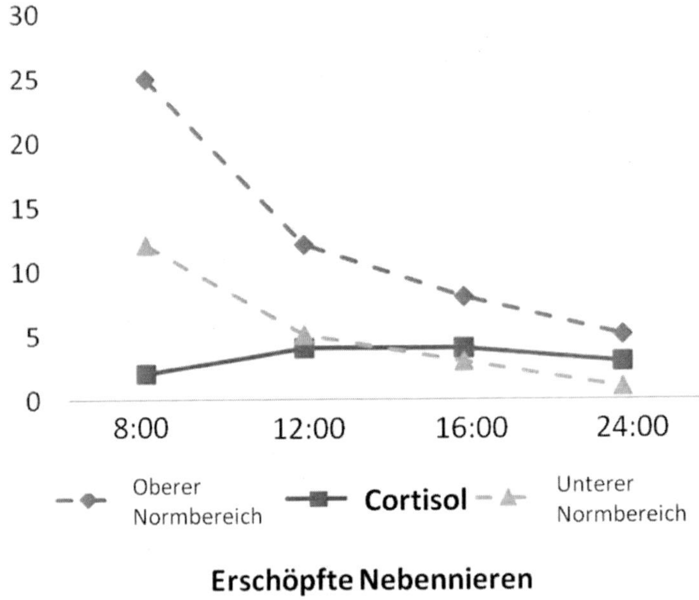

Abbildung 34: Erschöpfung der Nebennieren

Das letzte Profil zeigt die Erschöpfung der Nebennieren. Der Cortisollevel ist und bleibt extrem niedrig. Die Gesundheit bei diesem Patienten wiederherzustellen braucht Zeit und präzise Arbeit. Ein Komplexmittel zur Unterstützung der Nebennieren würde nicht seinen Zweck erfüllen und könnte tatsächlich sogar die Überarbeitung der Drüsen noch vorantreiben, indem es die Kampf-oder-Flucht-Reaktion noch verstärkt. Wenn die Nebennieren erschöpft sind, ist eine behutsame Rehabilitation gefragt. Häufig braucht man zunächst eine Nahrungsergänzung, die den richtigen Cortisolrhythmus wiederherstellt, ohne jedoch gleichzeitig die Adrenalinproduktion anzuregen. Mit FBA-Muskeltest kann der Therapeut den idealen hormetischen Nährstoff in der genau angemessenen Dosis finden.

Hormetische Nährstoffe für die Nebennieren

Es gibt verschiedene Grade der Nebennierenermüdung. Viele hormetische Nährstoffe können aufgrund ihrer Vielseitigkeit helfen, die Nebennierenfunktion wiederherzustellen. Gängige Nährstoffe sind Phosphatidylserin, Vitamin B5, B1 und B2, Drüsengewebe oder -extrakte, die Aminosäure L-Tyrosin und Calcium oder Magnesium. In schwerwiegenderen Fällen könnte auch die Zuführung von Nebennierenhormonen angemessen sein. Nebennierengewebe oder -extrakte können hilfreich sein, wie auch die Hormone DHEA oder Progesteron. Modulierende Phytotherapeutika wie Ashwagandha, Rhodiola und Panax Ginseng können ebenfalls wertvolle Hilfe leisten.

Kapitel-Highlights

- 3E 23 bezieht sich auf Schilddrüse und Nebennieren. Faktoren wie Blutzucker-Dysbalance, mangelhafte Verdauung und systemische Entzündungsreaktionen können diese Drüsen aus dem Gleichgewicht bringen
- FBA kann diese Organe mit den Biomarkern Cortisol, Adrenalin, Noradrenalin, TSH, T4, T3 u. v. a. bewerten
- Die Schilddrüse ist essenziell für Energie und Stoffwechsel
- Hashimoto-Thyreoiditis, eine Autoimmunerkrankung der Schilddrüse, ist heute die häufigste Form der Hypothyreose
- Die Nebennieren sind die Stress-Drüsen. Ihre Aufgabe ist das Stressmanagement durch Ausschüttung von Hormonen wie Cortisol, Aldosteron und Adrenalin
- Speicheltests können effektiv die Nebennierenhormone und den Grad der Funktionsstörung / Erschöpfung der Drüsen bestimmen

DÜNNDARM 19

Neurotransmitter: Noradrenalin (niedrig)

Organ oder System: Dünndarm

Haupt-Biomarker: Nahrungsmittel, Fette, Zusatzstoffe

Wichtigste hormetische Nährstoffe: L-Glutamin, Verdauungsenzyme, Morinda Citrifolia, Probiotika (Acidophilus)

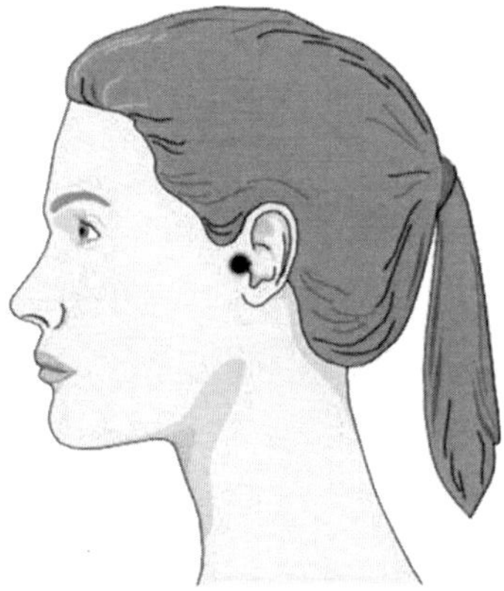

Abbildung 35: Dünndarm 19 (Dü 19)

ALLERGIE ODER ENTZÜNDUNG

Nach der Arbeitshypothese in Hoffnung auf Gesundheit beginnen funktionelle Krankheiten mit der Nahrungsaufnahme im Mund, weil dort das Verdauungssystem anfängt. Die Ernährung mit industriell verarbeiteten Nahrungsmitteln und Zusatzstoffen bedeutet für den Dünndarm eine große Herausforderung. Das ist das prinzipielle Problem. Der 4-6 m lange Dünndarm, in dem der größte Teil der Nahrungsaufnahme stattfindet, befindet sich in der Mitte des Verdauungstraktes zwischen Magen und Dickdarm. Enzyme, Säuren und gute Darmbakterien arbeiten zusammen, um Fette, Proteine und Kohlenhydrate in ihre kleinsten Teile zu zerlegen. Der Körper kann nun das Rohmaterial als Treibstoff oder für Wachstum und Reparatur aller Zellen und Systeme nutzen. Weil im Dünndarm durch den Verdauungsprozess der eigentliche Einlass in den Körper stattfindet, ist hier auch das Immunsystem besonders wachsam. Deshalb befinden sich hier 70 % der Zellen und Gewebe des Immunsystems. Jede Störung der Darmschleimhaut kann zu Entzündungen, Allergien und Verdauungsproblemen jeglicher Art führen. Darum spielt der Dünndarm eine Hauptrolle für funktionelle Erkrankungen. Aus diesem Grund ist der Primäre Energie-Punkt Dü 19 ganz oben in der FBA-Hierarchie angesiedelt.

Wann immer das Immunsystem seine Arbeit gut macht und Infektionen bekämpft oder Ablagerungen wegräumt, kommt es zu einer leichten Entzündungsreaktion. Bei einem gesunden Immunsystem bleiben diese minimalen Entzündungen im täglichen Leben völlig unbemerkt. Das ist aber dann nicht mehr der Fall, wenn das Immunsystem aus dem Gleichgewicht gerät. Dann kann es zu einer regelrechten Überflutung von Schmerz und Schwellung kommen. Wenn die Entzündung im Verdauungstrakt besonders stark ist, können eine Menge unerwünschter Folgen, schlimmstenfalls das sogenannte Leaky Gut Syndrom, eintreten.

LEAKY GUT SYNDROM

Jahrzehntelange Ernährung mit raffiniertem Zucker, schlechten Fetten und industriell verarbeiteten Lebensmitteln – also die süße und fette Standardernährung – muss unweigerlich zu funktionellen Problemen jeglicher Art führen. Die Dünndarmschleimhaut kann diesem toxischen Sperrfeuer nicht unendlich lange widerstehen. Mit jedem Bissen industriell verarbeiteter Nahrung, die wir zu uns nehmen, muss das Immunsystem seine Aktivität hochfahren und die Leistung der Makrophagen, Phagozyten und Eosinophilen aufstocken, die den ganzen anfallenden Müll wieder entsorgen müssen. Steigen jedoch die Anforderungen weiter, so wird die Stabilität des ganzen Dünndarms auf die Probe gestellt. Schließlich kann die Dünndarmschleimhaut dem Ansturm nicht mehr standhalten. Was einst eine dichte Zellwand war, die nur ausgewählten Substanzen den Eintritt erlaubte, weist nun große Löcher auf, durch die jetzt ganze Proteine direkt in den Blutstrom gelangen können.

Proteine im Blutstrom verursachen einen weiteren Anstieg der Immunaktivität. Antikörper werden gebildet und stürzen sich auf alles, was des Weges kommt. In der Folge reagieren Menschen mit einem Leaky Gut („Durchlässigen Darm") dann oft allergisch auf das meiste, was sie essen. Sogar einfachste Speisen wie brauner Reis oder grünes Gemüse können dann heftige Blähungen und Bauchschmerzen verursachen.

Das Leaky-Gut-Syndrom stellt den Dammbruch für funktionelle Erkrankungen dar. Lässt man ihn unbeachtet, entstehen aus den Verdauungsproblemen bald große zusätzliche Belastungen für Leber, Nieren und Blase. Das aber sind die Entgiftungsorgane, die alle Abfallprodukte der Verdauung entsorgen müssen. Wegen des entzündeten Dünndarms müssen sie nun rund um die Uhr arbeiten, um die Riesenmenge an Abfallprodukten abzubauen, die das hoch aktive Immunsystem ununterbrochen anhäuft, bis das Ganze in einem Zustand der Autointoxikation stecken bleibt. Bei Entzündungen im Verdauungstrakt finden sich immer auch Zeichen von mangelnder Entgiftung. Allergien und Überempfindlichkeit auf Chemikalien, Lebensmittelzusatzstoffe, Umweltgifte etc. sowie Verdauungsprobleme aller Art, Kopfschmerzen, Konzentrationsstörungen, Gedächtnisschwäche, übermäßige Müdigkeit sind allgemeine Symptome dafür.

Aber lange bevor der Darm so durchlässig werden kann, muss die natürliche Barriere der Mikroflora überwunden werden. Das sind all die guten Bakterien des Darms. Bis zu 700 Arten von Mikroorganismen bilden die annähernd fünf Pfund wiegende Darmflora. Selbst wie ein Organ funktionierend hilft die Darmflora bei der Bildung bestimmter B-Vitamine und assistiert dem Immunsystem dabei, Parasiten, unerwünschte Bakterien und Hefen unter Kontrolle zu halten. Allerdings ist diese erste Verteidigungslinie verwundbar.

Antibiotika, Alkohol, Koffein, Konservierungsmittel und Zusatzstoffe sowie Entzündungen durch unbekömmliche Nahrungsmittel und Getränke können die Darmflora verändern und schwächen. Andere Chemikalien wie Hormonpillen oder Schmerzmittel wirken verstärkend für diese Veränderungen. Wenn sich das Verhältnis von guten zu unerwünschten Bakterien signifikant verschlechtert hat, kommt es zur sogenannten Dysbiose des Darms. Wenn diese nicht schnell behoben wird, folgt in Kürze das Leaky-Gut-Syndrom.

Chemische Substanzen aus normalen Stoffwechselprozessen und aus der Nahrung bilden durch Oxidation freie Radikale. Im Kapitel *Quelle der Jugend und Anti-Aging* wird erläutert, wie der Dauerbeschuss mit freien Radikalen den Körper des wichtigen Antioxidans Glutathion beraubt. Ist aber das Glutathion aufgebraucht, so greift die gewebezerstörende Substanz iNOS ungebremst um sich. Ihr Vorhandensein hat direkte Bezüge zur Entstehung des Leaky-Gut-Syndroms und von Autoimmunerkrankungen.

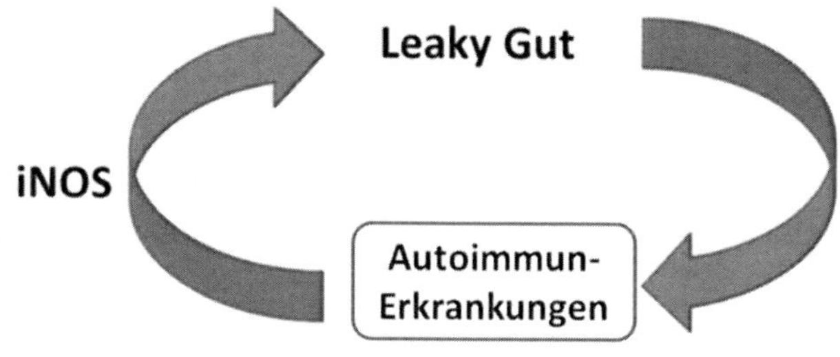

Abbildung 36: Der iNOS-Teufelskreis

Das Leaky-Gut-Syndrom führt oft zu Mangel an wichtigen Mineralien wie z. B. Magnesium, Zink, Kupfer, Calcium, Bor, Silizium und Mangan: Das muss man bedenken, um die nötigen hormetischen Nährstoffe zur Abwendung des Syndroms zu finden. Selbst wenn die Nahrung reich an Mineralien ist, können sie möglicherweise nicht an ihr Zielgewebe gelangen. Die entzündete Dünndarmschleimhaut lässt die Mineralien nicht auf dem normalen Weg zu ihren Beförderungs-Proteinen gelangen, die sie zu ihren Zielzellen geleiten würden. Auf diese Weise allein gelassene Mineralien kommen ohne ihre zugehörigen Proteine immer nur bis zum Darm. Fibromyalgie-Patienten mit chronischen Schmerzen im ganzen Körper und Müdigkeitssyndrom zeigen immer wieder erniedrigtes Magnesium in den Erythrozyten, selbst dann, wenn sie viel Magnesium durch die Nahrung und noch zusätzlich durch Nahrungsergänzungsmittel zu sich nehmen.

Wenn der Darm einmal durchlässig geworden ist, reicht es nicht mehr aus, nur die mangelnden Mineralien zu sich zu nehmen. Zuerst muss die Darmwand heilen. Phytotherapeutika wie die gemahlene Rinde der amerikanischen Rotulme [354] (slippery elm bark), Eibischwurzeltee [355] oder entglycyrrhizinierter Süßholzextrakt [356] helfen sanft und schonend, die Schleimhaut des Dünndarms zu heilen.

Ganzheitlich ausgerichtete Mediziner glauben, dass man nur mit einem gesunden Darm auch ein gesunder Mensch sein kann. Sie haben recht. Ohne gesundes Verdauungssystem können chronische Krankheiten nicht überwunden werden. Darum ist eine gute Ernährung so wichtig. Auch die besten Nahrungsergänzungsmittel der Welt werden gegen das Leaky-Gut-Syndrom nichts ausrichten, wenn die Ernährung nicht umgestellt wird.

Die richtige Ernährung zur Ausheilung des Leaky-Gut-Syndroms schützt den Darm vor Dysbiose, denn sie ist frei von industriell verarbeiteten Lebensmitteln, Konservierungs- und Zusatzstoffen. Um Blutzuckerspitzen und Insulinschübe zu vermeiden, enthält sie wenig Süßes und mehr Proteine. Um Entzündungen auf der zellulären Ebene zu reduzieren, enthält sie viele natürliche kalt gepresste Öle und eine bunte Vielfalt an Nahrungsmitteln zur Erhöhung der Antioxidanzien. Das Weglassen der meisten Getreidearten und Gluten beugt Autoimmunreaktionen vor.

NAHRUNGSMITTELALLERGIEN

Ein überaktives Immunsystem greift alles an, was vorbeikommt, auch gesunde Nahrung. Deshalb nehmen Nahrungsmittelallergien in der Zivilisationsgesellschaft beständig zu. Auf der Suche nach den Ursachen[357] untersuchten Forscher auch die Darmflora. Wie zu erwarten war, gibt es große Unterschiede in der Darmflora von Personen mit oder ohne Nahrungsmittelallergien[358]. Andererseits steht die Darmflora aber nur für einen wesentlichen Teil eines viel umfassenderen Geschehens.

Die Ernährung bestimmt die Darmflora. Die bakterielle Zusammensetzung der Darmflora bei Personen, die sich im Wesentlichen von Vollkornprodukten und Gemüse ernähren, sieht völlig anders aus als von jenen, die eine Menge industriell verarbeiteter Nahrung zu sich nehmen. Bei Letzteren ist das Darmmilieu ein idealer Platz, um Entzündungen und Nahrungsmittelallergien heranzuzüchten.

Nahrungsmittelallergien decken in ihrem Erscheinungsbild ein breites Feld von lästigen Blähungen bis zu lebensbedrohlichen anaphylaktischen Reaktionen[359] ab. Unabhängig von der Intensität lösen sie aber immer eine Entzündungsreaktion aus. Die kontinuierliche Aufnahme von Nahrung, die den Verdauungstrakt stresst, führt zu einem hypersensiblen Immunsystem. Hypersensibilität ist gefährlich. Patienten bekommen scheinbar grundlos Schwellungen, Juckreiz oder Ekzeme. Mit der Zeit können sich die anfangs kurzfristigen Befindlichkeitsstörungen immer weiter verschlimmern. Eine über 50 Jahren durchgeführte Studie[360] belegt den Zusammenhang von Arthritis mit Nahrungsmittelallergien. Die mit Arthritis assoziierten Nahrungsmittel sind: Mais, Weizen, Schweinefleisch, Orangen, Milch, Eier, Rindfleisch und Kaffee[361]. Ein noch beängstigenderes Bild zeigen die Autoimmunerkrankungen, die sich in geradezu epidemischen Ausmaßen entwickeln. Lesen Sie mehr darüber im Kapitel *Konzeptionsgefäß 19.*

NAHRUNGSMITTELUNVERTRÄGLICHKEITEN

Bei funktionellen Erkrankungen können Nahrungsmittel auch dann Schaden anrichten, wenn keine Allergie gegen sie vorliegt. Viele Menschen leiden an nahrungsabhängigen Störungen, selbst wenn keine Antikörper im Blut nachweisbar sind, die eine Allergie im eigentlichen Sinne beweisen würden. Mitunter kann es schon zu Empfindlichkeiten kommen, wenn man das gleiche Lebensmittel zu oft zu sich nimmt. Denn es gibt nicht das eine perfekte Lebensmittel. Der Körper braucht stets mehrere Quellen für hormetische Nährstoffe, um alle Arten von Lebensmitteln zu verarbeiten. Das gilt auch für gute, gesunde Nahrungsmittel wie Spinat und Brokkoli.

Gesunde Lebensmittel beinhalten oft hohe Anteile an spezifischen Nährstoffen wie z. B. Eisen. Das klingt gut. Allerdings könnte sich das sogar nachteilig auswirken, wenn ein Patient an Zink- oder Kupfermangel leidet. FBA-Therapeuten berichten, dass geheimnisvolle Gelenkschmerzen, Nasenbluten, Menstruationsschmerzen und Kopfschmerzen verschwanden, als für eine Weile die besonders eisenhaltigen Lebensmittel reduziert wurden. Das heißt natürlich nicht, dass man fortan Eisen meiden sollte. Es zeigt nur, dass man ein Gespür für ausgeglichene Ernährung entwickeln und alte Ernährungsempfehlungen auf den Prüfstand stellen sollte. Was für den Einen gut ist, kann dem Anderen schaden.

BEHANDLUNG VON ALLERGIEN UND UNVERTRÄGLICHKEITEN

Das Immunsystem erzeugt alle Symptome, die mit Allergien oder Unverträglichkeiten in Zusammenhang stehen. Wenn die Reaktion des Immunsystems auf ein bestimmtes Nahrungsmittel gedämpft oder gestoppt werden könnte, würden die Symptome abklingen. Die Behandlung von Allergien und Unverträglichkeiten gelingt deshalb durch natürliche Techniken, die solche typischen allergischen Reaktionen außer Kraft setzen, oft auf eindrucksvolle Weise. N.A.E.T.,[362] BioSet,[363] Akupunktur,[364] Lasertherapie, spezialisierte chiropraktische Verfahren[365] und bestimmte Formen von Energy Balancing[366] sind dafür bewährte praktikable Möglichkeiten, die auf einer gemeinsamen fundamentalen Idee beruhen.

Schritt 1 ist ein Kontakt des Patienten mit dem Allergen, um eine milde Immunreaktion in Gang zu setzen. Das geschieht auf eine sehr sichere Weise, indem der Patient, der sich in einer völlig entspannten Position befindet, entweder ein Glasröhrchen mit der entsprechenden Substanz in der Hand hält oder es einfach auf seinem Bauch platziert wird. Diese Methode beugt allen extremen Reaktionen oder Anaphylaxie vor, zu denen es kommen könnte, wenn er das Allergen bereits riechen oder schmecken würde. Die Nähe der Substanz im elektromagnetischen Feld ist mehr als genug Stimulation für das Wiedererkennen durch Nervensystem und Immunsystem (siehe Kapitel *Alles ist elektromagnetisch)*. Wenn der Körper die Substanz entdeckt hat, tritt das Immunsystem sofort in Aktion. Aber die Reaktion ist dabei sehr viel schwächer, als wenn der Patient die Substanz zu sich nehmen würde. Genau diese schwache Reaktion macht Schritt 2 erst möglich.

Schritt 2 ist, die Immunreaktion mit einer übergeordneten, stärkeren Stimulation außer Kraft zu setzen. Diese Aktion desensibilisiert das Immunsystem für die Substanz. Entscheidend ist, dass die neue Stimulation größer ist als die Irritation durch die allergene Substanz und, genauso wichtig, dass sie sich an Organe und Gewebe des Immunsystems wendet. Alleine das Einhalten dieser Regeln hat zu bemerkenswerten Erfolgen in der Allergiebehandlung durch verschiedene naturheilkundliche Methoden geführt.

Je präziser eine Behandlung ist, desto besser das Ergebnis: Diese Präzision macht FBA den anderen Methoden überlegen. Ein allergenes Nahrungsmittel wird in Kontakt mit dem Körper einen starken Muskel immer schwächen. Wenn der Testmuskel schwach ist, kann der FBA-Therapeut den PEP suchen, der in Anwesenheit des Allergens stark bleibt. Der starke Energiepunkt ist individuell verschieden. Es ist nicht der gleiche bei jedem Patienten, auch nicht, wenn es sich um die gleiche Allergie handelt. Der Körper offenbart auf diese Weise, welcher Energiepunkt am meisten helfen kann, um die Allergie zu überwinden. Es ist nicht überraschend, dass das Wahrnehmen und Beachten der spezifischen Erfordernisse des Körpers zu besseren Resultaten führt, verglichen mit einer Herangehensweise, die für alle Patienten gleich ist.

Es gibt inzwischen eine Fülle von Einzelberichten und Studien zur Wirksamkeit der natürlichen Allergielöschungen. Viele Bücher beschäftigen sich mit dem Thema und an vielen Orten werden auf Allergien spezialisierte Naturheilkliniken gegründet.

In der traditionellen Medizin scheinen dagegen nur Desensibilisierungen die einzige Hoffnung auf Erleichterung von allergischen Symptomen zu sein. Ursächliche Probleme bleiben bei dieser Herangehensweise unbeachtet.

Natürlich ist die Effektivität bei einer ganzheitlichen Herangehensweise wesentlich besser. Ein guter Anfang zur Erzielung bester Ergebnisse ist, alles nur Mögliche zur Reduzierung der Entzündungsneigung zu tun, weil alle Allergien entzündlich sind. Entzündungen sind wie Feuer. Feuer kann durch Wasser oder durch Entfernen des Brennstoffs oder durch beides gelöscht werden. Stressoren aller Art wie z. B. Unausgeglichenheit im Blutzucker- oder Hormonhaushalt stellen den Brennstoff entzündlicher Prozesse dar. Stressreduktion durch gesunde Ernährung, Bewegung und Entgiftung nimmt dem Entzündungsfeuer diesen Brennstoff. Hormetische Nährstoffe und verbesserte Lebensgewohnheiten sind wie das Wasser, das den Brand löscht. Wenn man zusätzlich zum Entzug des Brennstoffs gleichzeitig dem Körper die individuell notwendigen Nährstoffe zur Heilung und Balancierung der funktionellen Systeme anbietet, ist das der sicherste Weg, den Ärger zu beenden und den Körper für die Allergie-Eliminierungstechniken vorzubereiten.

Kapitel-Highlights

- Der Primäre Energie-Punkt (PEP) Dünndarm 19, der direkt vor dem Ohr liegt, steht am meisten in Beziehung zu Allergien und Entzündungen des Verdauungstrakts.
- Allergien beginnen im Dünndarm, in dem 70 % der Immunabwehr stattfindet.
- Wenn das Immunsystem seine Arbeit zur Infektionsbekämpfung oder zur Entsorgung von Zellresten verrichtet, kommt es stets zu einem gewissen Maß an Entzündung.
- Chronische Entzündungen im Verdauungstrakt zerstören die Schleimhaut des Dünndarms, machen sie porös und durchlässig. Das führt zum Leaky Gut Syndrom.
- Eine der Aufgaben der Darmflora ist der Schutz gegen Entzündungen. Die Darmflora besteht aus über 600 verschiedene Typen von Mikroorganismen, die mit uns in Symbiose leben und ein essenzieller Teil unserer Darmgesundheit sind.
- Die Nahrung hat direkten Einfluss auf die Darmflora. Minderwertige Nahrungsmittel führen zu einer reduzierten Darmflora und einem überaktiven Immunsystem.
- Nahrungsmittelallergien und -unverträglichkeiten resultieren aus einem überaktiven Immunsystem.
- FBA kann Nahrungsmittelallergien und -unverträglichkeiten durch eine FBA-spezifische „Desensibilisierung“ des Körpers beheben, ein Vorgehen, das die überaktive Immunreaktion auf natürliche Weise beruhigt.

KONZEPTIONSGEFÄSS 19

Neurotransmitter: Keiner

Organ oder System: Immunsystem

Haupt-Biomarker: Hormone des Immunsystems (Zytokine)

Wichtigste hormetische Nährstoffe: Zink, Vitamin C, Vitamin D, Essentielle Fettsäuren, Camu-Camu (Myrciaria dubia), Reishi Pilz (Ganoderma lucidum)

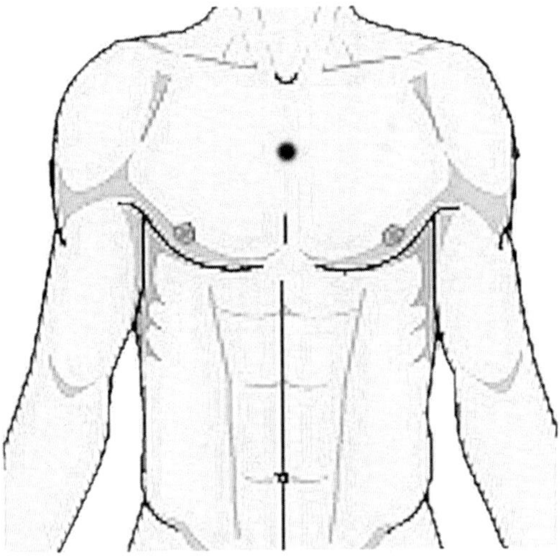

Abbildung 37: Konzeptionsgefäß 19 (KG 19)

INFEKTION ODER AUTOIMMUNERKRANKUNG

Heute hat die Menschheit die höchste Lebenserwartung seit der Zeit von Moses. Und doch hat die Häufigkeit von Krebs, Herzkrankheiten, Fettleibigkeit und Diabetes ebenfalls ihren höchsten Stand erreicht. Wie ist das vereinbar? Die Antwort ist die größte Errungenschaft der modernen Medizin und der modernen Gesellschaft: der Umgang mit den Mikroben, die Vernichtung von Bakterien, Viren und anderen pathogenen Mikroorganismen.

In der gesamten Menschheitsgeschichte haben mikrobielle Angreifer immer wieder die Gesellschaft geplagt und tausende, sogar Millionen von Menschen innerhalb kurzer Zeit dahingerafft. Cholera, Lungenentzündung, Malaria, Spanische Grippe und natürlich Pocken und Pest haben zusammen hunderte Millionen Menschen umgebracht. In jüngerer Geschichte sind Ebola und AIDS die Geißel der dritten Welt und auch der Industrienationen.

Wissenschaftler haben im Bereich Medizin und Hygiene großartige Erfolge erzielt, um die Seuchen unter Kontrolle zu bekommen. Sie haben das Lob und die Anerkennung von uns allen verdient. Aufgrund ihrer Arbeit ist z. B. die Pest heute praktisch kein Thema mehr. Dennoch bleiben Ängste bei den Menschen, wie in jüngerer Vergangenheit im Fall der asiatischen Vogelgrippe deutlich geworden ist. Gegenwärtig sind in der zivilisierten Gesellschaft die Mikroben weniger oft lebensbedrohlich, sondern sie stellen eher eine dauernde Bedrohung für die Gesundheit und die vollständige Beherrschung aller körperlichen und geistigen Funktionen dar.

Man könnte wahrscheinlich argumentieren, dass irgendwelche Erreger wie z. B. Bakterien, Viren, Pilze oder Parasiten der Grund sind für alle Krankheiten und Funktionsstörungen. Selten, wenn überhaupt, wird man einen Patienten finden, bei dem nicht ein Erreger zu einem gewissen Maße eine Rolle spielt. Herzkrankheit steht z. B. häufig in Verbindung mit einem verborgenen Bakterium namens Helicobacter pylori.[367] [368] Der Hauptgrund für eine Unterfunktion der Schilddrüse ist in Amerika eine Autoimmunerkrankung, die Hashimoto-Thyreoiditis. Auch dieser Prozess der Selbstzerstörung der Schilddrüse ist häufig auf den Einfluss eines Virus zurückzuführen.[369] Diabetes ist direkt verbunden mit dem Gleichgewicht der „guten" und „schlechten" Bakterien im Verdauungstrakt.[370] [371] Arthritis entwickelt sich wahrscheinlich auf dem Boden einer tief sitzenden chronischen Infektion.[372] Viele glauben, dass Krebs aus schwacher Genexpression resultiert, die wiederum direkt aus ständigen Angriffen von Mikroorganismen entsteht wie es z. B. das humane Papillomavirus in seiner Beziehung zum Zervixkarzinom zeigt.[373] Forscher prüfen aktuell die Verbindung zwischen Brustkrebs und drei anderen Virusarten.[374] Einer davon ist der Epstein-Barr-Virus, der Auslöser der Mononukleose, einer verbreiteten Infektion unter Teenagern.[375]

Auch wenn so ein Mikroorganismus nicht direkt mit einer Krankheit verbunden ist, so reicht seine bloße Anwesenheit für eine Reaktion des Immunsystems aus, was zu einem permanenten übermäßigen Verbrauch der Nährstoff-Ressourcen des Körpers führt. Wenn es also gelingt, die Mikroorganismen zu überwinden, dann besteht eine große Chance auf ein gesundes und langes Leben.

DAS IMMUNSYSTEM

Das Immunsystem ist ein unglaublich komplexes Netzwerk, das als wichtigstes Verteidigungssystem des Körpers für den Widerstand gegen alle möglichen Eindringlinge zuständig ist. Etwa 70 % aller Immunabwehrzellen befinden sich in den Schleimhäuten des Verdauungstraktes. Der intensivste Kontakt eines Menschen mit der Außenwelt findet statt über die Nahrung, die er zu sich nimmt. Sie kann alle möglichen Gefahren mit sich bringen wie schädliche Chemikalien oder Bakterien. Vielleicht ist das der Grund, warum Menschen mit chronischen Krankheiten und schwachem Immunsystem fast immer gleichzeitig auch Verdauungsprobleme haben.

Das Immunsystem besteht aus verschiedenartigen Zelltypen und Geweben, die in Zusammenarbeit miteinander den Körper als Ganzes vor Schädigung durch fremdartige Substanzen und Organismen schützen sollen. Außerdem arbeitet es offensiv an Heilung und Reparatur von Geweben nach einer Verletzung und am Abbau von abgestorbenen Zellen bzw. der Eliminierung von entarteten Zellen (Krebszellen). Der größte Teil des Immunsystems, das Darm-assoziierte Lymphgewebe, befindet sich in der Schleimhaut von Dünn- und Dickdarm. Nase, Mund, Luftröhre und Lunge sind mit einem anderen Immungewebe ausgekleidet, dem Bronchien-assoziierten Lymphgewebe. Neben diesen Bereichen sind die für Unterstützung und Funktion des Immunsystems verantwortlichen Organe v.a. Knochenmark, Thymus, Milz und Leber.

Das Immunsystem ist eines der komplexesten und flächendeckendsten Systeme im Körper. Darum sollte es nicht überraschen, dass es immer in irgendeiner Weise beteiligt ist, sobald jemand an einem Problem jedweder Art leidet, sei es Schmerz, Erschöpfung, Verdauungsprobleme usw. Wenn das Immunsystem selbst ein Problem hat und Hilfe braucht, meldet sich beim Test mit FBA der PEP Konzeptionsgefäß 19, der sich in der Mitte des Brustbeins befindet.

Die Anzahl der weißen Blutkörperchen, der Leukozyten, steigt, wenn der Körper versucht, eine akute Infektion zu bekämpfen. Ohne weiße Blutkörperchen ist die Infektionsabwehr nicht möglich. AIDS ist ein Beispiel für eine Infektion, die diese Abwehrzellen selbst betrifft und außer Kraft setzt. Es gibt viele verschiedene Arten von weißen Blutzellen, jede mit einer spezifischen Funktion der Immunabwehr: neutrophile, eosinophile, und basophile Granulozyten, Monozyten und Lymphozyten. Wir richten unser Augenmerk einmal auf den letztgenannten Typ, die Lymphozyten, und ihre Rolle im Kampf gegen unerwünschte Antigene und Haptene.

Antigene und Haptene sind Substanzen, die eine Reaktion des Immunsystems hervorrufen. Antigene sind z. B. Bakterien, Viren, Fremdeiweiß. Haptene sind anorganische, nicht lebende Substanzen wie Schwermetalle, Pestizide, Chemikalien etc. Das Bild unten stellt vereinfacht den Ablauf im Körper dar, wenn ein Antigen oder ein Hapten erscheint.

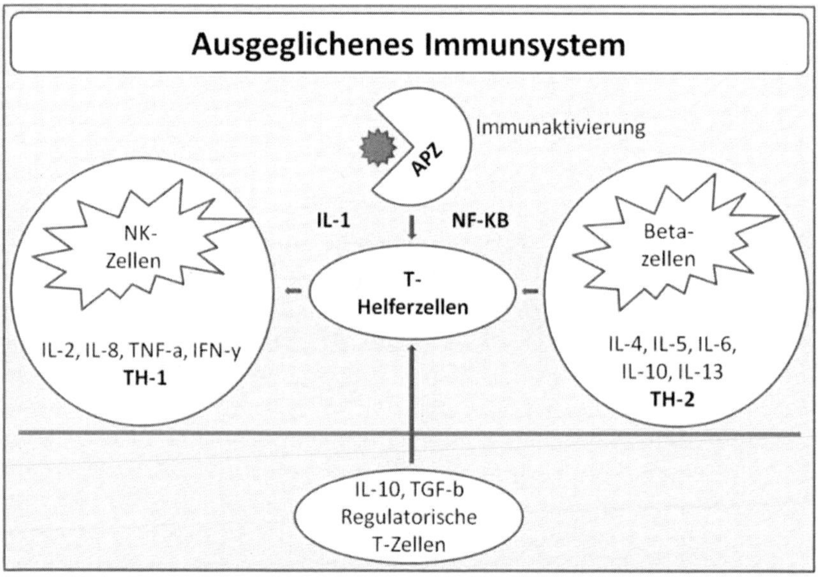

Abbildung 38: Ausgeglichenes Immunsystem

Die erste Reaktion des Immunsystems ist, die unerwünschte Substanz als solche zu markieren. Das ist die Aufgabe der Antigen-präsentierenden Zellen (APZ). Als nächstes senden die APZ spezifische chemische Botenstoffe, die Zytokine, aus, die nun andere wichtige Helferzellen herbeirufen, um die Antigene zu vernichten.

Einmal gestartet, kann der Immunprozess nun auf zwei verschiedene Arten ablaufen, entweder er folgt dem TH-1-Pfad oder dem TH-2-Pfad. Auf dem TH-1-Pfad werden die Natürlichen Killerzellen (NK-Zellen) gebildet, auf dem TH-2-Pfad die Betazellen. Im Frühstadium der Antigenvernichtung bedient sich das Immunsystem hauptsächlich der NK-Zellen. Wenn die Infektion stark ist oder lange anhält, werden vermehrt Betazellen eingesetzt. Die Betazellen sorgen für „Immunität“ gegen Antigene durch die Bildung von spezifischen Antikörpern. Wenn man z. B. als Kind einmal die Windpocken hatte, bilden sich üblicherweise Antikörper im Blut, die dafür sorgen, dass man nicht noch einmal an Windpocken erkrankt. Man ist dagegen immun geworden.

Wenn das Immunsystem die Antigene vernichtet hat, muss es die Zytokine wieder „abschalten“. Andernfalls käme es zu einem kontinuierlichen Hilferuf. Man braucht nicht immer mehr Holz im Kaminfeuer, wenn das Haus schon längst warm ist. Es ist die Aufgabe der Regulator-T-Zellen und der Suppressor-T-Zellen, das Immunsystem wieder herunter zu fahren, wenn der Job erledigt ist. Wenn alles gut verlaufen ist, sind die Antigene vernichtet, es werden keine Zytokine mehr produziert und der Körper ist nun frei von Eindringlingen bzw. Infektionen. Bei chronischen Krankheiten allerdings ist – um im Bild zu bleiben – das Haus entweder zu heiß oder das Holz ist schon vor langer Zeit ausgegangen. So oder so ist es darin ziemlich ungemütlich.

Bevor sich eine chronische Krankheit manifestieren kann, bestand schon lange Zeit ein funktionelles Ungleichgewicht. Üblicherweise befinden sich „normale“ oder „gesunde“ Menschen in einem mitunter schon erheblichen Zustand der Anpassung oder Adaption. Ihr Körper erhält diesen Zustand vielleicht schon seit Jahrzehnten aufrecht. Adaption bedeutet, der Körper bedient sich der Ressourcen des einen Bereichs, um die Defizite in einem anderen Bereich auszugleichen. Diese Ausgleichsprozesse haben aber auf Dauer einen hohen Preis. Die Reserven können einmal zur Neige gehen; die Gewebe und Drüsen, die für die ständigen Adaptionsprozesse zuständig sind, erschöpfen sich mehr und mehr, um endlich ganz zu versagen und ihre Funktion einzustellen. Wenn man ein kaputtes Dach unbeachtet lässt, sind erhebliche Schäden im Haus für die Zukunft sicher vorprogrammiert.

Ein unausgeglichenes Immunsystem ist kein Spaß. Jedes nur mögliche Symptom kann daraus resultieren, schlimmstenfalls vergrößert es die Wahrscheinlichkeit für langwierige Leiden wie Autoimmunkrankheiten, Multiple chemische Sensibilität (MCS), Chronisches Müdigkeitssyndrom, Fibromyalgie oder Hypothyreose. Bei einer Befragung von 1582 Teilnehmern in Atlanta, Georgia, klagten 12,6 % über MCS. Das *Department of Health Services* berichtet von 15,9 % Betroffenen in Kalifornien und geht von einer ähnlichen Verbreitung dieses Leidens in allen Staaten der USA aus.[376] Diese Zahl hat sich seit dem Jahr 2000 verdoppelt. Tatsächlich nehmen alle chronischen Krankheiten deutlich zu, ganz besonders aber bei Kindern.

Die Zahl der Kinder mit chronischen Krankheiten hat sich in Amerika in nur einer Generation vervierfacht. Gemäß einer Harvard-Studie, veröffentlicht in einer Spezialauflage des *Journal of the American Medical Association on Children's Health*, hat sich die Fettleibigkeit bei Kindern in den letzten drei Jahrzehnten fast vervierfacht, Asthma bei Kindern hat sich seit den 1980er Jahren verdoppelt. Genauso ist die Zahl der von Aufmerksamkeitsdefizitsyndrom (ADS) betroffenen Kinder sprunghaft angestiegen[377]. 1960 waren 1,8 % der amerikanischen Kinder von einem chronischen Leiden betroffen, das ihre Aktivität einschränkte. 2004 lag die Rate bereits bei 7 %.[378]

Weil die Zahl der Betroffenen beständig weiter steigt, scheint es logisch, dass abwehrschwache und mangelernährte Menschen abwehrschwache und mangelernährte Kinder zur Welt bringen und großziehen. Zu allem Überfluss sind auch noch die Ernährungsgewohnheiten der meisten Kinder grauenhaft, was den Zustand weiter verschlimmert. Leider hören die Probleme nach der Kindheit nicht auf. Sie werden größer.

AUTOIMMUNKRANKHEITEN

Annähernd 20 % der Menschen in unserer Gesellschaft leiden an einer Autoimmunkrankheit.[379] Das bedeutet, das Immunsystem greift ein körpereigenes Gewebe an. Frauen sind dreimal häufiger betroffen als Männer. Autoimmunkrankheiten gehören bei Frauen zu den 10 häufigsten Todesursachen in allen Altersgruppen unter 65 Jahren.[380]

Die Art der Autoimmunkrankheit unterscheidet sich nach ihrem Angriffsziel: Rheumatoide Arthritis greift die Gelenke an, Multiple Sklerose die Myelinscheiden der Nervenzellfortsätze, Typ 1 Diabetes die Bauchspeicheldrüse, Morbus Crohn attackiert den Dünndarm und Hashimoto-Thyreoiditis die Schilddrüse. Dies sind nur einige Beispiele von über 80 verschiedenen Autoimmunkrankheiten.

Wodurch entsteht eine Autoimmunerkrankung?

Autoimmunkrankheiten können nicht auf eine Ursache zurückgeführt werden, weil sie das Ergebnis einer Ansammlung vieler Ursachen sind. Wissenschaftler auf der ganzen Welt suchen nach dem umweltbedingten, genetischen, hormonellen oder ernährungsbedingten Schlüssel für das Problem – ohne viel Erfolg. Weil alle Systeme im Körper miteinander verbunden arbeiten, ist fast jeder denkbare innere oder äußere Grund für die Auslösung einer Autoimmunkrankheit möglich. Befindet sich im Mund (Zähne?) oder im Darm vielleicht noch irgendein versteckter Infektionsherd? Besteht bei dem

Patienten eine Schwermetallbelastung? Hat er etwas gegessen, was sein Verdauungssystem nicht verarbeiten oder seine Leber nicht entgiften kann? Ist seine genetische Veranlagung geschwächt z. B. durch Ernährungsdefizite?

Unabhängig von der Ursache der Erkrankung werden die zellulären Mechanismen, die aus dem Gleichgewicht geraten sind, langsam klar. Sie sind beschrieben im Kapitel *Quelle der Jugend und Anti-Aging.* Glücklicherweise führen die PEPs den FBA-Therapeuten direkt zu den Systemen, die die meiste Aufmerksamkeit erfordern. Sie können ihm dann helfen, die individuelle Ursache für das Ungleichgewicht des Immunsystems zu finden. In allen Fällen braucht es ganz bestimmte Schritte, um es wieder ins Gleichgewicht zu bringen.

Die häufigste Regulationsstörung des Immunsystems ist ein Ungleichgewicht zwischen den zwei Typen von Helferzellen, TH-1 und TH-2. Oft gibt es eine Überaktivität auf einer Seite, während die andere zu wenig arbeitet. Auch das ist wieder eine der Wippschaukeln des Körpers. Z.B. haben viele Asthma-Patienten eine erhöhte TH-2-Aktivität, während das bei MS-Patienten im allgemeinen auf TH-1 zutrifft.

Wenn das Immunsystem sich so nach einer Seite neigt, kommt es zu einer Erhöhung der Zytokine TH-17. Sie verändern das Stickstoffmonoxidsystem und erhöhen dramatisch die iNOS. Das führt zu anhaltender Gewebezerstörung, wie wir es bei der Autoimmunerkrankung Psoriasis, der Schuppenflechte, an der Haut sehen.[381]

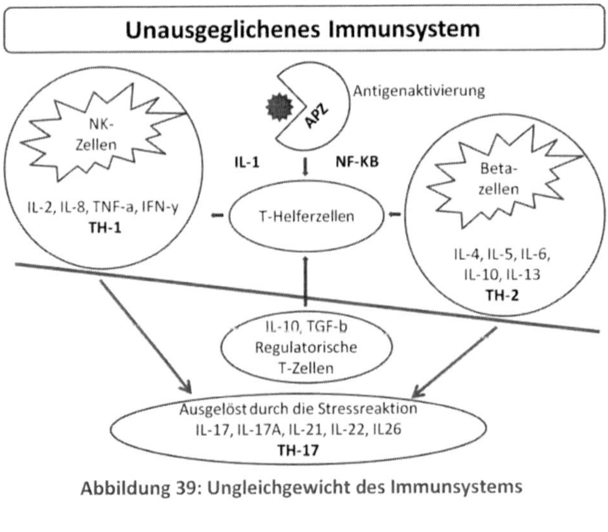

Abbildung 39: Ungleichgewicht des Immunsystems

Ein dreifacher Weg reguliert das Immunsystem. Erstens muss die Seite mit zu hoher Aktivität gedämpft werden. Das bedeutet, die Faktoren zu entfernen, die das Feuer der Immunabwehr immer weiter schüren. Zweitens muss die inaktive Seite stimuliert werden. Das geschieht mit Phytotherapeutika oder hormetischen Nährstoffen. Schließlich muss drittens die Bremse in der Mitte der Wippe wieder fest angezogen werden. Dafür sind die Regulationszellen TH-3 zuständig. Immunmodulatoren wie Vitamin D, Glutathion und gesunde Öle sind die Feststellbremsen.

Das Problem ist, herauszufinden, welche Seite der Wippe hoch und welche niedrig ist. FBA-Therapeuten stürzt das in kein Dilemma. Ein Patient mit erhöhter TH-1-Aktivität wird z. B. nicht gut auf eine Substanz testen, die diese Seite noch stimuliert, weil sie ja sowieso schon zu aktiv ist. Vitamin C, Echinacin und andere TH-1-Stimulanzien werden bei ihm den starken Testmuskel schwächen. Er wird aber wieder stark bei Substanzen, welche die weniger aktive TH-2-Seite stimulieren. Das gegenteilige Szenario gilt für die Patienten mit erhöhter TH-2- und erniedrigter TH-1-Aktivität. Hier einige hilfreiche praktische Schritte zur Regulation des Immunsystems:

- TH-1 Funktion zu schwach – verstärke sie mit Substanzen wie Echinacin, Zink, Chinesischer Tragant (Astragalus membranaceus) und Gelbwurz (Hydrastis canadensis).
- TH-2 Funktion zu schwach – verstärke sie mit Substanzen wie Grüntee, Koffein, Silberweide (Salix alba) und Traubenkernextrakt.
- TH-1 oder TH-2 Funktion zu stark – unterstütze die Ausleitung der Zytokine, die kontinuierlich das Immunsystem weiter anregen. Das geschieht v.a. durch Leberstärkung. Zieh die Bremsen an – Zur Immunmodulation durch die Regulationszellen (TH-3) verabreiche Vitamin D, EPA, DHA und/oder Glutathion.

Kapitel-Highlights

- Bei FBA ist der Akupunkturpunkt Konzeptionsgefäß 19, der sich in der Mitte des Brustbeins befindet, einer der wichtigsten PEPs zur Beurteilung eines ausgewogenen Immunsystems.
- Einer der größten Fortschritte in der Medizin war die Erforschung der Mikroben, was uns die Möglichkeit gibt, schädigende Bakterien, Viren und Parasiten zu vernichten.

- Viele Ärzte der traditionellen und auch der Komplementärmedizin glauben, dass Mikroorganismen an den meisten Krankheiten und Leiden ursächlich beteiligt sind.
- Ein großer Teil des Immunsystems beginnt erst mit seiner Arbeit, wenn er die Aufforderung dazu erhält durch die entsprechenden Botenstoffe, die Zytokine. In deren Anwesenheit werden kaskadenartig ineinander greifende Immunreaktionen zur Vernichtung von Mikroorganismen, Neutralisierung von Giften und zur Reparatur von zerstörten Körpergeweben in Gang gesetzt.
- Annähernd 20 % der Bevölkerung leiden an einer Autoimmunkrankheit, bei der das Immunsystem ein eigenes Körpergewebe angreift.
- Krankheiten des Immunsystems nehmen zu. Eine Theorie besagt, dass abwehrschwache und mangelernährte Menschen nun wiederum abwehrschwache und mangelernährte Kinder zur Welt bringen und großziehen.
- Um das Immunsystem mit FBA wieder ins Gleichgewicht zu bringen, muss der Therapeut wissen, welche Seite überaktiv ist, der TH-1- oder der TH-2-Pfad, und dann die entsprechenden hormetischen Nährstoffe verabreichen.

NIERE 27

Neurotransmitter: Serotonin (erhöht)

Organ oder System: Nieren / Entgiftung

Haupt-Biomarker: Serotonin, 5-HTP, Aldosteron

Wichtigste hormetische Nährstoffe: Magnesium, Calcium, Vitamin B6, Folsäure, L-Tryptophan

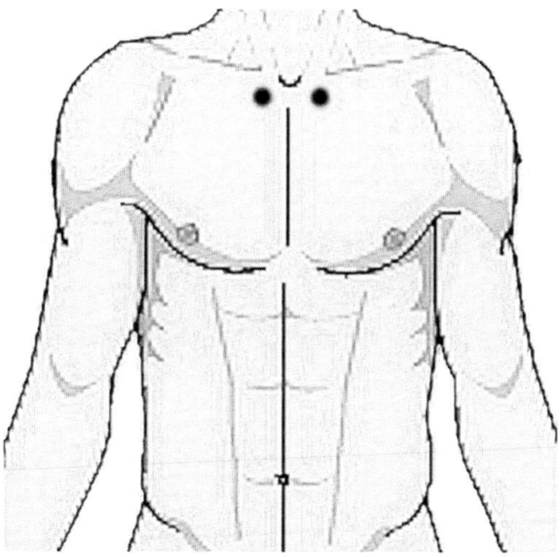

Abbildung 40: Niere 27 (Ni 27)

MIGRÄNE, METALLE ODER MINERALIEN

Die Nieren regulieren das Gleichgewicht zwischen Natrium und Wasser im Körper und kontrollieren die Konzentration vieler anderer Mineralsalze wie Kalium, Calcium, Phosphor und Magnesium. Sie verhelfen dem Körper zu einem stabilen pH-Wert, indem sie die Abfallprodukte der physiologischen Prozesse entsorgen. Eine einfache Möglichkeit zur Unterstützung der Nieren ist es, genug Wasser zu trinken – die meisten Menschen, die an chronischen Krankheitszuständen leiden, sind dehydriert.[382] [383]

Außerdem produzieren die Nieren spezifische Hormone wie Renin und Erythropoietin. Renin hilft, den Blutdruck zu kontrollieren, während Erythropoietin die Produktion der roten Blutkörperchen stimuliert. Wenn Erythropoietin vermindert ist oder fehlt, führt das unweigerlich zur Anämie. Die aktivierte Form von Vitamin D in den Nieren erlaubt die Aufnahme von Calcium und Phosphor im Darm. Damit leisten die Nieren einen essenziellen Beitrag zur Gesundheit der Knochen. Wenn irgendeine dieser notwendigen Funktionen gestört ist, wird der PEP Ni 27, der direkt bei Schlüsselbein und Brustbein liegt, aktiviert und schwächt den Testmuskel beim Test mit FBA.

MIGRÄNE KOPFSCHMERZ – ZU VIEL SEROTONIN

Eine Migräne ist eine sehr heftige, lähmende Form von Kopfschmerz, typischerweise einseitiger hämmernder Schläfenkopfschmerz, der in manchen Fällen bis zu einer Woche andauern kann. Migräne-Kopfschmerz belastet über 30 Millionen Amerikaner, bereits 10 % davon sind Kinder. Gemäß der *National Headache Foundation* (NHF), berichten 70 bis 80 % der Betroffenen von Migräne in ihrer Familienanamnese.

Es gibt bekannte Auslöser für Migräne und Hinweise darauf, warum sie häufig regelmäßig wiederkehrt.

- Frauen leiden dreimal häufiger an Migräne als Männer.[384]
- 75 % dieser Frauen bekommen Migräne zum Zeitpunkt des Eisprungs oder zum Beginn der Periode.[385]
- Bis zu 37 % der Frauen im gebärfähigen Alter sind von Migräne betroffen.[386]
- Bekannte Auslöser für Migräne sind Lärm, Licht, hormonelle Veränderungen, gestörter Schlaf, Stress, intensive körperliche Aktivität und Nahrungsmittel wie Schokolade, Rotwein, Käse, behandelte Fleischprodukte, Glutamat, Koffein und Alkohol.
- Wenn Nahrungsmittel beim Auftreten einer Migräne eine Rolle spielen, deutet das häufig auf ein Entgiftungsproblem der Leber hin.

Anhand der genannten Punkte kann man leicht erkennen, dass die Hormone Östrogen und Progesteron in vielen Fällen Auslöser für Migräne sein können. Aber auch andere Hormone können daran beteiligt sein. Z. B. induziert Stress hohe Cortisol- und Adrenalinspiegel, und auch eine erhöhte Insulinausschüttung als Antwort auf Blutzuckerschwankungen kann zu Migräne führen. Alle diese unterschiedlichen Prozesse führen zur Unterdrückung der Hypophyse. Im Abschnitt *„Hormone ausgleichen"* im Kapitel *Grundlegendes über den Körper* wurde das Thema schon behandelt. Hier sind noch ein paar zusätzliche Informationen dazu.

Die Hypophyse oder Hirnanhangdrüse befindet sich etwa in der Mitte des Schädels auf Höhe der Nasenwurzel. Sie ist allen anderen Hormondrüsen des Körpers übergeordnet. Kein Hormon kann dort ohne den Befehl der Hypophyse ausgeschüttet werden. Wenn der Körper z. B. Schilddrüsenhormone benötigt, schüttet die Hypophyse das Schilddrüsen- (Thyreoidea-) stimulierende Hormon (TSH) aus. Wenn Nebennierenhormone zur Stressbewältigung gebraucht werden, schickt sie das adrenocorticotrope Hormon ACTH zur Cortisolerhöhung. Wenn der Progesteronlevel bei einer Frau zu niedrig ist, sendet die Hypophyse luteinisierendes Hormon (LH), bei niedrigem Östrogen das follikelstimulierende Hormon (FSH).

Die Antwort der Hypophyse funktioniert nach dem Prinzip der negativen Rückkoppelung. Wenn der Spiegel eines Hormons im Körper zu niedrig wird, aktiviert das die Hypophyse, die dann den Befehl zu weiterer Produktion dieses Hormons erteilt. Wenn dagegen ein Hormonspiegel im Körper erhöht ist, unterbindet das jede Aktivität der Hypophyse zur weiteren Produktion dieses Hormons, damit der Spiegel nicht noch mehr steigt. Aufgabe der Leber ist es dann, die überschüssigen Hormone wieder abzubauen.

Was aber geschieht, wenn die Hypophyse ihre vitalen Funktionen nicht richtig ausführen kann, weil sie entweder über- oder unterstimuliert ist? Das gleicht dem Fahren auf der Autobahn mit vier platten Reifen. Wenn z.B. Östrogen erniedrigt ist, wird eine unterdrückte Hypophyse nicht mit der Produktion von FSH antworten und der Östrogenspiegel bleibt dauerhaft zu niedrig. Wenn der Körper mehr Progesteron braucht, funktioniert das nicht ohne das LH von der Hypophyse. Weil die Hormone fast alle Abläufe im Organismus steuern, kann auch fast jedes denkbare Symptom auftreten.

Die drei häufigsten Unterdrücker der Hypophyse sind Insulin, weißer Zucker und Cortisol. Der Ablauf ist bekannt: Wenn es unter Stress zur Cortisolerhöhung kommt, steigt das Verlangen nach Süßigkeiten. Nehmen wir es - üblicherweise in Form von weißem Zucker – zu uns, führt das in der Folge zur Entwicklung von Unterzuckerung (Hypoglykämie) durch Insulinspitzen im Blut, was längerfristig eine Insulinresistenz verursachen kann. Der Ablauf wird zu einem Teufelskreis, der zu immer stärkerer Unterdrückung der Hypophyse und damit zu massiven Störungen der Hormonregulation führt. Das ist dann auch der Nährboden für die Entstehung von Migräne, aber das reicht noch nicht ganz aus. Obwohl hormonelles Ungleichgewicht eine direkte Verbindung zu Migräne hat, muss es nicht mit Sicherheit dazu kommen. Dafür gibt es noch eine zusätzliche Bedingung.

Beim Entstehen von Migränekopfschmerz sind die Blutgefäße im Gehirn mit beteiligt. Durch einen chemischen Auslöser schwellen die Gefäße im Gehirn an und verursachen die Migräne. Aber was ist der Auslöser? Vielleicht eine Substanz, die im Gehirn dringend benötigt wird? Mit FBA wird das verschwommene Bild klarer. Das Zünglein an der Waage, welches das bestehende hormonelle Ungleichgewicht endgültig zum Umkippen bringt, ist Serotonin.

Im Kapitel *Primäre Energiepunkte: Priorität* werden die Entwicklungswege der Neurotransmitter beschrieben. Ob zu niedrig oder zu hoch, Serotonin hat als einer der wichtigsten Neurotransmitter besonders starke Auswirkungen. Ist der Serotoninspiegel zu niedrig, verursacht er Depressionen. Wenn er zu hoch ist, verursacht er Migränekopfschmerz. Der Entwicklungsweg von Serotonin ist im Bild unten gezeigt. Ist Serotonin erhöht, fehlt höchstwahrscheinlich ein hormetischer Nährstoff, der bei seinem Abbau benötigt wird. Mit FBA lässt sich der fehlende Nährstoff leicht herausfinden, was zur Freude der Migränepatienten oft zu schnellen Ergebnissen führt. Natürlich muss der Therapeut auch alle anderen oben genannten Auslöser überprüfen, weil sie die eigentlichen Brandstifter sind.

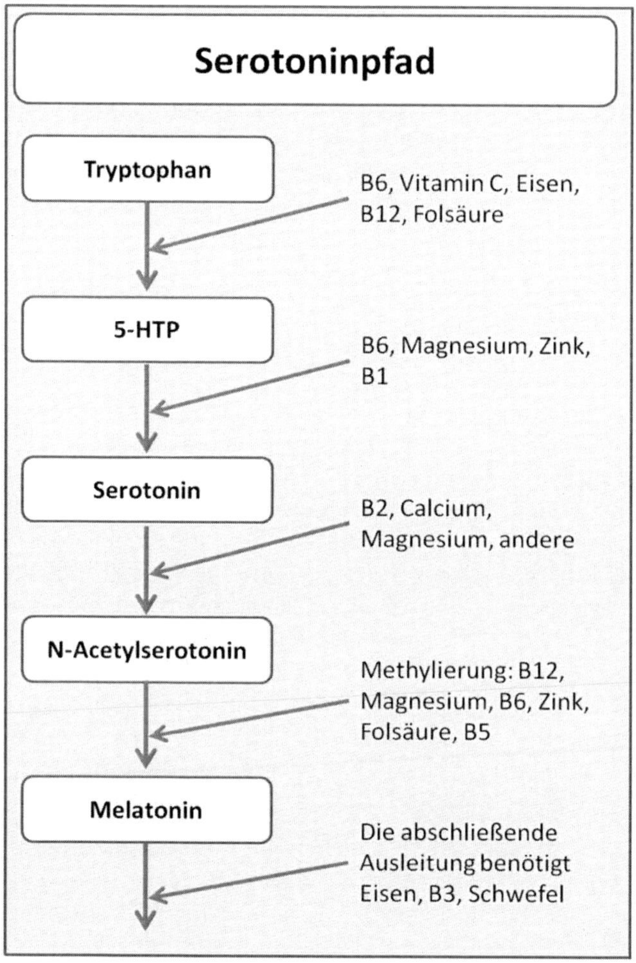

Abbildung 41: Der Serotonin-Pfad

SCHWERMETALLVERGIFTUNG

Die Verwendung von Metallen aller Art gehört zu den Annehmlichkeiten des zivilisierten Lebens; sie stellen einen großen Nutzen dar, auf den kaum jemand verzichten will. Allerdings gilt auch hier wie so oft: Wo Licht ist, ist auch Schatten.

Seit die Menschen begannen, mit Metallen zu arbeiten, haben Forscher Vergiftungserscheinungen festgestellt. Intensiv erforscht wurden z. B. die Metalle Blei, Kadmium, Quecksilber und Arsen. Viele Forscher glauben, dass diese Metalle die größte Gefahr für die menschliche Gesundheit darstellen. Heute ist unbestritten, dass Metalle organische Funktionsstörungen und chronische Leiden verursachen können. Dennoch werden immer noch erbitterte Debatten zu dem Thema geführt. Vom Standpunkt der funktionellen Medizin aus muss ein Therapeut immer an eine Schwermetallbelastung denken, wenn sich der PEP Ni 27 zeigt, weil die Nieren die letzte Etappe der Metallausleitung des Körpers darstellen.

Schwermetallvergiftungen können zu tief greifenden Störungen physiologischer Abläufe im Organismus führen. Verdauungsprobleme aller Art, Nahrungsmittelunverträglichkeiten, Allergien, Sehstörungen, chronische Müdigkeit, Unfruchtbarkeit bei Männern[387] und Schwankungen im Hormonhaushalt zählen dazu.[388] Aber das sind noch nicht alle Symptome. Schwermetalle inaktivieren Enzyme. Enzyme sind bestimmte Proteine, die alle Arbeiten im Körper unterstützen.[389] Und das heißt: Genau die Abläufe, die helfen würden, Metalle wieder aus dem Körper zu entfernen, werden von ihnen ausgeschaltet. Ganz sicher haben Metalle eine starke Verbindung zum Nervensystem. Im Gehirn von Alzheimer-Patienten finden sich häufig verwickelte Nervenfaserbündel, genannt neurofibrillary tangle (NFT). Diese Bereiche enthalten hohe Levels eingeschlossenen Aluminiums.[390] Eine andere degenerative neurologische Erkrankung, Morbus Parkinson, wird mit erhöhten Quecksilber- und Bleiablagerungen im Gehirn in Zusammenhang gebracht.[391]

Woher kommen die Metalle?

Metalle sind immer und überall vorhanden. Dafür hat die Industrialisierung gesorgt. Wir nehmen Metalle regelmäßig durch Essen, Trinken und Atmung auf. Wenn die Entgiftungsfunktionen in Leber, Nieren, Verdauungstrakt und Haut gut funktionieren, kann der Körper die alltäglichen Metalle gut wieder ausleiten, ohne die Gesundheit aufs Spiel zu setzen. Funktionelle Störungen aber blockieren die normalen Entgiftungsabläufe und führen stattdessen zu Ablagerungen der Metalle in den Körpergeweben. Damit beginnt das Problem.

Wenn der Körper nicht mehr in der Lage ist, sich der Metalle zu entledigen, nimmt das Fettgewebe die unerwünschten Substanzen auf und macht sie so zunächst für den Organismus weitgehend unschädlich. Bevor man mit einem Entgiftungsprogramm der Gesundheitsindustrie beginnt, muss man dieses

Phänomen der „chemischen Quarantäne“ bedenken. Radikale, forcierte Entgiftungs-, Fasten- und Reinigungsprogramme könnten Manchem mehr schaden als nützen. Aber übergewichtige oder adipöse Menschen werden durch eine langsame Gewichtsabnahme mit besserer Gesundheit belohnt.[392] [393] Allerdings gilt das nicht immer im Falle einer Krebserkrankung. Gemäß einer Studie hatten adipöse Patienten mit einer Krebsdiagnose, die mindestens 20 Pfund abnahmen, eine geringere Überlebensrate als gleichartige Patienten ohne Gewichtsverlust.[394] Viele Naturheilkundige glauben, dieser scheinbare Widerspruch resultiere aus der zusätzlichen Vergiftung des Blutstroms durch toxische Chemikalien und Metalle, wenn das Fettgewebe abgebaut wird. Um der toxischen Überladung vorzubeugen, ist es zur Ausleitung von Schwermetallen weitaus besser, einen langsamen und sicheren Weg zu wählen.

Die meisten Menschen wissen über Quecksilber und seine Auswirkungen auf den Körper gut Bescheid. Quecksilber ist heute in der Bevölkerung durch ältere Amalgamfüllungen und durch die Ernährung weit verbreitet, wobei Fisch eine Hauptquelle für Methylquecksilber darstellt.

Das bedeutet aber nicht, dass jeder auf Fisch verzichten sollte. Fisch enthält wertvolle Öle, die Herzerkrankungen vorbeugen und das Nervensystem schützen.[395] Laut einer Veröffentlichung der *Harvard School of Public Health* würde das Essen von 2 bis 3 Gramm Omega-3-Fettsäuren pro Woche, das entspricht ein bis zwei Fischgerichten, das Herztodrisiko um ein Drittel reduzieren.[396] Allerdings sollten Schwangere bestimmte Fischarten wie Hai, Schwertfisch und Thunfisch mit besonders hohen Quecksilberkonzentrationen meiden, weil sie ein erhöhtes Risiko für das Ungeborene darstellen könnten.

Amalgamfüllungen der Zähne sind ein kontrovers diskutiertes Thema. Die Debatte über eine mögliche Gesundheitsgefährdung und ihre Rolle bei der Entstehung diverser chronischer Krankheiten hält an.[397] Schon allein aufgrund vieler beschriebener Fälle von bemerkenswerten Heilungsfortschritten, nachdem die alten Amalgamfüllungen entfernt wurden, ist für viele Naturheilkundler völlig klar, dass Quecksilber eine Ursache für verschiedene funktionelle Erkrankungen sein kann.

Noch ein anderes Metall ist in diesem Zusammenhang von Interesse: Kadmium. Die Bevölkerung kommt durch wieder aufladbare Nickel-Kadmium-Batterien und durch Zigarettenrauch mit Kadmiumverbindungen in Kontakt. Ein Grund, warum Kadmium-Emissionen im Verlauf des 20. Jahrhunderts dramatisch angestiegen sind, könnte in der unsachgemäßen Entsorgung kadmiumhaltiger Produkte mit dem normalen Hausmüll liegen.

Blei wird durch Trinkwasser aus Bleirohren, manche Arten von Keramikgeschirr, Dämpfen von Lötmaterial und Bleiverwendung bei Handwerk und Hobby aufgenommen. Daneben ist auch die Lebensmittelsicherheit zu beachten. Einige Fleisch- und Gewürzsorten, die aus fernen Ländern importiert werden, enthalten hohe Mengen an Blei und anderen Metallen.[398] [399] Der neurotoxische Effekt von Blei wurde schon bei sehr viel geringeren Aufnahmemengen nachgewiesen als früher angenommen.[400] Kinder sind dabei ganz besonders gefährdet, weil in den Wachstumsphasen das Metall viel leichter aufgenommen wird. Bei noch nicht voll entwickelter Schutzfunktion der Blut-Hirn-Schranke können die Metalle mit dem Blutstrom ganz leicht auch ins Gehirn gelangen.

Schwermetallvergiftung ohne erhöhte Schwermetallaufnahme?

Durch den Wippschaukeleffekt kommt es dazu, dass durch die Erhöhung einer Substanz im Körper deren Gegenspieler relativ erniedrigt ist. Im Fall der Metalle sollte man natürlich immer zuerst prüfen, ob der Betroffene einer besonders hohen Aufnahme ausgesetzt war. Für eine gesundheitliche Störung genügt aber auch ein Ungleichgewicht zwischen den Elementen der Wippschaukel. Das könnte also auch bedeuten, dass die höhere Seite eigentlich normal ist, während die niedrige Seite einfach den Mangel eines Gegenspielers anzeigt. Das beste Beispiel dafür ist die dreiarmige Wippschaukel zwischen Zink, Eisen und Kupfer. Der Körper kann unter bestimmten Umständen jedes der drei Mineralien, die auch Metalle sind, schnell aufbrauchen. Eisenmangel führt zu Anämie, Zinkmangel zu Immunschwäche, und Kupfermangel kann zu hormonellen und Schilddrüsenproblemen beitragen.

Kupfer-Eisen-Zink-Wippschaukel

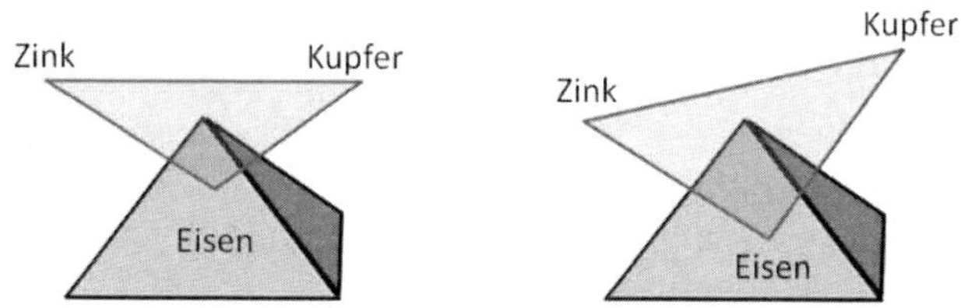

Abbildung 42: Kupfer-Eisen-Zink-Wippschaukel

Das linke Bild veranschaulicht eine dreiarmige Wippschaukel mit ausgewogenen Nährstoffen. Das rechte Bild zeigt erhöhtes Kupfer, erniedrigtes Eisen und normales Zink. Jede denkbare Kombination ist möglich. Jeder dieser Nährstoffe kontrolliert die anderen beiden. In vielen Fällen aktiviert einer die Funktion der anderen. Ein zu hoher Eisenspiegel führt oft zum selben Symptom wie Eisenmangel, nämlich zu Müdigkeit. Wenn man nun das zu niedrige Mineral (Kupfer oder Zink) verabreicht, können die roten Blutkörperchen das Eisen wieder verwerten, und der Eisenspiegel normalisiert sich. Wie entstand der Mineralmangel, bzw. wodurch wurde es zu schnell aufgebraucht? Die Primären Energiepunkte (PEPs) können dafür eine Antwort liefern.

Metalle und FBA

Ein FBA-Therapeut könnte jedes Metall extra austesten und prüfen, ob es den Testmuskel schwächt. Das ist etwas zeitaufwendig. Stattdessen sucht er nach Anzeichen für eine Schwermetallbelastung. Das geht schneller und ist effektiv. Weil Metalle eine Affinität zum Nervensystem haben, kommt es zu neurologischen Defiziten, wenn eine gesundheitsschädigende Überlastung vorliegt. Durch den sogenannten Mittellinientest kann beim Manuellen Muskeltest das Defizit durch Schwermetallbelastung leicht festgestellt werden.

Der Mittellinientest findet heraus, ob die rechte und die linke Gehirnhälfte synchron arbeiten. Die linke Gehirnhälfte kontrolliert z. B. die Muskeln der rechten Körperhälfte und umgekehrt. Das Anheben und die Außenrotation des rechten Armes ist eine Aktivität der linken Gehirnhälfte. Das Anheben des rechten Arms und Kreuzen zur linken Körperhälfte benötigt die Zusammenarbeit beider Gehirnhälften. Dabei verursacht eine Schwermetallbelastung Probleme. Sie stört die normale Kommunikation zwischen rechter und linker Gehirnhälfte. Jeder Muskeltest mit über die Mittellinie des Körpers gekreuzten Armen oder Beinen wird in Anwesenheit eines solchen Kommunikationsproblems Schwäche anzeigen.

Natürlich geben auch die PEPs selbst dem FBA-Therapeuten Hinweise darauf, ob eine Beeinträchtigung durch Schwermetalle vorliegen könnte. Oft zeigen sich dann die PEPs, die am meisten Beziehung zu den Entgiftungsorganen haben, in erster Linie Niere 27. Es müssen die hormetischen Nährstoffe gefunden werden, die mit den Metallen Komplexe bilden und sie aus dem Körper ausleiten. Auch eine ausreichende Menge Wasser ist zur Entgiftung nötig, weil es die Nierenfunktion und -gesundheit unterstützt. Außerdem sind Schwitzen, gute Lebensmittel und die essenziellen hormetischen Nährstoffe wirkungsvolle Hilfen.[401]

NIERENSTEINE

Auch Nierensteine können zu einem Problem mit PEP Ni 27 führen. Die ersten Anzeichen eines Nierensteins zeigen sich als Schmerz im rechten oder linken mittleren Rücken, der thorakolumbalen Region. Häufig beginnt der Schmerz langsam und dumpf, wird aber bald anhaltend und heftiger. Auch andere Anzeichen können auf einen Nierenstein hinweisen, wie z. B. Brennen beim Wasserlassen, Blut im Urin oder häufiger Harndrang. Bei extremen Schmerzen, die manchmal mit Wehenschmerz verglichen werden, kann es auch zu Übelkeit und Erbrechen kommen.

Das Erscheinungsbild der Nierensteine hängt davon ab, woraus sie bestehen. Die meisten Nierensteine sind gelb oder braun, sie können aber auch schwefelgelb, goldfarben oder schwarz sein. Sie können rund sein oder gezackt oder verzweigte Strukturen aufweisen. Die meisten sind grießartig, andere wie Kieselsteine. Manchmal kann ein Nierenstein die Größe eines Golfballs erreichen.

Fünf Arten von Nierensteinen sind bekannt. Die weitaus meisten bestehen aus einer Calciumverbindung. 70 bis 80 % aller Nierensteine sind Calciumoxalatsteine. Die restlichen bestehen aus Calciumphosphat (häufig mit Calciumoxalat gemischt), Struvit (das hängt mit Infektionen zusammen), Harnsäure oder Cystin.

Probleme und Schädigungen durch Nierensteine können minimal oder sehr ernsthaft sein. Das Ausmaß der Schädigung für das Nierengewebe hängt von der Art des Steins und seiner genauen Platzierung ab. Um den Schaden abzuwenden oder zu minimieren ist es wichtig, die existierenden Steine zu eliminieren und, noch wichtiger, einer Neubildung vorzubeugen.

Männer entwickeln viermal häufiger Nierensteine als Frauen. Andere Risikofaktoren sind Nierensteine in der Familienanamnese und geringe Flüssigkeitsaufnahme. Außerdem kommt es sehr viel öfter zu Steinbildungen, wenn eine Harnwegsblockade vorliegt, bei wiederkehrenden Harnwegsinfekten, Darmerkrankungen und einigen Erbkrankheiten. Weil Nierensteine ein direkter Hinweis auf eine Calciumverwertungsstörung sind, kann jede Calciumerhöhung im Blut zu weiterer Nierensteinbildung führen. Auch bei Menschen ohne entsprechende Familiengeschichte können sich Nierensteine entwickeln, wenn der Calciumspiegel im Blut zu schnell ansteigt. Vor allem Astronauten haben bei längeren Raumflügen ein stark erhöhtes Risiko, weil das Leben außerhalb der Gravitation die Knochen schwächt und Calcium in den Blutstrom entlässt. In diesen Fällen sind Aufbau-Übungen zum Erhalt der Knochendichte existenziell.

Die meisten Betroffenen mit Nierensteinen gehören zum Blauen Farbtyp. Sie können das Calcium aus der Milch nicht voll verwerten. Das führt zu erhöhtem Calciumspiegel im Blut und im Gewebe, was ein perfektes Szenario für zukünftige Nierensteine darstellt. Leider raten die Ärzte ihren Patienten mit Nierensteinen nur selten, Milchprodukte zu meiden. Stattdessen raten sie eher dazu, oxalatreiche Nahrungsmittel, wie z. B. Spinat, zu meiden. FBA-Therapeuten können leicht feststellen, ob ein Patient einen zu hohen Blutcalciumspiegel hat und dann den richtigen Nährstoff zum Ausgleich dieses Ungleichgewichts finden.

LEBER 14

Neurotransmitter: Acetylcholin (erhöht)

Organ oder System: Leber / Entgiftung

Haupt-Biomarker: Acetylcholin, Hormone, Lebensmittel- und Umweltchemikalien.

Häufige hormetische Nährstoffe: Schwefel, Taurin, Eisen, Niacin (B3), Magnesium, Mariendistel, Phyllanthus Fraternus, Schisandra

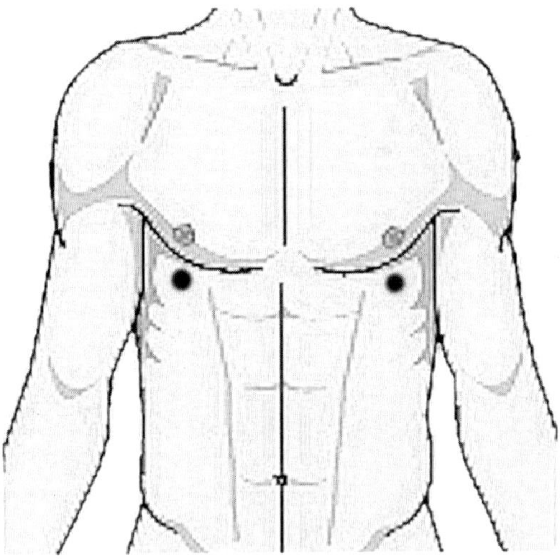

Abbildung 43: Leber 14 (Le 14)

ARTHRITISCH ODER TOXISCH

Stellen Sie sich die Leber wie eine gute Hausfrau und Mutter vor. Sie kocht (baut Proteine zusammen), putzt (baut Ammoniak zu Harnstoff um), wechselt die Windeln (entgiftet), kümmert sich um die Kranken (hilft dem Immunsystem), fertigt Kleidung (produziert verschiedene essenzielle chemische Substanzen), ist Ratgeber (bringt Hormone hervor), geht mit den Kindern spazieren (reguliert den Stoffwechsel), kontrolliert das Verhalten (hilft den Blutdruck zu regulieren), sorgt für die Zukunft vor (lagert Glycogen und viele andere Nährstoffe ein) und sorgt sich auch sonst stets um ihre Lieben.

Die Leber ist für viele Funktionen verantwortlich und jeder begreift: Ein Leben ohne sie ist nicht möglich.

Der PEP Leber 14 befindet sich etwas unterhalb der Brustwarzen. Die Menschen vom Grün-Typus brauchen im Allgemeinen mehr Leberunterstützung (siehe Kapitel *Farbtyp bestimmen: Rot, Grün, Blau*), aber für viele andere trifft das auch zu. Junge Frauen mit Spannungsgefühl in der Brust und Krämpfen während der Menstruation erleben die Effekte einer Leberstauung, wenn diese vergeblich versucht, Sexualhormone abzubauen. Ein anderes Leiden von Heranwachsenden, das zum Teil auf eine überarbeitete Leber hinweist, ist Akne. Im späteren Leben ist Leberstauung der Hauptgrund für Gelenkschmerzen.

Ein erhöhter Acetylcholin-Spiegel ist das mit dem PEP Leber 14 assoziierte Neurotransmitter-Ungleichgewicht. Die Auswirkung von zu viel Acetylcholin kann man in der Muskulatur der Parkinsonpatienten sehen.[402] Acetylcholin zwingt die Muskeln zur Kontraktion. Die Muskeln werden immer starrer, wenn Parkinson fortschreitet. Das einst normale Gehen wird dann zum Schlurfen und auch die Arme können nicht mehr voll entspannen, sie bleiben gebeugt und unnachgiebig.

Im Gehirn ist Acetylcholin wichtig für Gedächtnis und Lernen.[403] [404] [405] Ein hoher Acetylcholinspiegel erscheint unter diesem Gesichtspunkt als guter, erwünschter Effekt. Schließlich wünscht sich jeder ein gutes Gedächtnis. Und dennoch muss alles im Gleichgewicht bleiben.

Zu viel Acetylcholin wirkt eher schädlich. Ein erhöhter Acetylcholinspiegel kann mit jeder zusätzlichen Leberbelastung noch verschlimmert werden, manchmal sogar durch die Zuführung sonst eher wohltuender Substanzen wie L-Carnitin. [406]

Hinweise für Unregelmäßigkeiten im Acetylcholin-Haushalt sind:

- vermindertes visuelles Gedächtnis
- vermindertes verbales Gedächtnis
- verlangsamtes Denken
- Schwierigkeiten beim Kopfrechnen
- schnell wechselnde Selbstbewertungen

Verschiedene Nährstoffe können der Leber beim Entgiftungsprozess und beim Abbau von Acetylcholin helfen: Pantothensäure, Thiamin, Vitamin C und Lithium.[407] [408] [409]

WIE WERDE ICH VERGIFTET?

Heute gibt es in der Welt mehr Chemikalien und Umweltgifte als in jeder vorangegangenen Generation. Laut dem Buch *An Alternative Medicine Definitive Guide to Cancer* leben heute 70 Millionen Amerikaner in Regionen mit erhöhten Smog-Werten; in den meisten Regionen enthält das Trinkwasser über 700 Chemikalien einschließlich eines erhöhten Bleigehalts. Dem Nahrungsangebot werden ca. 3000 Chemikalien zugesetzt und 10000 Chemikalien in Form von Lösungsmitteln, Emulgatoren und Konservierungsstoffen werden für die Nahrungsverarbeitung und -lagerung gebraucht: Viele verbleiben dann für Jahre im menschlichen Körper.

Lebensmittel

- Derzeit kommen ca. 400 verschiedene Pestizide zur Anwendung.
- 2,5 Milliarden Pfund Pestizide gelangen auf Ackerland und Wiesen.
- 24,6 Millionen Tonnen Antibiotika verfüttert die Viehwirtschaft.
- 750000 Milchkühe erhalten Wachstumshormone.
- Auf über 20 Millionen Hektar Ackerland werden genveränderte Pflanzen angebaut. Der Langzeiteffekt dieser Lebensmittel ist unbekannt.
- Ein Amerikaner isst im Durchschnitt ca. 125 Pfund Lebensmittelzusatzstoffe und 175 Pfund raffinierten Zucker pro Jahr.
- Die Amerikaner haben den weltweit höchsten Konsum an künstlichen Süßstoffen. Insgesamt 800 Millionen Pfund, das sind 5,8 Pfund Aspartam werden pro Jahr pro Person konsumiert.[410]

Lebensmittel mit der höchsten Pestizidkonzentration	
1. Sellerie	7. Paprikaschoten
2. Pfirsiche	8. Spinat
3. Erdbeeren	9. Kirschen
4. Äpfel	10. Grünkohl
5. Heidelbeeren	11. Kartoffeln
6. Nektarinen	12. Weintrauben

Diese Statistiken beziehen sich auf die Behandlung der Lebensmittel, bevor sie in der Küche landen. Doch auch bei der Zubereitung können unter Umständen weitere Toxine entstehen. Außerdem sind einige bestimmte Lebensmittelzusatzstoffe wie der Geschmacksverstärker Glutamat toxisch.

Wasser

Die Umweltschutzbehörde kontrolliert das Trinkwasser auf sichere Höchstwerte von Mikroorganismen, Desinfektionsmittel und ihre Abfallprodukte, organische und anorganische Chemikalien und Radionuklide.

- Im Jahre 2002 wurden annähernd 260 Millionen Pfund Chemikalien in Oberflächengewässer abgelassen. Die Umweltschutzbehörde prüft heute nicht mehr die bloße Anwesenheit, sondern nur noch die zulässigen Höchstwerte der Chemikalien. Man kann also davon ausgehen, dass Wasser sowieso zu einem gewissen Grad kontaminiert ist. Ein Wasserfilter im Haushalt ist deshalb immer eine gute Idee.
- Viele der Chemikalien und Pestizide, die in unsere Flüsse gelangen, haben einen östrogenähnlichen Effekt.[411] Das heißt, sie wirken im Körper teilweise wie Östrogen und verhindern so die normale Hormonproduktion. Auch die Funktion der natürlichen Hormone wird dadurch verändert, dass die Andockstellen an den Hormonrezeptoren in Mitleidenschaft gezogen werden.[412] Es wird angenommen, dass die östrogenartigen Verbindungen teilweise verantwortlich sind für die derzeitige Explosion von hormonabhängigen Krebserkrankungen, Zunahme der Hypothyreose, verfrühte Pubertät bei Mädchen, verringerte Spermienproduktion bei Männern und Verlust der Libido bei beiden Geschlechtern.
- Diese Östrogeneffekte verlangen ihren Tribut auch von den Tieren. Im Lake Apopka in Florida, der extrem mit Pestiziden belastet ist, wurden zweigeschlechtliche Fische geboren, es findet dort eine Verweiblichung der männlichen Alligatoren statt, und die neue Generation der Alligatoren ist zu 100 % weiblich.[413]
- Wir reden aber auch von vielen anderen toxisch wirkenden Substanzen, die freiwillig eingenommen werden wie Medikamente, minderwertige Nahrungsergänzungsmittel, Hormonpillen, legale und illegale Drogen. Sie alle verlangen ihren Tribut.

Paradoxerweise sorgt die Leistungsfähigkeit der Entgiftungsorgane für die Ablagerung der Toxine im Körper. Wenn mehr Toxine hereinkommen als der Körper im Augenblick verarbeiten kann, muss er sie irgendwo ablagern. Das ist weniger schädlich als sie frei im Blutstrom fließen zu lassen. Fett und Muskeln sind die typischen Ablagerungsgewebe der Wahl. Die Hilfsmittel zur Entgiftung sind zahlreich, und der Körper ist ein Meister der Entgiftung: Aber alles hat seine Grenzen. Wenn die Toxin-Anreicherung immer weitergeht, leidet schließlich das Immunsystem und es können sich verschiedenste Vergiftungssymptome manifestieren:

Schwangerschaftsprobleme	Nierenschwäche
Stimmungsschwankungen	Lernschwäche
Krebs	Gedächtnisschwäche
Chron. Müdigkeitssyndrom	Störung des Mineralhaushalts
Kontaktdermatitis	Multiple chemische Sensibilität
Erschöpfung	Panikattacken
Fertilitätsstörungen	Morbus Parkinson
Fibromyalgie	Reaktionen auf Arzneimittel
Kopfschmerzen	Geruchsempfindlichkeit
Immunabwehrschwäche	Tinnitus

DIE LEBER UND ARTHRITIS

Arthritis ist einfach die Entzündung der Gelenke: genauer gesagt, der Weichteilgewebe im Gelenk, also von Knorpeln und Bändern. Eine nicht autoimmune Arthritis wie Osteoarthritis ist praktisch immer assoziiert mit einer überarbeiteten, vergifteten Leber. Die Leber wird auf verschiedene Arten vergiftet: Die Ernährungsgewohnheiten stehen aber ganz oben auf der Liste.

Alle möglichen Nahrungsmittel können eine Kaskade an chemischen Abläufen im Körper in Gang setzen, die Entzündungen bzw. die Veranlagung zu Arthritis fördern. Das geschieht aufgrund verschiedenster Lebensmittelzusatzstoffe, Konservierungsstoffe, Geschmacksverstärker oder anderer Substanzen wie Pestiziden usw., die wir mit den Lebensmitteln zu uns nehmen. Was davon die meisten Probleme bereitet, hängt von den genetischen und epigenetischen Eigenschaften der betreffenden Person ab. [414] [415] Allerdings sind einige Nahrungsmittel verdächtiger als andere.

Die Hauptverursacher von Entzündungen sind Koffein und seine Abkömmlinge, Gluten (ein Protein in Weizen und anderen Getreidearten) und Solanin, das man in Nachtschattengewächsen wie Tomaten, Kartoffeln, Paprikaarten u.a. findet. Manche Menschen haben genetisch bedingt nicht die Fähigkeit, bestimmte Nahrungsmittel zu verstoffwechseln, wie z. B. Alkohol, Monosodium Glutamat (MSG) und Sulfite, die man in Wein und manchen Fleischsorten findet. MSG ist ein häufig verwendeter Geschmacksverstärker in Fertigprodukten; es ist aber auch als Verursacher von Kopfschmerzen bei Menschen vom grünen Farbtyp lbekannt (siehe: *Farbtyp bestimmen: Rot, Grün, Blau*).

Dann gibt es noch die Nahrungstoxine. Käse z.B. enthält häufig Schimmelpilze. Deren Pilzgifte, die Mykotoxine, stehen in direkter Beziehung zu geschwächter DNA-Replikation und verursachen signifikanten Stress für die Leber. Andere Nahrungsmittel, wie z. B. Erdnussbutter, produzieren Aflatoxin, eine sehr giftige Substanz, von der einige Forscher sogar glauben, sie stehe in direkter Beziehung zu Krebserkrankungen.[416] [417] [418]

Das falsche Verhältnis von guten Fetten und Ölen verursacht Entzündungsschmerzen durch die Störung des Eicosanoid-Gleichgewichts (siehe Kapitel: *Quelle der Jugend und Anti-Aging*). Der übermäßige Konsum von Getreiden oder industriell verarbeiteten Lebensmitteln aller Art kann ebenfalls Probleme bereiten, weil fast alle Entzündungsreaktionen im Verdauungstrakt beginnen.[419] [420]

Darüber hinaus gibt es noch andere potenzielle Verursacher der Arthritis, einschließlich Infektionen und Allergien auf Lebensmittelzusatzstoffe.[421] Industriell verarbeitetes Fleisch und Wein enthalten Sulfite. Manche Menschen haben eine genetische Veranlagung, die eine Entgiftung der Sulfite verhindert.[422] [423] Bei den Betroffenen kann die synthetische Version von Schwefel wie in Sulfonamiden zu signifikanten – manchmal anaphylaktischen – Reaktionen führen.

Schwefel ist quasi der Leim des Körpers. Alle weichen Gewebe wie Gelenke, Bänder, Knorpel, Kollagen, Elastin und Fibrilin würden ohne Schwefel einfach auseinanderfallen. Gleichzeitig sind viele Entgiftungsabläufe der Leber komplett abhängig von diesem wichtigen Nährstoff. Darum ist die Leber bei Gelenkschmerzen und Arthritis immer mit involviert.

Menschen mit einer Allergie gegen Sulfite oder Sulfonamide benötigen Schwefel, können es aber nicht in allen angebotenen Formen verwerten. Schwefel kann für die Entgiftungsprozesse in freier Form oder als Teil einer Aminosäure wie Taurin und Cystein vorliegen. Die Leber hat immer den Vorrang. Was immer sie an Stoffen benötigt, wird von ihr absorbiert, was zur Folge hat, dass die Weichteilgewebe für ihre Reparaturarbeiten und ihre Regeneration mit dem kläglichen Rest auskommen müssen.

Die üblichen Nahrungsergänzungsmittel für die Gelenke enthalten Glucosamin, Chondroitin und MSM. Dabei handelt es sich um lauter verschiedene Formen von Schwefel. Aber keines davon ist für jeden richtig. Jeder menschliche Körper hat seine eigenen spezifischen Bedürfnisse. FBA kann in Sekunden herausfinden, welches Nahrungsergänzungsmittel das Beste ist. Im Bild sehen Sie eine Übersicht der Stufen zur Chondroitinsulfatbildung. Das ist ein Glycosaminglycan (GAG), das wichtigste Baumaterial der Weichteilgewebe.

GAGs bestehen aus Polysacchariden (Zucker), die mit der Aminosäure Serin verbunden sind. SO_4 oder Sulfat ist einer von drei wichtigen Ausgangsstoffen zum Chondroitinsulfatstoffwechsel. Die anderen beiden sind Glucose (Blutzucker) und Glycogen (Depotzucker). Jedes Polysaccharid oder Zuckermolekül ist durch Glykolyse aus Glucose entstanden und verbunden zu einem GAG.

Durch das Wissen um diese drei Schlüsselkomponenten kann man verstehen, dass unter einer Überlastung des Blutzuckersystems oder der Entgiftungsfunktion der Leber die Bildung oder die Reparatur der Weichteilgewebe leiden. Schlechte Entgiftung resultiert oft aus schlechter Ernährung und ist dann noch verbunden mit einem gestörten Blutzuckersystem. Das ist ein Beispiel für das Entstehen von Arthritis aufgrund einer überlasteten Leber.

Das Muster sieht ungefähr so aus: Ein junges Mädchen nimmt schon im vorpubertären Alter die übliche Ernährung mit Transfetten, raffiniertem Zucker, zu vielen einfachen Kohlenhydraten, zu wenig hochwertigen Proteinen und mit einer Flut von Zusatzstoffen und Geschmacksverstärkern zu sich. Diese Ernährung und andere Faktoren des modernen Lebens belasten die Regulation und Ausnützung von Glucose und Glycogen sehr.

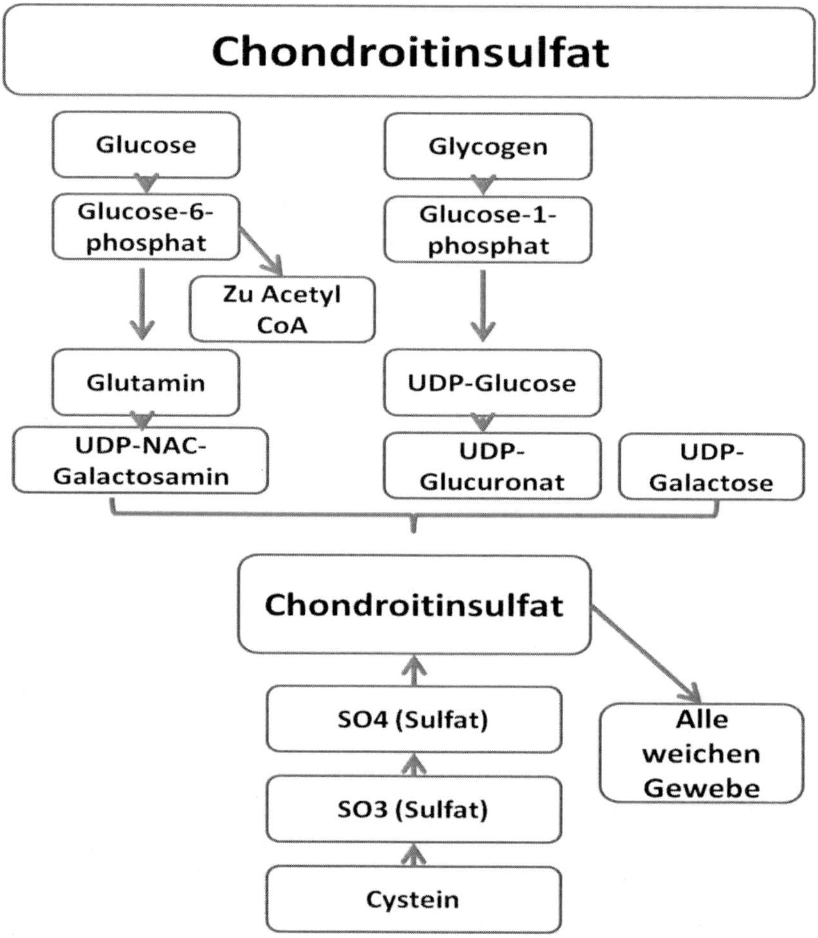

Abbildung 44: Chondroitinsulfat

Weil der wichtigste Treibstoff für das Gehirn Glucose ist, wird der Körper tun, was er tun muss, um immer zuerst das Gehirn damit zu füttern. Daher bleibt das sympathische Nervensystem dauerhaft im Kampf- oder Flucht-Modus, um Glucose für das Gehirn aus der Muskulatur abzubauen.

Als Ergebnis gehen andere vom Blutzucker abhängige Systeme, wie das zur Bildung von Chondroitinsulfat, leer aus, weil die Glucose für die Versorgung des Gehirns aufgebraucht wird. Gleichzeitig werden das Blutzuckersystem und das gesamte Hormonsystem einer Frau durch den Menstruationszyklus zusätzlich gestresst. Die zyklisch erhöhten Hormone Progesteron, Östrogen, luteinisierendes Hormon und follikelstimulierendes Hormon erfordern zum Abbau Schwefel und eine Menge anderer Nährstoffe.

Durch diesen Raubbau an Schwefel und Nährstoffen ist die Leber bald von angestauten Hormonen überlastet, was zu den bekannten Symptomen des PMS führt. Wenn dieser Prozess immer weiter geht, resultiert er in hormonellem Ungleichgewicht, ruinierten Gelenken, Nährstoffmangel und vielem mehr.

Kapitel-Highlights

- Störungen der Leber aktivieren den PEP Leber 14. Der mit diesem PEP assoziierte Neurotransmitter ist erhöhtes Acetylcholin.
- Leberstauung bedeutet Verschlackung durch mangelnde Entgiftung. Bei jungen Frauen kann es zu Spannungsgefühl in der Brust und Krämpfen während der Menstruation kommen. Im höheren Alter ist Leberstauung der Hauptgrund für Gelenkschmerzen.
- Gewebevergiftung ist das Ergebnis von zu vielen chemischen Komponenten in Nahrung, Wasser oder Luft, von der Unfähigkeit, die Toxine effektiv abzubauen, oder beidem.
- Schwefel ist Entgiftungshelfer für die Leber und Leim für den Körper. Alle Weichteilgewebe: Gelenke, Bänder, Knorpel, Kollagen, Elastin und Fibrilin würden ohne Schwefel einfach auseinanderfallen.
- Kontinuierliche Leberüberlastung reduziert den Schwefel im Gewebe, was zu Osteoarthritis und Gelenkproblemen aller Art führt.
- Die hormetischen Nährstoffe, die eine überarbeitete Leber am meisten braucht, sind: Magnesium, Sulfur, Pantothensäure, Vitamin B12, Folsäure, die Komponenten von Glutathion und Kräuter wie Mariendistel und Löwenzahnwurzel.

KONZEPTIONSGEFÄSS 24

Neurotransmitter: Dopamin (niedrig)

Organ oder System: Keines

Haupt-Biomarker: Dopamin, L-Tyrosin, Östrogen (niedrig)

Wichtigste hormetische Nährstoffe: Kupfer, Pantothensäure, B6, Magnesium, L-Tyrosin

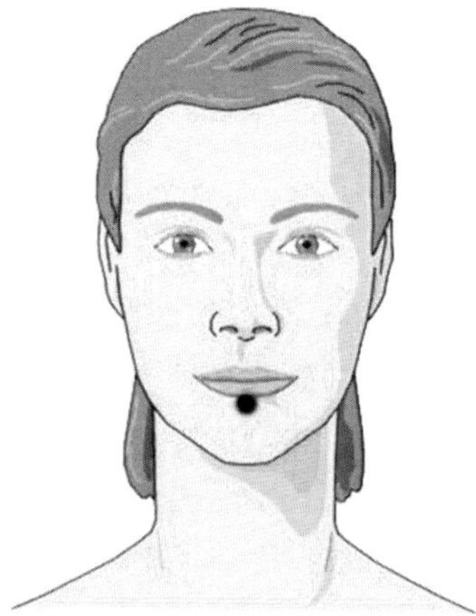

Abbildung 45: Konzeptionsgefäß 24 (KG 24)

ADHS ODER GEDÄCHTNISSCHWUND

Die Funktionsfähigkeit des Gehirns hat für den Körper oberste Priorität. Neurotransmitter sind die Substanzen, die Stimmung und Verhalten im Gehirn modulieren. Im Kapitel *Primäre Energiepunkte - Priorität* wird erklärt, wie die Neurotransmitter direkt mit den PEPs in Beziehung stehen. Konsequenterweise spielen sie in fast allen Kapiteln von *Hoffnung auf Gesundheit* eine Hauptrolle, und auch in jedes andere Kapitel könnte man die Gehirnfunktionen mit einbeziehen.

Gedächtnis, Konzentration, Lernstörungen aller Art und das kontrovers diskutierte Thema des Aufmerksamkeitsdefizitsyndroms sind alle mehr oder weniger mit dem PEP Konzeptionsgefäß 24 (KG 24) verbunden. Darum ist dieses Kapitel am besten geeignet, um tiefer in das Thema Gehirn und seine Rolle bei den funktionellen Erkrankungen einzusteigen.

KG 24 befindet sich auf der Mittellinie des Körpers direkt unterhalb der Unterlippe. Der Punkt steht in direkter Beziehung zu einem niedrigen Dopaminspiegel. Der Neurotransmitter Dopamin ist als Glückshormon bekannt. Es hebt positive Erinnerungen hervor und fördert positive Erwartungen für die Zukunft: Beides sind entscheidende Aspekte der Salutogenese. Der Begriff der Salutogenese bezeichnet eine Grundhaltung, die Herausforderungen als bewältigbar, das Leben als verstehbar und vor allem als sinnvoll erscheinen lässt.

Menschen mit niedrigem Dopamin haben oft eine schwache Salutogenese. Stress und Probleme können sie leichter überwältigen und vor allem die Wahrscheinlichkeit einer funktionellen Erkrankung erhöhen.[424] [425] [426] Niedrige Dopaminspiegel treten gehäuft bei älteren Menschen,[427] bei Parkinson-Patienten[428] und bei Kindern, die Ritalin bekommen, auf.[429] Aber von den genannten Gruppen ist niemand so interessiert und motiviert wie Eltern auf der Suche nach echter Hilfe für ihr Kind.

AUFMERKSAMKEITSDEFIZIT / HYPERAKTIVITÄT

Aufmerksamkeitsdefizit-/Hyperaktivitätssyndrom (ADHS) ist eine der häufigsten neurologisch bedingten Verhaltensstörungen bei Kindern. Allein in den USA leben 5,4 Millionen Kinder mit dieser Diagnose. Das sind annähernd 10 % der Schulkinder und damit bereits eine Million mehr als im Jahre 2003. Diese Kinder haben Schwierigkeiten, aufmerksam zu sein und ihr impulsives Verhalten zu kontrollieren. In einigen Fällen sind sie (zusätzlich) überaktiv. Aktuell nehmen 2,7 Millionen von der Diagnose ADHS betroffene Kinder Medikamente gegen das Syndrom ein.[430]

Typische Anzeichen für ADHS bei Kindern sind:

- Schwierigkeiten, aufmerksam zu sein
- übermäßiges Tagträumen
- Schwierigkeiten, sich auf Schularbeit oder Spiel zu konzentrieren
- Schwierigkeiten, still zu sitzen
- extremes Zappeln
- zu viel quasseln
- Schwierigkeiten, ruhig zu spielen
- Handeln und Reden ohne zu denken
- Schwierigkeiten beim Abwechseln im Spiel
- Schwierigkeiten zuzuhören ohne andere zu unterbrechen

Was ist der Grund für ADHS?

Vererbte Schwäche: Die Zahl der amerikanischen Kinder mit chronischen Krankheiten hat sich innerhalb einer Generation vervierfacht. 1960 waren 1,8 %, 2004 schon 7 % der Kinder von chronischen Erkrankungen betroffen. Weil diese Zahl ständig weiter ansteigt, scheint es logisch zu sein, dass immunschwache und mangelernährte Eltern nun immunschwache und mangelernährte Kinder zur Welt bringen und aufziehen.

Niedrige Nährstofflevel: Viele Kinder mit ADHS leiden unter niedrigen Levels von essenziellen Fettsäuren, weil sie diese nicht voll verwerten können.[431] Das Gehirn braucht aber Öle. Seine Struktur wird zu ca. 50 % aus Fetten und Ölen gebildet. Das Kapitel *Die Quelle der Jugend & Anti-Aging* weist auf die Wichtigkeit eines gesunden Gleichgewichts zwischen verschiedenen Typen von Ölen, speziell den Omega-3- und Omega-6-Ölen hin. Omega-3-Fischöle enthalten zwei wichtige Säuren für das Gehirn: EPA und DHA. Bei Kindern mit Lerndefizit ist der DHA-Spiegel oft zu niedrig.[432] [433] Sie könnten auch unter einem Mangel an Zink,[434] Vitamin B6,[435] der Aminosäure Tyrosin[436] und Magnesium leiden.[437] [438]

Nahrungsmittelallergien: Eine kritische Durchsicht der wissenschaftlichen Literatur legt kaum einmal den Gedanken nahe, dass Nahrungsmittel oder ihre Zusatzstoffe direkter Anlass für ADHS oder die meisten funktionellen Erkrankungen sein könnten.[439] Das wird sich auch kaum ändern. Die Schulmedizin denkt nur an Einflüsse der Nahrung, wenn sie Krankheiten wie Zöliakie verursachen oder wenn zur Verhinderung einer Anaphylaxie eine Noradrenalinspritze gegeben werden muss. In Studien und vielen Praxisfällen der naturheilkundlichen Therapeuten hat sich aber eine Ernährung mit Reduktion von Zucker, Kuhmilch, Weizen und industriell verarbeiteten Lebensmitteln als sehr hilfreich erwiesen.[440]

Immunreaktionen: Dass bei Rheumatoider Arthritis das Gewebe der Gelenke durch Immunreaktionen zerstört werden kann, ist bekannt. Genauso kann aber auch Hirngewebe zerstört werden. Zytokine sind Substanzen des Immunsystems, die im Körper zirkulieren. Werden sie verstärkt im Gehirn gebildet, können sie zu negativen Verhaltensänderungen beitragen.[441] [442] [443]

Impfungen: Es ist unbestritten, dass Impfungen für einige ein potenzielles Gesundheitsrisiko darstellen. Das *Vaccine Adverse Events Reporting System (VAERS)* führt nach den Berichten der Eltern detailliert akute Impfreaktionen von Kindern auf:

- Ausgeprägte Schwellung, Rötung, Hitze oder Verhärtung an der Einstichstelle
- Hautausschlag oder Nesselsucht
- Schock oder Kollaps
- lautes Geschrei oder Weinen für Stunden
- extreme Schläfrigkeit oder lange Perioden der Teilnahmslosigkeit
- hohes Fieber
- zucken von Körper, Arm, Bein oder Kopf
- schielen
- Schwäche oder Lähmung in allen möglichen Körperteilen
- Verlust des Augenkontakts oder der Wachheit oder sozialer Rückzug
- Verlust der Fähigkeit zum Umdrehen, Aufsetzen oder Aufstehen
- Atemprobleme (Asthma)

Durch die Anzahl und Schwere der Impfreaktionen überzeugt, etablierte der US-Kongress 1986 den *National Childhood Vaccine Injury Act*. Innerhalb von 10 Jahren wurden vom *Federal Vaccine Injury Compensation Program* an fast 1000 Familien Ausgleichszahlungen in Höhe von 600 Millionen Dollar geleistet. Viele, die auf die Gefahren der Impfungen hinweisen, sehen eine Verbindung zwischen dem Anstieg von ADHS und dem dauernden Anstieg der für Kinder geforderten Impfungen.

Die Vereinigten Staaten haben eine der höchsten Impfraten der Welt. Der Impfplan der *Centers for Disease Control* und der *American Academy of Pediatrics* empfiehlt etwa 34 Impfungen mit 10 verschiedenen Impfstoffen pro Kind, bevor es in den Kindergarten kommt.

Es gibt heute 200 verschiedene Impfstoffe, und es wird weitergeforscht an Impfungen gegen Hepatitis C, D und E; Herpes simplex Typ 1 und 2; Gonorrhoe; Rotavirus (Diarrhoe); Streptokokken der Gruppe A und B; Meningitis A, B und C und gegen AIDS (HIV).[444]

Die oben erwähnten Reaktionen bzw. das wiederholte Zusammentreffen bestimmter Umstände deuten nicht notwendigerweise auf Impfungen als einzigen Grund für ADHS. Selten wird es nur einen Grund für funktionelles Ungleichgewicht oder Krankheit geben. Wahrscheinlicher ist ein multikausaler Effekt, der in diesem Falle als der sprichwörtliche Tropfen das Fass zum Überlaufen bringt. Multikausale Effekte sind sehr schwer im Labor nachzuweisen oder als eindeutige Beweise vor Gericht vorzubringen. Darum werden die Debatten zweifellos weitergehen.

Niedriger Dopaminspiegel: Der Weg, der zu ADHS führt, endet schließlich in einem niedrigen Dopaminspiegel.[445] Darum zeigt sich der PEP KG 24 bei den meisten Verhaltensauffälligkeiten. Das ADHS-Medikament Ritalin® unterstützt ausgeglichenere Stimmungslagen, weil es den wichtigen gehirnstabilisierenden Neurotransmitter Dopamin steigert.[446]

Aus ganzheitlicher Sicht wäre es viel sinnvoller, eher den Entwicklungsweg des Dopamins wiederherzustellen und dabei gleichzeitig alle anderen sonst unerkannt bleibenden Probleme mit zu korrigieren, anstatt den Dopaminspiegel künstlich anzuheben. Die Grafik zeigt den Dopamin-Entwicklungspfad und die wichtigsten hormetischen Nährstoffe für einen ungestörten Ablauf.

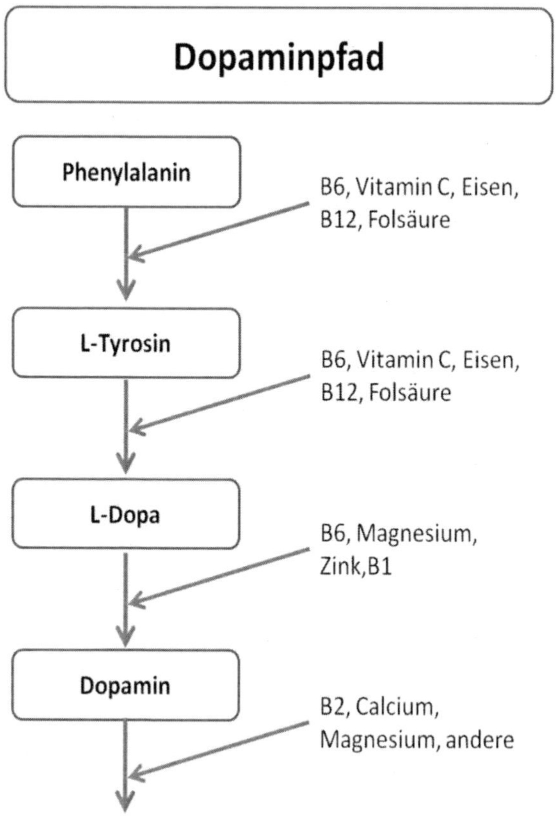

Abbildung 46: Der Dopamin-Entwicklungspfad

Gemäß einer Studie in den USA aus dem Jahre 2002 lag die Verbreitung von Demenz bei über 70-Jährigen bei 13,9 %, das entsprach ca. 3,4 Millionen Menschen. Die Verbreitung stieg mit dem Alter an: Von 5,0 % bei den 71 bis 79-Jährigen bis zu 37,4 % bei den über 89-Jährigen.[447]

Die schwersten Formen von Demenz treten im Verlauf von progressiven degenerativen Erkrankungen wie Alzheimer und Parkinson auf. Alzheimer betrifft inzwischen annähernd 10 % der über 70-Jährigen, das sind etwa 2,4 Millionen Menschen in den USA,[448] an Parkinson leiden 1 Million Menschen.[449] Obwohl die Ursachen dieser beiden Erkrankungen weiterhin unbekannt sind, sind sie höchstwahrscheinlich das Ergebnis vieler gesundheitsgefährdender Einflüsse, wie sie in *Hoffnung auf Gesundheit* diskutiert werden.

Wie im Kapitel *Niere 1* erwähnt, befinden sich zum Beispiel im Gehirn von Alzheimer-Patienten häufig verwickelte Nervenfaserbündel, sogenannte *neurofibrillary tangle (NFT)*. Diese Bereiche im Gehirn enthalten große Mengen von eingeschlossenem Aluminium.[450] Andererseits wird Parkinson mit der Einlagerung von Quecksilber und Blei im Gehirn in Verbindung gebracht.[451] Eine weitere starke Gemeinsamkeit stellt die schlechte Zuckerverwertung im Gehirn von Demenzpatienten dar.[452]

Im Zusammenhang mit dem Manuellen Muskeltest bei FBA ist außerdem interessant, dass die Wissenschaft immer noch herausfinden muss, wo genau im Gehirn das Gedächtnis angesiedelt ist resp. ob es denn überhaupt im Gehirn zu finden ist. Seit den 1920-er Jahren gibt es auch schon die Vorstellung, das Gedächtnis könnte transpersonal, also außerhalb des Gehirns als Teil des morphogenetischen (Formen erzeugenden) Feldes existieren. Diese Theorie gehört in die geheimnisvolle Welt der Quantenphysik. Sie gewinnt heute durch den Einbezug ganzheitlicher Vorstellungen in der Alternativmedizin (Beispiel Quantenheilung) immer mehr an Attraktivität und Bedeutung. Weil beim FBA-Muskeltest generell das „Feld" mit einbezogen ist, werden Informationen aus dem Körpergedächtnis mit nutzbar.

Erinnerung erzeugen

Um eine dauerhafte Erinnerung zu erzeugen, braucht ein Ereignis eine oder alle drei der folgenden Zutaten: Intensität, Dauer und Wiederholung. Die Wurzeln der Nervenzellen, die Dendriten, knüpfen ihre Verbindungen unter dem modulierenden Einfluss des Dopamins. Das bringt uns nun wieder zurück zum PEP KG 24, der Defizite im Dopaminkreislauf anzeigt.

Acetylcholin, ein anderer wichtiger Neurotransmitter, ist nötig, um Erinnerungen wieder abzurufen.[453] [454] Um einen ausreichenden Acetylcholinspiegel zu erzeugen, wird Vitamin B5, Pantothensäure, benötigt. Dieses Vitamin hilft Cholin, sich mit dem wichtigen Molekül Acetyl CoA zu verbinden. Cholin kann durch die Nahrung aufgenommen oder von den guten Darmbakterien gebildet werden. Um Acetyl CoA und Cholin nun zu Acetylcholin zu verbinden, wird das Spurenelement Mangan gebraucht, das ein synthetisierendes Enzym einschaltet.

Mit FBA kann die Ernährung zur Erhaltung der Gedächtnisleistung individuell angepasst werden, indem man herausfindet, welcher wichtige Nährstoff am dringendsten gebraucht wird.

Müdigkeit geht oft mit Gedächtnisproblemen einher. Das Erzeugen, Behalten und Abrufen von Erinnerungen benötigt große Mengen von Neurotransmittern, die aus einer Vielzahl verschiedener Aminosäuren zusammengesetzt sind.

In der Hierarchie der körperlichen Bedürfnisse ist die Energie für das tägliche Überleben höher angesiedelt als die Versorgung des Kurzzeitgedächtnisses. Wenn der Körper abzubauen beginnt, wird er sich bevorzugt dafür entscheiden, Aminosäuren für die Energieerzeugung zu verbrauchen anstatt für die das Gedächtnis unterstützenden Neurotransmitter. Im sogenannten Krebs'schen Zyklus oder Citratzyklus können Aminosäuren zur Energieerzeugung auf Kosten der Gedächtnisleistung abgezweigt werden.

Die Abbildung unten zeigt, wie viele Aminosäuren (wie z. B. Tyrosin, welches zur Dopaminbildung gebraucht wird) im Krebs'schen Zyklus abgezweigt werden, um Energie für den ganzen Körper bereitzustellen. Der Grund für die Notwendigkeit dieses aggressiven Schrittes ist die Nicht-Bereitstellung von Acetyl CoA als wichtige Vorstufe für den Energiezyklus. Das aber kann aus mehreren verschiedenen Gründen geschehen, angeführt von Insulinanstiegen und anderen Schwankungen im Blutzuckerhaushalt.

Im Falle von Gedächtnisschwäche und allen funktionellen Dysbalancen erweist sich der ganzheitliche Ansatz als ideal. Wenn Energie verloren geht, kann mehr darunter leiden als nur das Gedächtnis. Jeder der aufeinander folgenden Schritte der Funktionellen Bio-Analyse deckt auf, welches System gerade die meisten Schwierigkeiten hat und welche Therapie die beste ist, um diese zu beseitigen.

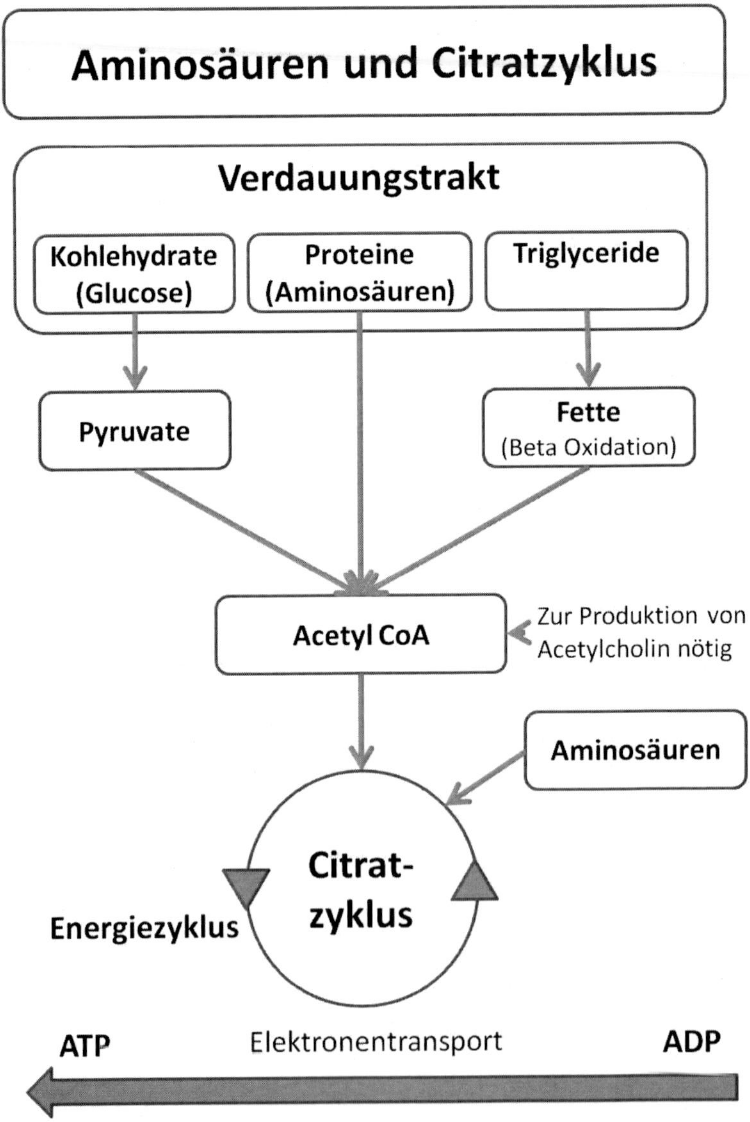

Abbildung 47: Aminosäuren und Citratzyklus

KONZENTRATIONSSTÖRUNGEN

Verwirrung, Gedächtnisschwäche und Schwerfälligkeit im Denken werden allgemein mit Konzentrationsstörungen in Zusammenhang gebracht. Diese Symptome sind Zeichen einer neurologischen Ermüdung.

Im Unterschied zur Stoffwechselermüdung, die nach körperlichem Dauertraining eintreten kann, fühlt man sich bei der neurologischen Ermüdung im Gehirn nach dem Bearbeiten einer geistigen Aufgabe schnell müde oder sogar völlig erschöpft. Die meisten Kinder mit Legasthenie, ADHS oder einer visuellen oder auditiven Verarbeitungsstörung leiden an neurologischer Ermüdung.

Im Hinblick auf den Hormonhaushalt ist der häufigste Grund für Konzentrationsstörungen die Unterdrückung der Schilddrüsenfunktion. Die Schilddrüse ist ein hochsensibles Gewebe, das sehr leicht durch Hormone und chemische Substanzen anderer Systeme wie z. B. durch erhöhtes Cortisol bei Stress, Insulinspitzen bei Blutzuckerschwankungen und durch Zytokine des Immunsystems beeinflussbar ist. Auch andere chemische Substanzen wirken provokativ auf die Schilddrüse. Lipopolysaccharide, ein Abfallprodukt der unerwünschten Bakterien in Dünn- und Dickdarm, sind besonders für die Leber toxisch, die dann wiederum die Schilddrüsenhormonproduktion beeinträchtigt.[455] Konzentrationsstörungen sind im Zusammenhang mit allem, was Entzündungen oder eine verlängerte Immunantwort fördert, grundsätzlich immer möglich.

Konzentrationsstörungen bedeuten häufig, dass gerade eine Entzündungsreaktion im Gehirn selbst abläuft – es brennt förmlich. Im Gehirn finden sich hauptsächlich zwei Zelltypen: Mikrogliazellen und Nervenzellen. Es gibt 10-mal mehr Mikrogliazellen als Nervenzellen und sie sind auch häufiger entzündet. Dauerhafte Entzündungen führen zu Degeneration und zuletzt zur Schrumpfung von Gehirnsubstanz.

Um die Entzündungsreaktion im Gehirn einzudämmen, muss ein Nährstoff die Blut-Hirn-Schranke überwinden oder andere Stoffe unterstützen, die das auch können. Forschungen haben bewiesen und FBA hat bestätigt, dass Curcumin,[456] ein Antioxidans aus der Gelbwurz (Kurkuma), Catechin,[457] ein Antioxidans aus vielen Teearten, und einige spezielle Bioflavonoide wie Apigenin, Luteolin und Baicalein[458] [459] [460] sehr hilfreich sein können.

Es wurde immer angenommen, die Entwicklung der Gehirnfunktionen sei mit dem Erwachsenwerden abgeschlossen und die Funktionen würden im Alter garantiert abnehmen. Aber das ist nicht so. Das Alter hat zwar einen Einfluss auf das Gehirn, aber einen wesentlich geringeren als die Intensität seiner Nutzung. Was für die Muskulatur gilt, gilt auch für das Gehirn oder jedes andere Organ des Körpers: „Wer rastet, der rostet."

Das Gehirn ist dagegen sogar ganz besonders befähigt, sich zu wandeln, zu heilen oder durch den lebenslangen Prozess der Neuroplastizität neue Verbindungen zu schaffen. Wenn sie dazu stimuliert werden, bilden die Neuronen zusätzliche Nervenendigungen aus, um wieder neue neuronale Verbindungen zu schaffen. Das gilt für jede mentale Herausforderung wie das Lernen einer neuen Sprache oder die Rehabilitation nach einer Verletzung. Wenn z. B. die rechte Gehirnhälfte nach einem Schlaganfall geschädigt ist, versucht die linke Hälfte, das zu kompensieren und einige Funktionen zu übernehmen. Das Gehirn entwickelt sich sogar nur durch die Vorstellung einer Handlung durch einen Prozess im sogenannten Spiegelneuronensystem.[461]

Kompensation ist kurzfristig nützlich und kann im Falle einer ernsthaften Schädigung das Beste sein, was man erwarten kann. Um aber das volle Potenzial des Gehirns zu entwickeln, müssen die zu wenig genutzten Bereiche trainiert werden. Das Kind, das immer seinen Kopf neigt um mit dem dominanten Auge zu lesen, wird ganz sicher auch lesen lernen, aber es fixiert sein Gehirn in der Kompensation. Stattdessen sollte es die Kraft der Neuroplastizität ausnutzen, indem es auch die schwachen Bereiche durch regelmäßige Benutzung stärkt. Dadurch wird das ganze Gehirn besser arbeiten, nicht nur bestimmte Teile.

Gehirntraining verbessert das Arbeitsgedächtnis.[462] Der Begriff "Arbeitsgedächtnis" bezieht sich auf die Fähigkeit, so viele Informationen abzuspeichern und zu verarbeiten, wie es zur Bewältigung komplexer kognitiver Aufgaben wie z.B. Sprachverständnis, Lernen und logisches Denken nötig ist.[463] Wenn das Arbeitsgedächtnis besser wird, entwickelt sich gleichermaßen die fluide Intelligenz – das ist die Fähigkeit zur Problemlösung oder zur Anpassung an neue Situationen. Eltern hoffen darauf, eine Verbesserung des Arbeitsgedächtnisses und der fluiden Intelligenz bei ihren Kindern fördern zu können.

Viele verschiedene Arten von Gedächtnistraining werden angeboten. Es gibt viele Möglichkeiten, einem vergesslichen Gehirn zu helfen. 14 Stunden Gedächtnistraining im Zeitraum von 5 Wochen führen zu einem erhöhten Dopaminspiegel im Präfrontal- und Parietallappen des Gehirns.[464] Gedächtnistraining verbessert das Arbeitsgedächtnis in allen Altersgruppen[465] und führt bei Kindern dazu, ihre Umgebung besser wahrzunehmen, verantwortlicher mit ihren Schulsachen umzugehen und im sozialen Umgang aufmerksamer zu werden.

Aber so gut ein Gedächtnistraining auch sein mag: Das Gehirn ist nicht nur zum Denken da. Ein allseits aktives Gehirn, das sich in jeder Hinsicht weiterentwickelt, braucht die regelmäßige Stimulation aller fünf Sinne, nicht nur die von Augen und Ohren. Das Gehirn regiert alle Muskelfunktionen des Körpers, es ist verantwortlich für jede Bewegung. Die rechte Gehirnhemisphäre kontrolliert die Muskelfunktion der linken Körperhälfte und umgekehrt. Dieses Wissen ist notwendig für die Gehirn-Rehabilitation. Wenn durch Schlaganfall oder andere Gründe die Funktion der rechten Gehirnhälfte eingeschränkt ist, wird durch Übungen - exklusiv mit den Muskeln der linken Körperhälfte - die rechte Hemisphäre stimuliert und der Prozess der Neuroplastizität angestoßen.

Welcher Gehirn-Typ sind Sie?

In den späten 1960er Jahren hat der amerikanische Neurobiologe Roger W. Sperry den Unterschied zwischen dem Denken des rechten und des linken Gehirns herausgearbeitet. 1981 erhielt er dafür den Nobelpreis. Das linke Gehirn ist der Detektiv, der die Details analysiert. Es ist logisch und sequenziell, es sieht sich die einzelnen Teile an, bevor es sie zu einem Ganzen zusammensetzt, es ist analytisch und objektiv. Dagegen ist das rechte Gehirn das „übersinnliche", das sich auf die Intuition verlässt. Es ist unwillkürlich, es schaut auf das Ganze bevor es die Details studiert, es ist instinktiv, holistisch, subjektiv.

Die meisten Menschen geben einer dieser Arten des Denkens den Vorzug. Manche sind allerdings mit beiden Gehirnhälften gleichermaßen versiert. Generell tendieren Schulen dazu, den Aktivitäten des linken Gehirns den Vorzug zu geben und den Beitrag des rechten Gehirns herunterzuspielen. Dadurch sind die Kinder, die leichter über das rechte Gehirn lernen, benachteiligt. Aufgaben für das linke Gehirn verlangen logisches Denken, Analyse und Genauigkeit. Aufgaben für das rechte Gehirn zielen dagegen auf Ästhetik, Gefühl und Kreativität ab.

Um die Aktivitäten des ganzen Gehirns in der Schule zu fördern, sollten die Lehrer Lerntechniken verwenden, die beide Gehirnhälften miteinander verbinden. Sie können das Lernen des rechten Gehirns in der Klasse fördern, wenn sie mehr Bilder, Muster, Metaphern, Analogien, Rollenspiele, Grafiken und Bewegung einbeziehen, während Aufgaben an das linke Gehirn gestellt werden. Mit den gleichen Methoden lässt sich auch das Gedächtnis effektiv trainieren.

Ein gesundes Gehirn ist ein ausgeglichenes Gehirn

Manche Experten ziehen Gewinn aus einem einseitig entwickelten Gehirn. Ingenieure, Mathematiker und Wissenschaftler haben ein dominantes linkes Gehirn, während einige der weltbekanntesten Künstler von den Aktivitäten ihres rechten Gehirns schier überflutet werden. Zum Erreichen der größten Entdeckungen und spezifischer Entwicklungen ist es vielleicht das Beste, Experten und Künstlern ihre spezielle Einseitigkeit als Ausnahmeerscheinungen zuzugestehen. Im Hinblick auf Gesundheit und Wohlbefinden der Vielen und auf die allgemeine Salutogenese sollten die meisten Menschen aber eher eine ausgeglichene Gehirnaktivität anstreben.

Der FBA-Therapeut kann zu Testzwecken dem Patienten eine Rechenaufgabe stellen, z. B. von einer beliebigen Zahl wie 71 immer 3 abzuziehen. Das erfordert eine Aktion des linken Gehirns. Wird der starke Testmuskel nach einer einfachen Subtraktionsaufgabe schwach, deutet das auf eine Überaktivität des linken Gehirns und eine zu geringe Aktivität des rechten. Summen oder Singen ist eine Aktion des rechten Gehirns. Wenn der starke Testmuskel nach dem Summen oder Singen einer kleinen Melodie wie z. B. „Happy Birthday“ schwach wird, ist das rechte Gehirn überaktiv und das linke wahrscheinlich zu wenig aktiv.

Es gibt ein großes Übungsangebot für das Gehirn. Die Kunst ist herauszufinden, welche Bereiche die meiste Unterstützung brauchen und welche Übungen jeweils am besten dafür geeignet sind. Mit dem Manuellen Muskeltest kann FBA beide Seiten des Gehirns austesten und die effektivsten Übungen und die idealen Nährstoffe zur Unterstützung der ausgeglichenen Gehirntätigkeit finden. Wenn ein Patient z. B. bei einer einfachen Subtraktionsaufgabe schwach testet, dann mit einem bestimmten Nährstoff in der Hand die Aufgabe wiederholt und nun stark bleibt, ist dieser Nährstoff höchstwahrscheinlich hilfreich für die Gehirnbalance.

Zum Ausgleich der Gehirnhälften wird der ganze Körper eingesetzt. Wenn der starke Muskel bei gegenläufigen Bewegungen der Extremitäten schwach wird, deutet das auf ein Kommunikationsproblem der beiden Gehirnhälften. Getestet wird ganz einfach: Der Patient liegt auf dem Rücken. Er hebt nun zunächst den linken Arm und das rechte Bein. Während er sie wieder ablegt, hebt er den rechten Arm und das linke Bein. Das ganze wird ungefähr sechsmal wiederholt. Diese Übung bereitet bei einem ausgeglichenen Gehirn kein Problem. Weil es aber so wenige Patienten mit ausgeglichenen Gehirnhemisphären gibt, wird der Testmuskel bei vielen Menschen schwach.

Es gibt viele Möglichkeiten zum Gehirnausgleich. Alle Sinneswahrnehmungen werden im Gehirn verarbeitet. Das heißt auch, dass sie alle dem Gehirn zur Balance verhelfen können. Allerdings werden manche Sinneseindrücke im rechten und manche im linken Gehirn verarbeitet. Bestimmte Töne in der Musik sprechen das rechte Gehirn an, andere das linke. Wie mit den Tönen, so verhält es sich auch mit den Farben.

Sinneseindrücke, die im LINKEN Gehirn verarbeitet werden			Sinneseindrücke, die im RECHTEN Gehirn verarbeitet werden		
Bereich	Farben	Töne	Bereich	Farben	Töne
Mathe Fakten	Rot	A	Mathe Konzepte	Grün	D
Strukturen	Orange	B	Farben & Humor	Blau	E
Sprache	Gelb	C	Bilder	Indigo	F
Kurzzeit-gedächtnis			Langzeit-gedächtnis	Violett	G

Der FBA-Therapeut kann eine Kollektion von Farben und Klängen zur Unterstützung einer ausgeglichenen Gehirnentwicklung für den Hausgebrauch und am Arbeitsplatz zusammenstellen. Bei einem Patienten mit dominantem rechtem Gehirn würden weitere Rechtshirn-Stimulanzien den Testmuskel schwächen. Diese sollten gemieden werden. Dieser Patient sollte nach Hause gehen mit Aktivitäten, Klängen und Übungen, die das linke Gehirn stimulieren wie Musik im A-, B- oder C-Schlüssel und einer Farbbrille in Rot, Orange oder Gelb. Eine Person mit dominantem rechtem Gehirn wird besser lernen und sich erinnern, wenn Lernmethoden für das rechte Gehirn benutzt werden. Das bezieht Bilder, Geschichten, Farben und Bewegung mit ein.

Die Tabelle unten listet ein paar einfache, aber effektive Übungen auf, die jeder unabhängig von Alter und Hemisphärendominanz zu Hause machen kann.

Gehirnübungen	
Übung	Überkreuzbewegungen und Balancetechniken sind ausgezeichnet zum Training der Zusammenarbeit beider Gehirnhälften geeignet. Um den Effekt der täglichen Übung zu steigern, schwingen Sie die Arme beim Gehen über die Mittellinie des Körpers. Das aktiviert beide Gehirnhälften gleichzeitig.
Balance	Stehen Sie auf einem Balance Board während Sie lesen oder den Abwasch machen. 15 Minuten pro Tag.
Handwechsel	Wechseln Sie bei gewohnten Tätigkeiten zur nichtdominanten Hand, z. B. beim Zähneputzen oder betätigen der Computermaus.
Augen zu	Nutzen Sie andere Sinne zur Ausführung bestimmter Aufgaben. Versuchen Sie z. B. sich morgens mit geschlossenen Augen anzuziehen.
Routine ändern	Gehen Sie auf anderen Wegen zur Arbeit. Schauen Sie abends nicht fern, sondern lesen Sie etwas oder machen Sie stattdessen ein Puzzle.
Spiele Bingo	Spiele und Puzzles fördern Konzentration und trainieren das Gehirn. Bingo hat sich als hilfreich erwiesen, auch im Alter einen scharfen Verstand zu bewahren.[466]

GOUVERNEURSGEFÄSS 27

Neurotransmitter: Dopamin (erhöht)

Organ oder System: Keines

Haupt-Biomarker: Dopamin, Noradrenalin, Adrenalin

Wichtigste hormetische Nährstoffe: Kupfer, B6, B3, Magnesium, Pantothensäure (B5)

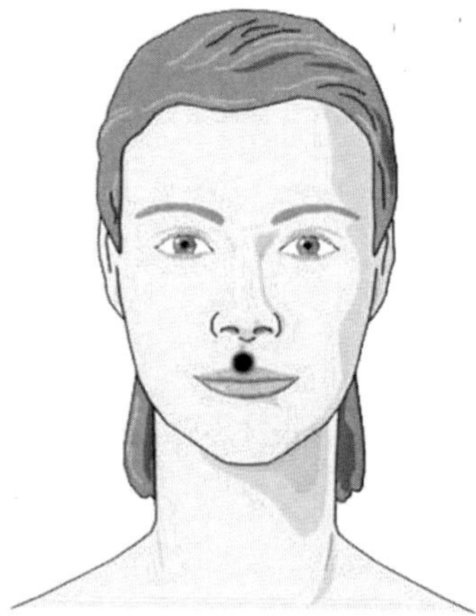

Abbildung 48: Gouverneursgefäß 27 (GG 27)

FREUDE ODER PARANOIA

Der PEP Gouverneursgefäß 27 befindet sich in der Mitte direkt oberhalb der Oberlippe am Übergang der Haut von Lippe und Gesicht. Wie schon im vorigen Kapitel besprochen, wird der Neurotransmitter Dopamin umgangssprachlich als Glückshormon bezeichnet.[467]

Zu viel davon aber verwandelt Freude in Paranoia. Bei aktivem PEP GG 27 ist der Dopaminspiegel hoch. Symptome von zu hohem Dopamin sind: Gefühl von Hoffnungslosigkeit, selbstzerstörerische Gedanken, aggressive Tendenzen, regelmäßig Albträume und unruhige Beine (Restless Legs Syndrom).[468] Menschen mit erhöhtem Dopamin sind oft leicht ablenkbar und finden es schwierig, eine Aufgabe ganz zu erfüllen. In schweren Fällen gehen hohe Dopaminspiegel einher mit Paranoia, Schizophrenie[469] [470] und sogar mit Suizidneigung.[471]

HOHES DOPAMIN UND ALBTRÄUME

Eine Dopaminerhöhung kann aus einem Stoffwechselproblem des nachgeschalteten Neurotransmitters Noradrenalin, der Substanz mit dem größten Einfluss auf die Kampf-oder-Flucht-Reaktion, resultieren. Dabei kommt es leicht zu Schlafstörungen. Wenn Dopamin involviert ist, erreichen die Schlafstörungen ein anderes Niveau. Schlafwandeln, Albträume mit lauten Ausbrüchen und wildem Hin- und Herwerfen sind bei zu hohem Dopaminspiegel normal.[472] Diese besondere Kategorie von Schlafstörungen mit abnormalen und unnatürlichen Bewegungen, Verhalten, Emotionen und Vorstellungen während des Schlafes werden als Parasomnie bezeichnet.

KORREKTUR VON HOHEM DOPAMIN MIT FBA

Das Dopamin zu normalisieren bedeutet oft, Kampf-oder-Fluchtreaktionen herunterzufahren. Das ist detailliert behandelt in den Kapiteln *Herz 1* und *3-facher Erwärmer 23*. Zur Erinnerung: Das natürliche Antidot und Gegengewicht des Körpers zum Noradrenalin ist das Nebennierenhormon Cortisol. Nur das Cortisol zu erhöhen genügt nicht. Das Wichtigste ist, den Körper beim Abbau von Noradrenalin zu unterstützen. Dabei können viele hormetische Nährstoffe behilflich sein. Der nächste Schritt ist dann, den Dopaminspiegel zu senken.

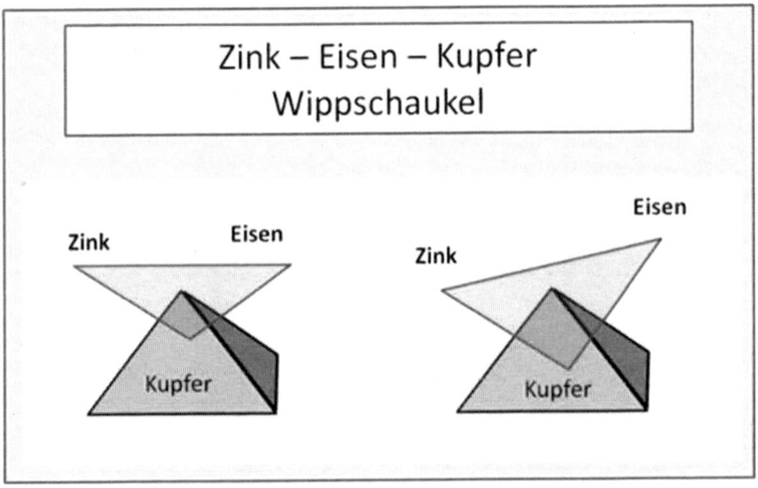

Abbildung 49: Zink - Kupfer - Eisen - Wippschaukel

Jeder der unten angeführten hormetischen Nährstoffe könnte bei der Senkung des Dopaminspiegels eine wichtige Rolle spielen. Häufig haben Menschen mit erhöhtem Dopamin einen ernährungsbedingten Kupfermangel. Wegen des Wippschaukeleffekts kommt es dadurch zugleich zu einem erhöhten Zink- oder Eisenspiegel. Wenn das mit FBA herausgefunden wird und über die Nahrung mehr Kupfer aufgenommen wird, hilft das dem Dopaminstoffwechsel, während gleichzeitig der durch den Wippschaukel-Effekt erhöhte Nährstoff (Zink oder Eisen) auf natürliche Weise gesenkt wird. Patienten beschreiben bei dieser Vorgehensweise regelmäßig signifikante Verbesserungen. Kupfer reichert sich schnell im Körper an, darum braucht man es nicht lange einzunehmen. 2 mg täglich für ca. 4-8 Wochen sind meistens ausreichend.

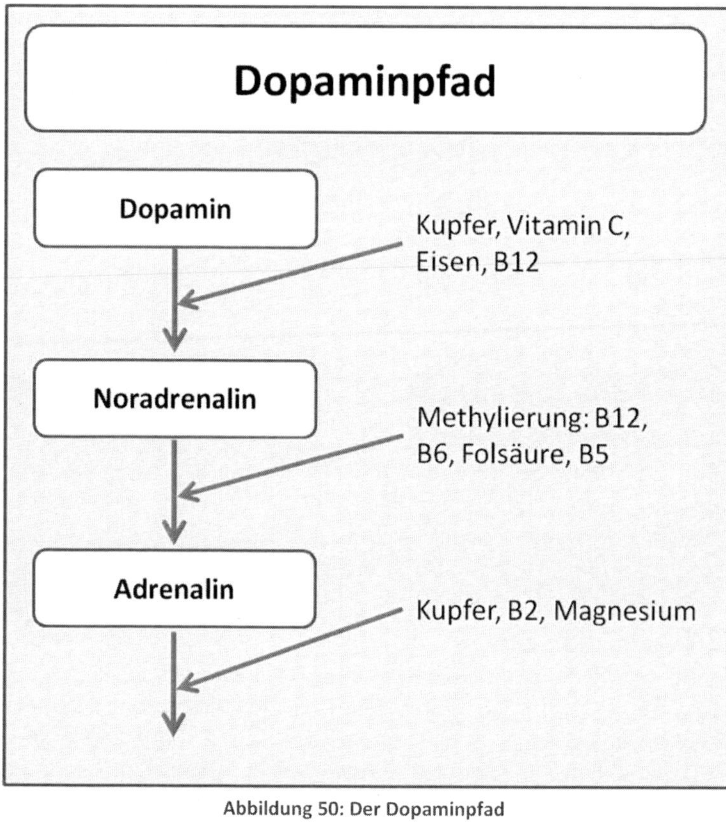

Abbildung 50: Der Dopaminpfad

MAGEN 1

Neurotransmitter: Histamin (niedrig)

Organ oder System: Magen

Haupt-Biomarker: Histamin, Histidin, Salzsäure

Wichtigste hormetische Nährstoffe: B6, Magnesium, Zink, B12

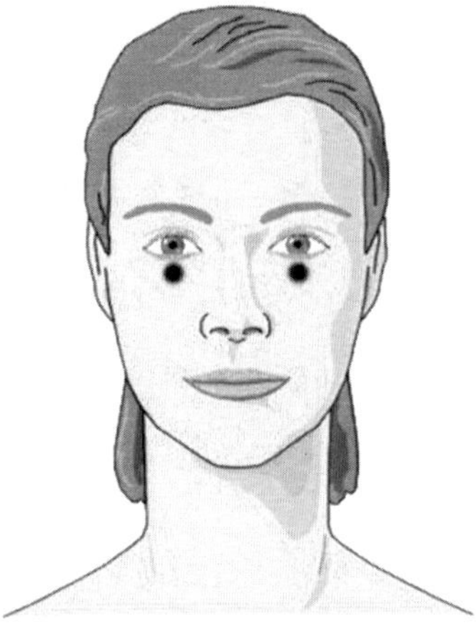

Abbildung 51: Magen 1 (Ma 1)

AZIDOSE, AKNE ODER ULZERA

Der PEP Magen 1 (Ma 1) befindet sich unterhalb der Augenhöhle am höchsten Punkt der Wangen. Er zeigt sich in der FBA-Hierarchie und schwächt einen starken Testmuskel, wann immer eine Störung der Magenfunktion auftaucht wie z. B. Magen- oder Zwölffingerdarm-Geschwüre, Stress-Gastritis, Reflux, Pankreasinsuffizienz oder Reizmagen (nichtulzeröse Dyspepsie).[473]

Der Neurotransmitter mit Beziehung zu Ma 1 ist Histamin. Diese Substanz ist als Verursacher allergischer Reaktionen wie Schniefen, Niesen und Jucken bekannt, auf die dann mit Antihistaminika eingewirkt wird. In Bezug auf Störungen, die Ma 1 anzeigt, ist Histamin dagegen zu niedrig, was bedeutet, dass die Reaktion des Immunsystems zu schwach ist. Mitunter kommt es zu einer Ermüdung des Immunsystems, wenn der Körper für einige Zeit eine Infektion bekämpft hat und den Angreifer nicht vollständig eliminieren kann.

Im Bluttest sind dann die Leukozyten oder weißen Blutkörperchen eher niedrig. Eine Histaminerhöhung würde das Immunsystem in dieser Situation sehr stärken.

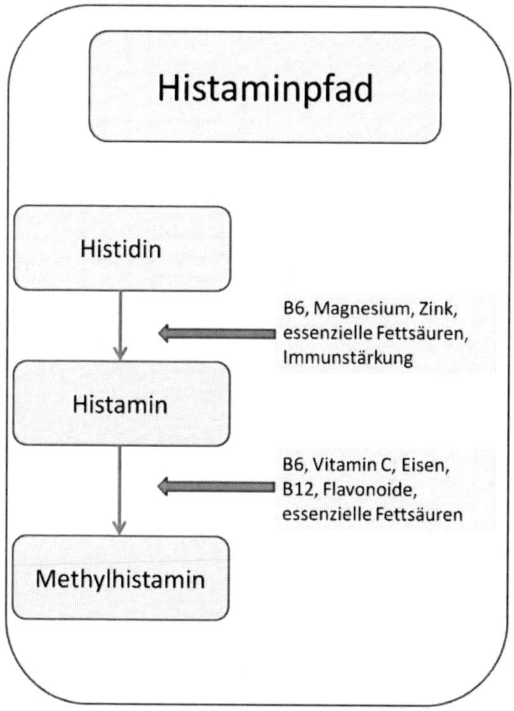

Abbildung 52: Der Histaminpfad

SODBRENNEN

Geschätzte 60 Millionen Amerikaner verwenden monatlich Mittel gegen Sodbrennen.[474] Frei verkäufliche Säureblocker sind dann zumeist die Mittel der Wahl für die Betroffenen. Das macht die Antazida zu den meistgekauften selbstverordneten Arzneimitteln. Die häufigsten Inhaltsstoffe dieser Mittel sind Calciumcarbonat, Magnesium und Aluminiumsalze in zahlreichen Kombinationen. Ihre Wirkung beruht auf der teilweisen Neutralisierung der Magensäure und der Hemmung des Enzyms Pepsin.[475]

Die pharmakologische Säureunterdrückung zur Heilung von peptischen Geschwüren und zur Linderung des Reflux hat Operationen in diesen Fällen praktisch überflüssig gemacht.[476] Aber aus ganzheitlicher Sicht bleibt eine wesentliche Frage unbeantwortet: Warum ist der Bedarf an Antazida so groß? Was verursacht die Übersäuerung?

Alle Emotionen haben direkten Bezug zu einem bestimmten Organ. Angst hat Beziehung zum Magen. Situationen, in denen man sich unter besonderem Druck fühlt, wie z. B. erstmals eine Rede in der Öffentlichkeit zu halten oder irgendetwas anderes Neues zu unternehmen, kann „Schmetterlinge im Bauch" verursachen. Länger andauernde Angstgefühle führen direkt zu einer Störung des Magensäurespiegels. Der ganz alltägliche Lebensstress zusammen mit der Anhäufung von freien Radikalen in der zivilisierten Ernährung und den üblichen Umweltgiften erzeugt mehr als genug Anlässe zur Veränderung des Magensäurespiegels.[477] Bei einigen Menschen hat Stress allerdings den gegenteiligen Effekt und verursacht eine Verringerung der Magensäure. Für diese Menschen kann es tatsächlich nützlich sein, Salzsäure (HCL) als Nahrungsergänzung zu sich zu nehmen. Viele verschiedene Nährstoffe einschließlich Fette, Aminosäuren und Flavonoide können einen heilenden Effekt auf die Magenschleimhaut haben.[478]

PEPTISCHE ULZERA

Ein peptisches Ulkus ist ein Geschwür in der Schleimhaut des Magens oder des Zwölffingerdarms (Duodenum), das ist der erste Teil des Dünndarms. Befindet es sich im Magen, nennt man es auch Ulkus ventrikuli, im Zwölffingerdarm heißt es Ulkus duodeni. Natürlich kann es auch zu mehreren Ulzera gleichzeitig kommen. Annähernd 25 Millionen Amerikaner leiden im Laufe ihres Lebens einmal an einem peptischen Ulkus. Jedes Jahr werden 500 000 bis 850 000 neue Fälle und über eine Million Krankenhauseinweisungen aufgrund von peptischen Ulkuserkrankungen registriert.[479]

Der typische Ulkusschmerz

- ist dumpf oder brennend,
- kommt und geht für Tage oder Wochen,
- beginnt zwei bis drei Stunden nach dem Essen,
- kommt mitten in der Nacht, wenn der Magen leer ist,
- und verschwindet nach dem Essen.

Eine bestimmte Bakterie namens Helicobacter pylori (H.p.) ist verantwortlich für zwei Drittel aller Ulzera, die meisten davon im Duodenum.[480] [481] [482] Das restliche Drittel entsteht hauptsächlich durch nicht-steroidale Entzündungshemmer wie Ibuprofen oder Paracetamol.

Helicobacter pylori lässt nicht mit sich spaßen. Er geht oft einher mit Koronarer Herzkrankheit und Arteriosklerose.[483] Eine länger anhaltende Infektion mit Helicobacter pylori wird direkt in Verbindung mit der Entwicklung von Magenkrebs gebracht, der zweithäufigsten Krebsart weltweit. In Ländern wie Kolumbien und China ist, schon im Kindesalter beginnend, über die Hälfte der Population mit Helicobacter pylori infiziert. Aber auch in den USA, wo Helicobacter pylori bei jungen Menschen nicht ganz so verbreitet ist, ist die Diagnose Magenkrebs seit den 1930er Jahren angestiegen.[484] Es gibt eine Zwickmühle mit Magensäure und Helicobacter pylori. Ulzera sind ein Ergebnis von zu viel Magensäure, daher ist der Einsatz von Säureblockern logisch. Aber niedrige Magensäure steigert die Infektionsrate mit Helicobacter pylori: Das ist die Falle.[485] Die beste Option ist, den PEP Ma 1 mit FBA auszugleichen, während gleichzeitig alle Infektionen ausgeheilt werden.

Antibiotika sind die schulmedizinische Behandlung der Wahl bei einer Helicobacter-pylori-Infektion. Naturheilmittel sind ebenso effektiv, ohne die Nebenwirkungen einer längeren Antibiotikatherapie. Unter anderem können bestimmte Pflanzenflavonoide,[486] das Mineral Wismutcitrat und deglycyrrhizinierter Süßholzwurzelextrakt (DGL)[487] dazu beitragen, das Geschwür zu heilen und Helicobacter pylori loszuwerden.[488]

AKNE

Akne ist eine Hautproblematik im Jugendalter. Für die meisten ist sie eine zeitlich begrenzte Erscheinung und hinterlässt keine bleibenden Spuren. Aber es gibt auch die anderen Fälle mit mittelmäßig bis stark ausgeprägter Akne, die physische und auch emotionale Narben hinterlässt, nicht nur bei Teenagern. Mehr als die Hälfte der Betroffenen sind Frauen über 25.[489]

Die typische medizinische Vorgehensweise bei Akne ist die Verordnung von oralen Kontrazeptiva, Antibiotika und Retinoidcremes.[490] Wenn eines dieser Mittel anschlägt, bekommt man Hinweise auf die Ursache des Problems. Orale Kontrazeptiva greifen ins Hormonsystem ein, Antibiotika reduzieren Infektionen und Entzündungen, und Retinoide wirken direkt an den verstopften Poren zur Reduktion der Toxinansammlungen. Diese drei – Hormone, Inflammation, Toxine (HIT) – sind genau die Zutaten zur Auslösung funktioneller Erkrankungen, wie sie in *Hoffnung auf Gesundheit* abgehandelt werden. Egal welches Problem, HIT ist fast immer mit von der Partie.

Der hormonelle Effekt von oralen Kontrazeptiva reduziert Akneläsionen, indem er den Östrogenspiegel anhebt und den freien Testosteronspiegel senkt. Blutzuckerschwankungen befeuern hauptsächlich die Entzündungen der Akne. Toxine schließlich, die die Haut schädigen, werden durch Essen, Trinken und Atmen sowie von Innen als Ergebnis der normalen Stoffwechselprozesse der Haut zugeführt. Was die Leber nicht abbauen kann, wird durch das größte Organ des Körpers, die Haut, ausgeschieden. Die Aufgabe der Leber ist der Hormonabbau und die Entgiftung von Chemikalien, und deswegen muss die Leber bei der Behandlung der Akne unbedingt unterstützt werden. Dieses Thema wird behandelt im Kapitel *Leber 14.*

Stress ist ein Hauptauslöser von Akne.[491] [492] Die Faktoren der „zivilisierten“ Ernährung, ein Überfluss an Hormonen und das Erwachsenwerden richten auf der Haut so mancher Teenager eine ziemliche Verwüstung an.

Nur selten wird Akne mit der Ernährung in Verbindung gebracht. Das ist mehr als enttäuschend. Diese Quelle von 95 % aller chemischen Belastungen, der Grund für Blutzuckerschwankungen und Veränderungen der Darmflora, der Auslöser für die meisten funktionellen Erkrankungen wird nicht einmal erwähnt. Schulmediziner werden einwenden, dass die Verursachung von Akne durch Lebensmittel nicht bewiesen werden konnte. Aber ist das wahr?

Tatsächlich können Nahrungsmittel sehr wohl Akne auslösen, aber es ist nicht das gleiche Nahrungsmittel bei allen Betroffenen. Schokolade kann bei dem einen durch die Änderung des Östrogenspiegels Akne fördern, während bei dem anderen der Verzehr von Tomaten durch eine Entzündungsreaktion zu Akne führen kann. Es ist sogar gut möglich, dass verschiedene Ungleichgewichte zur selben Zeit vorliegen. FBA benutzt eine ganzheitliche Herangehensweise, die sich systematisch von einem PEP zum nächsten bewegt, um so den aktuell größten Bedarf zu ermitteln und ihn mit dem spezifischen hormetischen Nährstoff auszugleichen.

Akne verlangt eine Ernährungs- und Verhaltensumstellung, die ein Heilwerden im Inneren fördert, damit die Haut nach außen den Beweis für das Heilsein antreten kann. Für einen betroffenen Jugendlichen stellt die Notwendigkeit einer 180°-Wende in Ernährung und Lebensweise eine echte Herausforderung dar. Das ist gut so. Denn Herausforderungen sind Gelegenheiten, Selbstvertrauen aufzubauen und Lebenserfahrung zu gewinnen. Die jungen Erwachsenen, die solche notwendigen Veränderungen zur inneren Heilung bereitwillig annehmen, entwickeln ein Gefühl von Eigenverantwortlichkeit und Kompetenz, das sich nicht im äußeren Erscheinungsbild erschöpft, sondern in alle Gesundheits- und Lebensbereiche einfließt.

DICKDARM 20

Neurotransmitter: GABA (niedrig)

Organ oder System: Dickdarm

Haupt-Biomarker: GABA, L-Glutamin, Glutamat

Wichtigste hormetische Nährstoffe: Kupfer, B6, Magnesium, L-Tyrosin, Probiotika (Bifidobakterien)

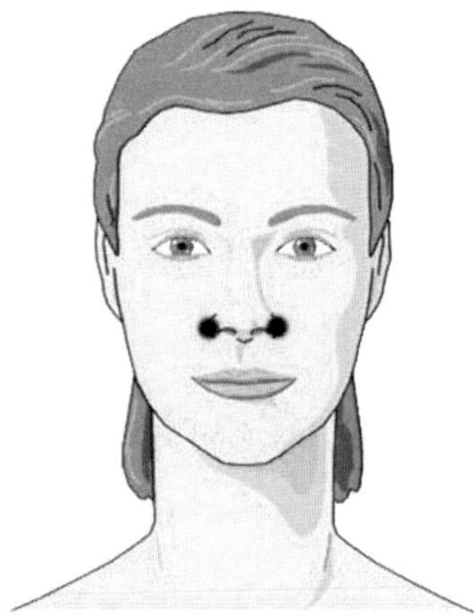

Abbildung 53: Dickdarm 20 (Di 20)

KOLITIS ODER OBSTIPATION

Der PEP Dickdarm 20 befindet sich unten und seitlich der Nasenflügelfalte. Der Neurotransmitter, der mit dem PEP Di 20 in Beziehung steht, ist Gamma-Aminobuttersäure, kurz GABA genannt. Wenn beim Test von Di 20 der starke Muskel schwach wird, ist der GABA-Spiegel wahrscheinlich zu niedrig. Auf dem unteren Bild sieht man, wie GABA aus einem anderen Neurotransmitter, dem Glutamat, synthetisiert wird.[493] Glutamat wirkt anregend und erhöht sich in Stresszeiten. GABA wirkt dagegen als universell hemmender Neurotransmitter im Gehirn wie eine Bremse, beruhigend und angstlösend. Symptome von niedrigem GABA-Spiegel:

- grundlose Angst oder Panik
- übertriebene Sorgen

- Gefühl von Überforderung
- Gefühl von Furcht vor bevorstehendem Unheil
- Gefühl von Schuld wegen alltäglicher Entscheidungen
- Gefühl von Knoten im Magen

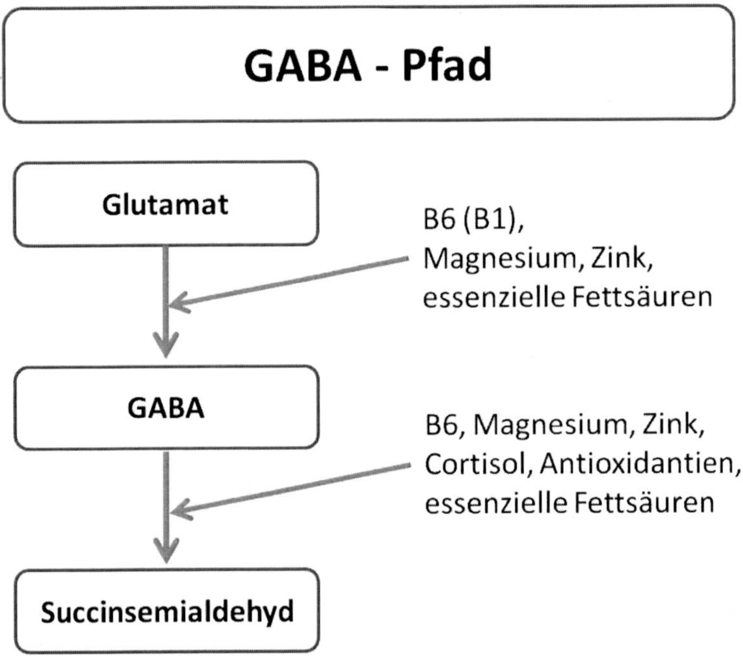

Abbildung 54: Der GABA-Pfad

PROBIOTIKA

Probiotika sind die guten Bakterien, die wir aus der Nahrung erhalten. Sie sind Teil der intestinalen Mikroflora, kurz Darmflora genannt. Mit ca. 100 Billionen Organismen mit einem Gesamtgewicht von ca. 3 bis 5 Pfund arbeitet die Darmflora wie ein eigenständiges Organ. Sie ist Teil der natürlichen Verteidigungslinie des Körpers,[494] und sie wirkt wie eine Barriere in der Darmschleimhaut gegen das Eindringen pathogener Mikroorganismen. Sie ist auch Teil des Immunsystems.[495]

Die Nutzen der Probiotika sind zahlreich. Allergien,[496] Reizdarmsyndrom,[497] Verstopfung und Durchfall[498], alles wird gemildert, wenn die richtige Kombination von Probiotika verordnet wird. Außerdem sind sie nötig für die Bildung von Vitamin B12 und Biotin.[499]

Menschen, die unter Verstopfung leiden, nehmen oft und gerne Probiotika ein. In den USA ist Obstipation eine der häufigsten gastrointestinalen Probleme. Mehr als 4 Millionen Amerikaner leiden dauerhaft unter Obstipation. Betroffen sind v. a. Frauen und ältere Personen über 65 Jahre.[500] Aber die Dunkelziffer ist gewaltig. Viele suchen niemals Hilfe bei ihrem Hausarzt, sondern versuchen lieber, sich selbst mit frei verkäuflichen Laxanzien zu helfen.

Es kommt zu Verstopfungen, wenn der Dickdarm zu wenig Wasser absorbiert oder wenn die Kontraktionen der Dickdarmmuskulatur zu langsam oder zu träge sind und den Stuhl zu langsam durch den Darm transportieren. Dadurch wird der Stuhl hart und trocken. Woher die Funktionsstörung des Dickdarms kommt, lässt sich mit FBA über die PEPs genau herausfinden. Bei Obstipation ist Di 20 der PEP, den man erwarten würde, aber andere PEPs könnten zuerst reagieren. Wenn alle wieder ausgeglichen sind, löst sich auch die Verstopfung. Warum? Die Darmmotilität hängt von verschiedenen Systemen ab. Stress (3E 23) und Hormonschwankungen (KS 1) sind zwei unerkannte Gründe für Obstipation. Die allgemeinen Ursachen sind folgende:

- zu wenig Ballaststoffe in der Nahrung
- mangelnde körperliche Aktivität (v.a. bei den Älteren)
- Medikamente
- Milchprodukte
- Reizdarmsyndrom
- Veränderung der gewohnten Lebensumstände wie Schwangerschaft, Reise, Älterwerden
- Laxanzienabusus
- wiederholtes Ignorieren des Stuhldrangs
- Dehydrierung
- Problem in Dickdarm oder Rektum

Ein multidisziplinäres Vorgehen einschließlich hormetischer Nährstoffe, Wasserzufuhr, Stressmanagement und Ernährungsrichtlinien sind oft zur Lösung des Problems notwendig.[501] Probiotika können hilfreich sein, wenn die richtigen zur richtigen Zeit genommen werden.

Die meisten Menschen denken, es würde ausreichen, irgendein Probiotikum zu nehmen. Am häufigsten findet man im Handel die Acidophilusbakterien. Wie der Name schon nahelegt, arbeiten diese Bakterien gut mit Säure (Acid). Wenn das Ziel allerdings ist, die Gesundheit des Dickdarms zu verbessern, wird Acidophilus nur wenig nützen, und vielleicht die Sache sogar verschlimmern.

Die Probiotika mit dem größten Nutzen für den Dickdarm sind die Bifidobakterien. Sie mögen weder Säure noch Sauerstoff. Sie werden großteils zerstört, wenn man sie zu einer Zeit einnimmt, in der der Magensäurespiegel sehr hoch ist, das ist zwischen 7:00 und 11:00 Uhr morgens. Die Magensäure ist niedriger nach dem Abendessen bzw. vor dem Zubettgehen. Wenn mittels FBA die Bakterien oder die Kombination mit dem größten Nutzen gefunden worden sind, sollten sie mindestens zwei Stunden nach dem Abendessen eingenommen werden.

PARASITEN

Ein Parasit ist ein Organismus, der auf oder in einem Wirtstier lebt. Di 20 wird auch dann aktiv, wenn eine Parasiteninfektion vorliegt. Über 100 verschiedene Arten von mikroskopisch kleinen bis zu 20 cm langen parasitischen Würmern können im menschlichen Körper leben. Weibliche Würmer können je nach Typ pro Tag 3 000 bis 200 000 Eier legen. Die Symptome reichen von Unwohlsein bis zu lebensbedrohlichen Zuständen. Anämie, Völlegefühl, Gehirnnebel, Allergien, Asthma, Meteorismus, Verdauungsstörungen, Muskel- und Gelenkschmerzen, Nervosität und Hautausschlag wurden beschrieben.

Parasiten werden mit fast allen Erkrankungen in Verbindung gebracht. Chronische Parasiteninfektionen entziehen dem Körper notwendige Ressourcen und destabilisieren das Immunsystem. Das kann zu viralen, bakteriellen oder fungalen (Pilz-) Sekundärinfektionen führen. Die meisten Menschen leben mit Parasiten ohne zu bemerken, dass diese Organismen an ihrer Vitalität nagen. Ein gesundes, starkes Immunsystem kann die meisten von ihnen vernichten. Wenn sich allerdings schon funktionelle Erkrankungen ausbreiten, halten Parasiten möglicherweise dauerhaft Einzug.

Im Allgemeinen denkt man bei Parasiteninfektionen an eine Gefährdung in tropischen Regionen. Aber Parasiten existieren überall. Heutzutage werden sie wegen der weltweiten Reisegewohnheiten leicht über die ganze Erde verteilt. In den USA meldepflichtige Parasitenerkrankungen sind: Kryptosporidiasis, Cyclosporiasis, Giardiasis, Malaria und Trichinellose.

BEHANDLUNG VON PARASITEN

Einige parasitäre Erkrankungen können leicht behandelt werden, andere nicht. Nur Vitamine und Mineralien auszugleichen reicht bei einer starken Infektion nicht aus. Oft sind hochwirksame Kräuterzubereitungen wie Wermut,[502] Schwarzwalnussschale[503] oder Coptis Chinensis[504] zur Behandlung nötig. Parasiten entwickeln sich oft durch verschiedene Stadien und Lebenszyklen, wodurch sie immer schwerer angreifbar werden. Welche Kräuterzubereitung auch mittels FBA gefunden wird, sie sollte auch dann noch wochenlang weiter eingenommen werden, wenn der PEP Di 20 nicht mehr testet. Das erst kann sicherstellen, dass auch alle noch heranreifenden Parasiten in ihren Entwicklungsstadien mit vernichtet werden.

LUNGE 1

Neurotransmitter: GABA (erhöht)

Organ oder System: Atemwege / Lunge

Haupt-Biomarker: GABA, L-Glutamin, Glutamat

Wichtigste hormetische Nährstoffe: B6, Magnesium, Zink

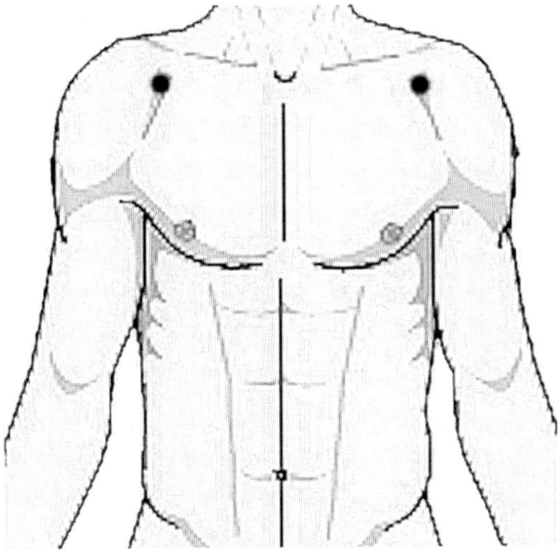

Abbildung 55: Lunge 1 (Lu 1)

LEBENSLUST ODER SAUERSTOFFMANGEL

Der PEP Lunge 1 (Lu 1) befindet sich direkt vor dem Schultergelenk unterhalb des Schlüsselbeins. Nach diesem Punkt muss man schauen, wenn der Patient irgendein Atemproblem wie z. B. flaches Atmen oder Asthma hat. Flacher Atem ist oft ein Hinweis auf Angst bzw. eine Überfülle von chemischen Substanzen der Kampf-oder-Flucht-Reaktion. Aufgrund dieser Faktoren bekommen die Lungen nicht genügend Sauerstoff, und es folgt ein Zustand der Hypoxie (Sauerstoffmangel).

Die Atmung wird ermöglicht durch Kontraktionen des Zwerchfells. Wenn dieser spezialisierte Muskel nicht richtig funktioniert, kann es zu flacher Atmung kommen, aber auch zu einem nur scheinbar nicht damit zusammenhängenden Lungenproblem: der Hiatushernie. Chronischer Stress auf dem

Zwerchfellmuskel kann zu einer Überspannung der Öffnung für die Speiseröhre führen, wodurch ein kleiner Teil des Magens hindurchtreten kann. Das ist ein schmerzhaftes Problem mit der Symptomatik des Säurerefluxes. Einfache manuelle Selbsthilfemethoden zur Entspannung des Magens können diesen Patienten gut helfen.

ASTHMA

Asthma ist eine verbreitete chronisch-entzündliche Erkrankung der Atemwege. Die Symptome sind keuchender, pfeifender Atem, Husten, Enge in der Brust und Kurzatmigkeit. Gegenwärtig leben 7,7 % oder 17,5 Millionen Amerikaner mit der Diagnose Asthma.[505]

Asthma ist eine der führenden chronischen Krankheiten bei Kindern in den Vereinigten Staaten. Die Verbreitung von Asthma bei Kindern hat sich von 1980 bis in die Mitte der 1990er Jahre verdoppelt und bleibt auf einem historisch hohen Level.[506] Wie bei ADHS, welches sich in derselben Zeit mehr als verdoppelt hat,[507] kennt die Schulmedizin keine Ursache für diese Krankheit.

Der Test mit FBA hat durchweg gezeigt, dass alle Asthmapatienten mehr Cortisol, das natürliche antientzündliche Steroidhormon der Nebennieren, brauchen. Das steht im Einklang mit der primären Therapie der Schulmediziner, die regelmäßig synthetische Steroidhormone gegen Asthma verordnen wie Prednison und zur Inhalation Qvar™, Flovent™, oder Pulmicort™. Ein Steroiddefizit ist aber nicht der primäre Grund für Asthma, obwohl es in manchen Fällen so sein kann.

Cortisol wird im äußeren Teil, der Rinde (Kortex) der Nebennieren gebildet. Kinder, die mit schwachen oder überforderten Nebennieren geboren werden, können nicht ausreichend Cortisol produzieren, um mit der Entzündung der Lungen fertigzuwerden. Wie schon mehrfach erwähnt, besagt eine aktuelle Theorie der Alternativmediziner bzgl. der ständig ansteigenden Krankheiten bei Kindern, dass immungeschwächte und mangelernährte Mütter nun immunschwache und mangelernährte Kinder zur Welt bringen und aufziehen. Laut Statistik hatten 1960 nur 1,8 % der amerikanischen Kinder einschränkende chronische Gesundheitsprobleme. 2004 lag der Anteil schon bei 7 %.[508]

Was den PEP Lunge 1 anbelangt, so haben erhöhte GABA-Werte einen direkten Effekt auf das Epithelgewebe der Lungen, indem sie die Schleimproduktion der Asthma-Patienten erhöhen.[509] [510]

Dieser stimulierende Effekt ist das Gegenteil der hemmenden Wirkung von GABA im Gehirn und im zentralen Nervensystem.[511] Es wäre nicht überraschend, wenn man in den kommenden Jahren entdecken würde, dass viele Funktionen, die man den Neurotransmittern heute zuschreibt, falsch oder vollkommen unzureichend sind, all ihre Wirkungsweisen wirklich zu erklären. Man muss nicht alles über Neurotransmitter wissen, um in den maximalen Genuss ihrer Wirkungen zu kommen, solange sie ausreichend gebildet und verstoffwechselt werden. Diese Prozesse zu überblicken ist ein primärer Nutzen von FBA.

Nährstoffe bei Asthma und hohem GABA

Asthma ist in erster Linie eine Entzündung. Diese zu kontrollieren, indem man die Eicosanoid-Aktivität in Ausgleich bringt, ist daher entscheidend. Das geschieht mit den präzise ausgewählten essenziellen Fettsäuren und anderen hormetischen Nährstoffen. Nahrungsallergien, chemische Substanzen, künstliche Konservierungsstoffe und Tierhaare können alle eine allergische Reaktion des Immunsystems auslösen. Details dazu finden Sie im Kapitel *Quelle der Jugend und Anti-Aging*.

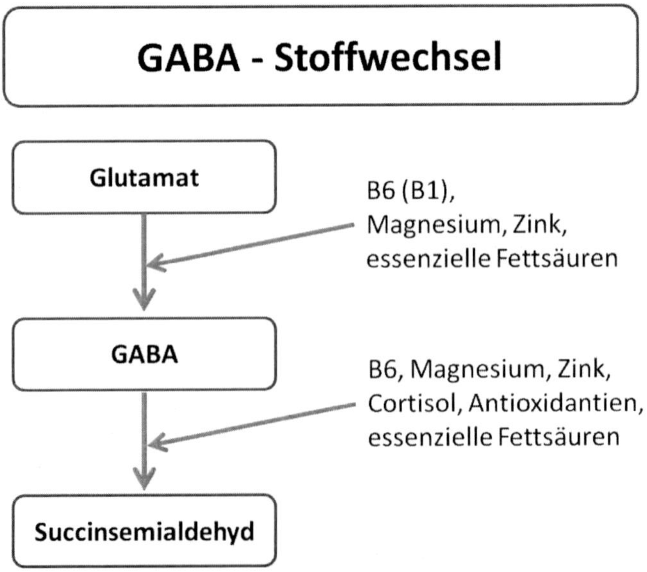

Abbildung 56: GABA-Stoffwechsel

Zur Senkung des GABA-Spiegels sind meistens Vitamin B6, Magnesium und Zink nötig. Auch andere natürliche Substanzen haben einen profunden Effekt auf Asthma im Allgemeinen und GABA im Besonderen. Das können Pflanzensterine, verschiedene Antioxidanzien und Bioflavonoide sein.

VERSTECKTE LUNGENPROBLEME

Der Körper ist ein Meister der Kompensation, er findet oft Wege, um Probleme lange Zeit „unter dem Teppich" zu halten. Je länger ein Problem aber so gehandhabt wird, ohne es zu lösen, desto größer ist die Wahrscheinlichkeit, dass es sich nicht so durch die PEPs zeigt, wie es eigentlich zu erwarten wäre. Es handelt sich dann um „versteckte" Probleme. FBA-Therapeuten beachten dieses Phänomen und unternehmen Schritte, um es aufzudecken. Die meisten dieser Probleme gehen mit dem chronischen Entzug von Nährstoffreserven einher, darum ist es wichtig, sie zu lösen. Im Lungenbereich kann man sie oft entdecken, indem man GABA auf dem Körper platziert.

Es gibt noch eine andere Methode, Lungenprobleme über den Muskeltest zu entdecken. Der Patient berührt PEP Lu 1 mit einer Hand, atmet so tief wie möglich ein und hält den Atem an. Man testet einen starken Muskel. Dann atmet er so viel wie möglich aus und macht wieder eine Atempause. Wenn der starke Muskel nach diesem Lungen-Stresstest schwach wird, offenbart das ein verstecktes Problem. Therapeuten können durch diese einfache Herangehensweise oft eine virale, bakterielle oder Pilzinfektion als Ursache für chronischen Husten herausfinden.

ANHANG A - NEURO-EMOTIONALER KOMPLEX

Hoffnung auf Gesundheit bezieht sich primär auf die innere Körperchemie. Allerdings können auch falsche Glaubenssätze oder blockierte Emotionen, die sich sehr früh im Leben eingeprägt haben oder die man sich im Laufe des Lebens erworben hat, die Gesundheit stark beeinträchtigen. In vielen Fällen begann die physische Krankheit mit einer emotionalen Störung. Wenn die physischen Beschwerden mit FBA nicht besser werden, ist es sehr wahrscheinlich, dass sie im Kern emotionale Wurzeln haben, um die man sich kümmern muss. Für den FBA-Therapeuten ist das Navigieren im emotionalen Labyrinth nicht so schwierig, kann aber von allumfassender Bedeutung sein.

Kein Ereignis, sei es in der Vergangenheit, Gegenwart, oder sogar Vorstellungen über die Zukunft, geschieht ohne die dazugehörigen Emotionen. Du bist, was du glaubst. Im Allgemeinen unterstützen positive Gefühle Heilung und Lebensglück, während negative Gefühle die Gesundheit auf viele Arten stören können, weil sie die Stresstoleranz senken. Beide sind übrigens ansteckend und wirken sich auch auf die Menschen in der Umgebung einer Person aus.

Die Psychoneuroimmunologie befasst sich mit dem Einfluss der Emotionen auf die physische Gesundheit. Gefühle wie Kummer, Ängstlichkeit, Ärger und Hochmut bestimmen das menschliche Handeln mehr, als man glaubt. Häufig geschieht das ganz unbewusst. Das ist die Basis für zukünftige Krankheiten. Negative Emotionen können funktionelle Schwankungen jeglicher Art verursachen, was dann zu einer neurologischen Störung führt, dem sogenannten Neuro-Emotionalen Komplex (NEK). Traditionelle und komplementäre Mediziner versuchen vergeblich, eine funktionelle Krankheit zu heilen, wenn NEKs vorliegen. Negative Emotionen müssen zuerst verarbeitet werden.

Wenn ein Ereignis oder eine Lebensbedingung der Vergangenheit oder Gegenwart einfach erdrückend ist oder „zu viel, um damit klarzukommen", kann ein NEK entstehen. Das ist ein zeitweiliger Schutzmechanismus, der jedoch längerfristig unweigerlich zu funktionellen Störungen führt. Der Ursprung von so manchem NEK ist offensichtlich. Das misshandelte oder missbrauchte Kind, der Teenager, der sich nicht anpassen wollte, der junge Erwachsene, der ein Experiment zu viel unternahm, sie alle tragen emotionale Backsteine im Rucksack des Lebens mit sich herum, die sie belasten und jeden Schritt schwerer machen, als er sein sollte und müsste.

Im Jahre 2006 wurden einer Schätzung zufolge 905000 Kinder Opfer von Missbrauch oder Vernachlässigung.[512] Die Wahrscheinlichkeit für Probleme durch Kriminalität, Schwangerschaft im Teenageralter, mangelnde Bildung, Drogenmissbrauch oder psychische Gesundheitsstörungen im späteren Leben steigt bei diesen Kindern um mindestens 25 %.[513] Die Wahrscheinlichkeit, als Jugendliche wegen krimineller Handlungen bestraft zu werden, liegt 11-mal höher, bei Erwachsenen steigt die Bereitschaft zu Gewaltverbrechen.[514] Zwei Drittel der Klienten in Drogenentzugsprogrammen berichteten, als Kind missbraucht worden zu sein.[515]

Natürlich muss man nicht zwingend missbraucht oder vernachlässigt worden sein, um mit unbewussten Emotionen zu kämpfen. Auch aufgrund von weniger gravierenden, aber sich wiederholenden Ereignissen können sich NEKs entwickeln. Alles, was es dann braucht, um ein kleines Problem in ein großes zu verwandeln, ist NICHTS zu tun. Die negativen Gefühle nicht mehr anzusprechen bedeutet auch, dass die kleine Stimme, die sich für die Gesundheit einsetzt – die positive, produktive, ansteckende –, einfach übertönt wird.

Was einmal gelegentliche Belohnung war, hervorgebracht durch ein „Ich verdiene es, weil ich so hart gearbeitet habe"-Muster, wird bald eine Gewohnheit, oder noch wahrscheinlicher ein Bewältigungsmechanismus. Dem Verlangen des Körpers oder dem Wunsch nach sofortiger Belohnung immer gleich nachzugeben wird langfristig kein gutes Ende nehmen. Dazu gehören nicht nur Genussmittel und Alkohol. Unterhaltung, Vergnügungen aller Art und, am schlimmsten, schlechte Überzeugungen und Gewohnheiten, sie alle arbeiten zusammen an der Sabotage der bewussten Entscheidung für ein gesundes Leben. Es ist möglich, die Gesundheit mit Entschuldigungen, Rechtfertigungen, Rationalisierungen und vollständiger kognitiver Dissonanz zu unterdrücken. Das Muster passt irgendwie auf jeden, d. h. die meisten haben mindestens einen NEK.

Negative Emotionen sind nicht immer schlecht und positive Emotionen sind nicht immer gut. Eine negative Emotion, entsprechend einer Entzündung im Körper, klingt erst einmal schlecht. Dennoch, positive wie negative Emotionen spielen eine wichtige Rolle. Zu viel von einer Sorte wirkt lähmend auf den Körper. Positive Emotionen helfen bei Veränderungen, sind hoch motivierend und führen oft zu großen persönlichen Leistungen. Aber das kann auch mit negativen Emotionen so sein. Manche kommen durch negative Emotionen zu positiven Ergebnissen. Wenn ein Kind von Spielkameraden als „fett", „langsam", „hässlich", „dumm" oder sonst irgendwie herabwürdigend beschimpft wird, kann das bei ihm Selbstmitleid und eine Abwärtsspirale von unproduktiven Gedanken und ungesundem Verhalten auslösen. Bei einem anderen Kind könnten dieselben Kommentare ein Katalysator werden, sich für Ziele einzusetzen, für Durchhaltevermögen und gesundes Verhalten. Den emotionalen Rückschlägen des Lebens zu widerstehen und dann zum Gegenschlag auszuholen ist ein Zeichen guter mentaler Gesundheit.

Positive Emotionen allein können ebenfalls zu einem Ungleichgewicht führen. Die Eltern, die ihr Kind mit „Liebe" überschütten, aber es versäumen, es auch bei Bedarf in die Schranken zu weisen, werden höchstwahrscheinlich am Ende einen selbstsüchtigen Charakter fördern. Auch das kann ein Ergebnis von zu viel positiver Emotion sein.

Der Jurastudent, der bei seiner Anwaltsprüfung durchfällt, wird überflutet von negativen Emotionen: Scham, Ärger, Furcht usw. Diese wirken sich hemmend aus, wenn ihnen nicht noch stärkere Emotionen entgegentreten wie Vergebung, Trost und Liebe. Wenn negative Emotionen ins Spiel kommen, hat man drei Möglichkeiten. Die ersten beiden sind gesund: Lerne aus dem Erlebnis, das die Emotion verursacht hat (bestehe die Prüfung beim nächsten Mal), oder ersetze die negative Emotion durch eine positive. Anstatt unerbittlich Vorwürfe gegen sich selbst, den Prüfungsausschuss, Zeit, Ort und andere widrige Umstände der Prüfung zu erheben, könnte der Student damit beginnen, sich emotional für den nächsten Versuch zu stärken, indem er die negativen Emotionen durch positive ersetzt. Anstatt in negativen Grübeleien zu verweilen, könnte er sich sagen: „Ich konnte nur ein paar Fragen nicht beantworten", „Jetzt weiß ich ja, was mich erwartet", oder: „Beim nächsten Mal schaffe ich es!" Die dritte Methode, mit negativen Emotionen umzugehen, ist Unterdrückung. Sie führt zu funktionellen Störungen und ist die Haupt-Ursache von NEKs.

NEURO-EMOTIONALE THERAPIE – DEN NEK LÖSEN

Einmal eingeführt, prägen sich unbewusste Emotionen tief ein. Wie Wasser durch den ausgespülten Fels fließt, nehmen auch die negativen emotionalen Muster immer den gleichen Weg. Das Gehirn an neue Wege durch Gedanken, Therapien und Handlungen zu gewöhnen, erlaubt schließlich den positiven Emotionen, sich durchzusetzen. Mit der Zeit können dann die alten Muster, die zu einer ungesunden Lebenshaltung geführt haben, überwunden werden.

Aufgrund der Erkenntnis, dass mitunter mehr gebraucht wird, als Psychologie und Psychiatrie im Allgemeinen anbieten, haben alternative Therapeuten verschiedene Therapien zur Lösung der NEKs entwickelt. *Emotional*

Freedom Technique,[516] *Neuro Emotional Therapy,*[517] und *Thought Field Therapy*[518] sind nur einige Beispiele dafür. Sie beruhen im Wesentlichen auf der Idee, dass eine größere Kraft die negativen Emotionen überwinden kann. Viele wichtige Schritte sind nötig, um die schädlichen Folgen der NEKs aufzuarbeiten, nicht alle können hier präsentiert werden. Aber die u. g. Einzelheiten reichen aus, um zu verstehen, welcher Prozess gemeint ist.

Ein Mensch hat vielleicht mehrere NEKs gleichzeitig. Aber auch sie folgen wieder einer Hierarchie. Die Emotion, die den größten negativen Einfluss auf die Gesundheit hat, wird sich zuerst zeigen. Aller Wahrscheinlichkeit nach ist sie mit dem ersten Primären Energiepunkt assoziiert. Den NEK aufzudecken ist nicht schwierig. Wenn ein NEK mit dem Gefühl von Wut zu tun hat, reicht es, wenn der Patient das Wort „Wut" laut ausspricht oder an das letzte Ereignis denkt, wo er wütend war, um den starken Testmuskel zu schwächen.

Wenn der Therapeut den NEK gefunden hat, kann die Behandlung beginnen. Während der Patient den Gedanken an das emotionale Ereignis aufrechterhält, kann der Therapeut alle Bereiche behandeln, die von der Emotion beeinträchtigt werden, z. B. den PEP oder andere Akupunkturpunkte, Wirbelsäulensegmente oder neurolymphatische Organreflexpunkte. Das hat einen sofortigen dämpfenden Effekt auf den NEK. Der Patient muss dann selbst zu Hause daran arbeiten, sein Gehirn umzuprogrammieren. Er sollte im Laufe des Tages bewusst die negativen Emotionen durch passende positive Affirmationen und Beklopfen des entsprechenden PEPs außer Kraft zu setzen.

Behandeln des NEK

Durch Gedanken und Vorstellungen werden neue Überzeugungen aufgebaut und alte Überzeugungen abgebaut. Bevor man versucht, einen Patienten von unbewussten Emotionen zu befreien, ist es nötig zu wissen, ob er überhaupt bereit dazu ist. Einige ziehen Gewinn aus ihrer Krankheit in Form eines sekundären Krankheitsgewinns. Diese Patienten müssen zuerst von emotionalen Verwirrungen frei sein, von den in der AK sogenannten "Psychologischen Umkehrungen". Das bedeutet, dass sie auf grundlegende Feststellungen über sich selbst wie z. B. ihren Namen oder auf emotional gesunde Statements wie:

- ich bin liebenswert
- ich liebe
- ich werde geliebt

schwach testen.

Wenn eine psychologische Umkehrung vorliegt, ist das eine permanente Selbstsabotage. Der FBA-Therapeut kennt Techniken, die Umkehrungen und Verwirrungen auflösen, sodass der emotionale Heilungsprozess voranschreiten kann.

Die PEPs und ihre Emotionen

Wie in der Tabelle gezeigt wird, haben alle Primären Energiepunkte eine direkte Beziehung zu einem spezifischen Neurotransmitter und ebenso zu einer Emotion. Dieses Wissen ist sehr hilfreich zur Korrektur eines NEK. Wenn ein PEP gefunden wird, kann die assoziierte Emotion überprüft werden um zu sehen, ob ein NEK vorhanden ist. Wenn z. B. der PEP Dickdarm 21 einen starken Muskel schwächt, soll der Patient die Worte „Verzweiflung", „Apathie" und „hoffnungslos" aussprechen. Wenn auf eines dieser Worte wieder der starke Muskel schwach wird, heißt das, dass ein NEK vorliegt. Eine Möglichkeit, den NEK zu löschen ist, den PEP für eine oder mehrere Minuten zu beklopfen, während man die entgegenwirkende Affirmation ausspricht. Wenn man z. B. der negativen Emotion „hoffnungslos" entgegenwirken will, könnte der Patient sprechen: „Ich bin hoffnungsvoll in meinem Leben (meinem Beruf, meinen Beziehungen etc.)." Wenn jemand von Versagensängsten geplagt ist, könnte er sprechen: „Ich werde alle Hürden überwinden, die Gesundheit und Lebensglück verhindern." Wie auch immer die Affirmation lautet, sie muss bewirken, dass der PEP und die negative Emotion den Testmuskel nicht mehr schwächen. Wenn sie das tut, soll der Patient sie mehrmals am Tag wiederholen, aber nicht verlegen und kleinlaut. Wiederholung und Intensität verschaffen dem neuen Gedanken im Gehirn seine Bahn durch einen Vorgang, der Neuroplastizität genannt wird. Und möglicherweise werden aus diesen neuen gesunden Gedanken auch neue und gesunde Verhaltensweisen.

PEP	Emotion	Neurotransmitter
Milz 21	Unruhe/ Überwältigung	↑ Histamin
Magen 1	Lustlosigkeit / Lethargie	↓ Histamin
Kreislauf/Sexus 1	Manie / Verwirrung	↑ Aspartat/Glutamat
3-facher Erwärmer 23	Panik / Blockade	↓ Aspartat/Glutamat
Leber 14	Stolz / Verachtung	↑ Acetylcholin
Gallenblase 1	Schuld / Vorwürfe / Vorurteile	↓ Acetylcholin
Governeursgefäß 27	Lust / Begierde	↑ Dopamin
Konzeptionsgefäß 24	Kummer / Reue	↓ Dopamin
Herz 1	Anspannung / Verärgerung	↑ Noradrenalin
Dünndarm 19	Unschlüssigkeit / Faulheit	↓ Noradrenalin
Niere 27	Angst / Furcht	↑ Serotonin
Blase 1	Scham / Demütigung	↓ Serotonin
Lunge 1	Wut / Hass	↑ GABA
Dickdarm 20	Apathie / Verzweiflung	↓ GABA

ANHANG B – LEIBESÜBUNGEN

Wie Liebe alles überwinden kann, was einem von anderen an Schlechtem widerfahren ist, können Leibesübungen eine Vielzahl der Verstöße gegen gesunde Ernährung und Lebensgewohnheiten überwinden. Keine einzelne Therapiemaßnahme hat einen so großen Einfluss auf den Körper wie sportliche Betätigung. Das Atmungs-, Immun-, Lymph-, Verdauungs-, das muskuloskelettale, Energie-, Emotions- und jedes andere System profitieren von richtigen, regelmäßigen Übungen.[519]

Jeder weiß, dass sportliche Übungen Herz und Lunge stärken und die Muskulatur aufbauen. Aber sie bewirken viel mehr. Die neuere Forschung hat bewiesen, dass Muskelkontraktionen bei Ausdauerübungen den Myokinspiegel erhöhen, das ist eine chemische Substanz des Immunsystems, die Infektionen bekämpft und den Stoffwechsel beschleunigt.[520] Dieses Phänomen ist so verbreitet, dass viele heute die Muskulatur dem Immunsystem zurechnen.[521] [522] Ebenso verhelfen die richtigen Übungen zur Fettverbrennung, indem sie im Körper die Appetit senkenden Sättigungschemikalien Lipokine freisetzen.[523]

Zu viel Training

Es gibt aber auch schädliche Übungen. Die größte Gefahr geht dabei von der Herangehensweise „Kein Schmerz, kein Gewinn“ aus. Das ist die Art von Training, die man erwarten kann, wenn man mit einem persönlichen Trainer arbeitet oder wenn man sich beim Reality-Fernsehen zu einer Sendereihe zur Gewichtsabnahme anmeldet. Anstrengende Übungen unter erhöhtem Stress können zu beständiger Gewichtszunahme in Form von Fettgewebe führen.[524] Außerdem können sie zu Überanstrengung des Herzens[525] und damit zu einem erhöhten Risiko für plötzlichen Herzstillstand führen.[526] Schließlich besteht auch die Gefahr von Gewebezerstörung in den Gelenken und einer Verschlechterung durch gesundheitsraubende Kampf-oder-Flucht-Reaktionen.[527]

Das „Kein Schmerz, kein Gewinn“-Muster mag für manche funktionieren, für die meisten aber ist es zerstörerisch bzw. bringt auf Dauer einfach nichts. Bedenken Sie, dass ein persönlicher Trainer wahrscheinlich kein Aussteiger aus dem Beruf des Verwaltungsarchivars ist, sondern wahrscheinlicher ein ehemaliger Sportprofi von einigem Ansehen, gesegnet mit der entsprechend ausgebildeten Muskulatur. Wenn er ein anstrengendes Training absolviert, kann sein Körper darauf reagieren (wenigstens bis zum Alter von 45).

Logisch, wenn auch falsch, nimmt er dieselben Routineübungen, die für ihn funktionieren, und übersetzt sie individuell für seine Klienten. Nur etwa ein Drittel der Neueinsteiger reagieren positiv auf anstrengendes Training allein. Die generelle Regel lautet: Ein gesunder Mensch kann jede Form von Training machen, aber nicht jede Form von Training macht einen Menschen gesund.

Alle können nach einiger Vorbereitung auf anstrengendes Training reagieren. Zunächst muss der aerobe Stoffwechsel aufgebaut werden, um die Fettverbrennung als Mittel zur Energiegewinnung sicherzustellen, bevor man weitergehen kann zu anderen, intensiveren Formen des Trainings. Die meisten werden sehr einverstanden sein, wenn man ihnen erklärt, dass die Fettverbrennung ihr oberstes Ziel sein muss. Das ist der Grund, warum sie überhaupt trainieren wollten.

Erstaunlicherweise stehen 6 der 10 häufigsten Todesursachen in direkter Beziehung zu Übergewicht oder Fettsucht. 71 % aller Todesfälle in den USA stehen in Beziehung zu einem vermeidbaren Problem, das 150 Milliarden Dollar pro Jahr kostet.[528] Der bestmögliche Stoffwechsel ist, das Fett als Haupttreibstoff des Körpers zu nutzen. Am häufigsten wird diese Quelle der unbegrenzten Energie abgeschaltet durch die Insulinresistenz – ein Blutzuckerproblem, das erst durch die Ernährungsgewohnheiten der zivilisierten Menschen erschaffen wurde.

Die Ernährungsrichtlinien von gestern forderten lediglich das richtige Verhältnis der Fette, Kohlenhydrate und Proteine: dass Multivitamine oder ein B-Komplex die einzige Nahrungsergänzung sei, die man brauche – wenn überhaupt – und dass Gewichtsabnahme einfach eine Aufrechnung von Kalorienaufnahme gegen Kalorienabgabe sei.[529] Gestern ist vorbei. Therapeuten der funktionellen Medizin betreuen regelmäßig neue Patienten, deren Hauptbeschwerde darin besteht, dass sie sehr wenig essen, viel trainieren und dennoch erschöpft sind und kein Gewicht abnehmen können. Manche nehmen sogar noch zu. Mit jedem Blick in den Spiegel bekommen diese Patienten den Beweis, der den allgemeinen Ernährungstheorien widerspricht und erkennen, dass etwas Wesentliches in der Kalorien-Trainings-Gleichung fehlt.

FITNESS VS. GESUNDHEIT

Weder muss eine Person, die sich fit fühlt, notwendigerweise auch gesund sein, noch muss eine gesunde Person sich notwendig fit fühlen. Der Körper eines Profisportlers passt sich an viele Stressoren an und wird ganz sicher fit.

Der Sportler, der seinen Körper angemessen trainiert hat, kann ganz erstaunliche Leistungen vollbringen, allerdings sehr wahrscheinlich auf Kosten anderer Körpergewebe und der Gesundheit.

Dr. Scott Monk berichtet, dass er selbst als junger Mann ein hohes Maß an Fitness durch regelmäßiges Training erreichte, bevor er eine Ahnung von Nährstoffen und den Nebenwirkungen von Stress hatte. Basketball und Gewichtheben waren ein feste Bestandteile seines wöchentlichen Trainings. Wenn ein Fremder ihn gesehen hätte, hätte er ihn vermutlich für gesund und in guter Verfassung gehalten. Aber er konnte keinerlei Stresssituation standhalten, ohne krank zu werden. Auch andere Symptome wie chronische Verschleimung, Sinusitis, Rhinitis, Gelenkschmerzen von Zeit zu Zeit, Schwellung des linken Knies und Allergien gegen Katzen- und Hundehaare sowie verschiedene Nahrungsmittel hatte er schon, bevor er 33 Jahre alt war. Obwohl er in der Lage war, zwei Stunden lang Gewichte zu heben oder den halben Tag Basketball zu spielen, war er von zahlreichen Symptomen geplagt. Er war fit, aber nicht gesund.

Seiner Meinung nach verursachen die meisten Trainingsprogramme, die nach der „Kein Schmerz, kein Gewinn"-Methode vorgehen, unbeabsichtigt die gleichen Probleme in der Bevölkerung. Es ist nicht ungewöhnlich, über einen bekannten Sportler zu erfahren, dass er seine Karriere wegen quälender Körperschädigungen beenden musste oder sogar während des Trainings zu Tode kam. Wenn man mit dem Fokus auf Fitness anstatt auf Gesundheit trainiert, kann man davon ausgehen, dass es zu einem Mangel an hormetischen Nährstoffen kommen wird. Diese Mangelzustände können zu signifikanten physiologischen Ungleichgewichten führen, weil das Fitness-Training das anaerobe (Zucker verbrennende) System des Körpers besonders schwer belastet und das wichtigere aerobe (Sauerstoff und Fett verbrennende) System vernachlässigt.

DAS ANAEROBE SYSTEM

Das anaerobe System ist lebenswichtig. Es kann sehr schnell Energie bereitstellen, indem es auf die Blutzuckerreserven (Glycogen) zurückgreift. Sauerstoff ist im anaeroben System nicht erforderlich. Viele Organe profitieren von dem direkten Zugriff auf die Glucose, keines aber so sehr wie das Gehirn, welches dauernd Glucose verbraucht, um überhaupt arbeiten zu können. Darum stehen der Muskulatur nur sehr kleine Glycogenmengen zum Verbrauch zur Verfügung. Das ist auch der Grund, warum beim Krafttraining die Muskeln verhältnismäßig schnell „ausbrennen". Zu viel anaerobes Training kann ein chemisches Ungleichgewicht im Körper und dadurch Verletzungen oder gar Krankheit herbeiführen. Beispiele für anaerobes Training sind Krafttraining, Sprinten, schnelles Joggen und die meisten anderen Sportarten.

Es gibt zwei Arten von Muskelfasern im Körper, man nennt sie die „schnellen“ oder anaeroben und die „langsamen“ oder aeroben Muskelfasern. Oft bestimmen die Gene, wie viele von jeder Art vorhanden sind. Durch Training kann ein Sportler die Funktion der einzelnen Fasern verändern, sodass eine langsame sich wie eine schnelle verhält und umgekehrt. Wenn er das Training einstellt, kehren die Zellen nach und nach zu ihrem genetisch vorbestimmten Status zurück.

Sprinter und Bodybuilder haben nicht die gleiche Anzahl von langsamen Fasern wie Marathonläufer. Stattdessen haben sie mehr schnelle Fasern. Alle, die regelmäßig trainieren, haben einen bestimmten Bedarf. Allerdings ist es hochinteressant, dass die Sportler, die schnelle Fasern brauchen, in ihren jeweiligen Sportarten noch besser abschneiden, wenn sie auch ihre langsamen Fasern trainieren, wie es unten beschrieben wird.

DAS AEROBE SYSTEM

Aerobes Training (leichtes Joggen, leichtes Schwimmen, leichtes Radfahren usw.) ist extrem vorteilhaft zur Unterstützung der Gesundheit. Um das aerobe System zu beschäftigen, müssen die Übungen bei einer bestimmten, noch relativ niedrigen Herzfrequenz bleiben. Das aerobe System ist zur Energieproduktion auf große Mengen Sauerstoff angewiesen und verbraucht auch das meiste Fett. Fett kann doppelt so viel Energie bereitstellen wie die gleiche Menge Kohlenhydrate (Zucker). Wenn man also im aeroben System trainiert, wird die Energiebereitstellung durch die Fettverbrennung viel effizienter. Fett ist also die erste Wahl zur Energiebereitstellung, zumal die meisten es ja auch gerne loswerden wollen. Zu viel aerobes Training ist möglich, aber selten. In den allermeisten Fällen erfüllt aerobes Training alles, was man sich davon verspricht, unterstützt zusätzlich die Fettverbrennung und steigert die Energie.

ZIEL-HERZFREQUENZ

Ab einer bestimmten Herzfrequenz schaltet der Körper von Fettverbrennung auf Zuckerverbrennung um. Darum ist die Anschaffung eines Pulsmessers sehr zu empfehlen. Wenn die Herzfrequenz einen bestimmten Punkt überschritten hat, schaltet das aerobe System ab und das anaerobe System übernimmt. Das bedeutet, dass ab diesem Punkt nicht mehr die Fettdepots, sondern die Zuckerdepots zur Energieerzeugung herangezogen werden. Aller Nutzen des aeroben Trainings könnte verloren gehen, wenn man sich im anaeroben Frequenzbereich bewegt, der Puls also zu schnell wird.

Der Pulsmesser gibt ein Signal, wenn der Puls zu schnell wird und man den Fett verbrennenden Trainingsbereich verlässt. Das Gerät ist sehr leicht zu bedienen, die meisten bestehen aus zwei Teilen: einer Art Armbanduhr, die eben zusätzlich die Herzfrequenz pro Minute zählt, und einem Brustband, das die elektrischen Signale des Herzens bei jedem Schlag empfängt. Die meisten Sportgeschäfte verkaufen Pulsmesser schon unter 100 Euro.

Finden Sie Ihren Ziel-Herzfrequenzbereich

Die folgende Information ist übernommen aus dem Buch *In Fitness and In Health* von Dr. Phil Maffetone, einem bekannten Kinesiologen, der erfolgreich mit tausenden von Patienten und vielen Spitzensportlern arbeitete zur Verbesserung ihrer aeroben Kapazität und ihrer Gesamtleistung (www.philmaffetone.com).

Subtrahieren Sie Ihr Alter von der Zahl 180.

Dann addieren oder subtrahieren Sie von dieser Zahl entsprechend:

- Wenn Sie sich geraden von einer schweren Krankheit erholen oder von einer Operation oder täglich Medikamente nehmen müssen – **subtrahieren Sie 10.**
- Wenn Sie noch nie trainiert haben, eine längere Verletzungspause hatten oder eine rückläufige Trainingsentwicklung, wenn Sie oft krank oder erkältet sind oder unter starkem Stress stehen – **subtrahieren Sie 5.**
- Wenn Sie schon bis zu zwei Jahren ohne wirkliche Probleme trainieren und nicht öfter als ein- bis zweimal pro Jahr erkältet sind – **subtrahieren Sie 0.**
- Wenn Sie schon länger als zwei Jahre ohne Probleme trainieren und dabei Fortschritte machen in Ihrem Programm oder Wettbewerb – **addieren Sie 5.**

Die errechnete Zahl ist die Obergrenze Ihres aeroben Trainingsbereichs. Ziehen Sie davon 10 Punkte ab, und Sie haben auch die Untergrenze.

Zum Beispiel wäre die errechnete Herzfrequenz für einen 50-jährigen Mann 130 (180-50). Wenn der aber nur selten trainiert und außerdem häufig erkältet ist, muss man weitere 5 Punkte abziehen und seine Obergrenze läge bei 125. Die Untergrenze liegt 10 Punkte darunter, also bei 115, sein optimaler Trainingsbereich liegt bei einer Herzfrequenz zwischen 115 und 125 Schlägen pro Minute. Man kann jeden Pulsmesser entsprechend dem individuellen Trainingsbereich einstellen. Wenn der Puls während des Trainings zu schnell wird, gibt er ein Signal. In dem individuell errechneten optimalen Bereich hat der Pulsmesser den größten Nutzen und es wird am meisten Fett verbrannt.

Was zu erwarten ist

Wenn man zum ersten Mal einen Pulsmesser benutzt, sind die meisten – auch die regelmäßig täglich oder zwei- bis dreimal pro Woche ohne Schwierigkeiten laufen – schockiert, wie schnell ihre aerobe Pulsobergrenze erreicht ist. Wenig erstaunlich, dass eben diese Patienten Symptome von Nebennierenermüdung und quälenden Folgen von Überbeanspruchung zeigen. Sie müssen es langsamer angehen, um zuerst eine solide aerobe Basis aufzubauen. Die gute Nachricht: Nachdem sie für eine kurze Zeit im aeroben Bereich trainiert haben, können sie ihr früheres Tempo wieder aufnehmen, aber mit einer wesentlich langsameren (gesünderen) Herzfrequenz.

Auswahl eines Programms

Ein aerobes Trainingsprogramm sollte wenigsten dreimal pro Woche für je 30 Minuten ausgeführt werden. Wenn das Training Fortschritte zeigt, kann man die Frequenz auf fünf- bis sechsmal pro Woche und die Dauer auf 60 Minuten oder mehr erhöhen.

Für den Anfang ist Walking die beste und für viele die einzige Möglichkeit. Diejenigen, die schon häufiger irgendeine Form von Übungen praktizieren, können auch mit leichtem Jogging oder Schwimmen fortfahren. Was immer man aussucht, es sollten auf jeden Fall die großen Beinmuskeln kontinuierlich für die Dauer des Trainings beteiligt sein, und man sollte immer in oder unter dem optimalen aeroben Herzfrequenzbereich bleiben.

Das oberste Ziel des Trainings in diesem Bereich ist es, die aeroben Funktionen zu verbessern, also mit Hilfe von Sauerstoff Fett zu verbrennen. Nach dem Training sollte man leicht schwitzen, leicht atmen und das Gefühl haben, nicht zu viel gemacht zu haben. Das sind gute Anzeichen dafür, dass man unter der maximalen Pulsfrequenz geblieben ist. Ein anderes Zeichen dafür ist Muskelkater. Weil die meisten versehentlich zu hart trainierten, haben sie die „schnellen“ Fasern überbeansprucht und die „langsamen“ Fasern vernachlässigt. Training bei niedrigerer Pulsfrequenz beansprucht fast ausschließlich die langsamen (Fett verbrennenden) Fasern. Wenn man Muskeln benutzt, die vorher nicht beansprucht wurden, führt das vorübergehend zu Muskelkater. Das ist gut und verschwindet bald.

Die emotionale Komponente

Der Wille zu trainieren kann ebenso wichtig sein wie es zu tun. In jede Aktivität sollte man die emotionale Komponente mit einbeziehen. Darum sollte man sich eine schöne Strecke aussuchen, die man genießen kann, eine günstige Tageszeit, bequeme Kleidung, und sich eine entschlossene und anerkennende Einstellung zu eigen machen. Das Einbinden produktiver Emotionen in eine neue Routine oder Disziplin hilft, die schwereren Stadien durchzustehen, und ermutigt den Fortschritt.

Aufwärmen, Abkühlen und Stretching

Aufwärmen und Stretching sind beide notwendig, aber sie sind nicht dasselbe. Das Aufwärmen sollte immer zuerst erfolgen und so leicht sein wie ein langsamer, leichter Spaziergang für 10 Minuten. Es ist nötig, um den Körper für das Training vorzubereiten und Verletzungen vorzubeugen. Beim Aufwärmen beginnt auch durch den Abbau der freien Fettsäuren schon der Fettverbrennungsprozess, die erwünschte Energiequelle.

Bis zu 80 % des Blutes der Organe wird während des Trainings zu den Muskeln transportiert. Durch das Aufwärmen vor dem intensiven Training geschieht dieser Transferfluss langsamer, nach und nach. Das ist aus einem anderen Grund wichtig. Das Training erzeugt größere Mengen von Stoffwechselabbauprodukten. Das Aufwärmen stellt sicher, dass die Kreislaufzirkulation schon vor dem eigentlichen Training ausreicht, um diese Abbauprodukte zur Leber zu transportieren zum Zwecke der Entgiftung und Ausscheidung.

Nach der kurzen Aufwärmphase ist Stretching angesagt. Die erhöhte Zirkulation der Aufwärmphase führt zu größerer Elastizität und Flexibilität der Gewebe während der Dehnung und verringert so die Gefahr einer Verletzung. Man sollte sich nicht über den Schmerzpunkt hinaus dehnen und während des Stretchings nicht hüpfen. Die Dehnung über den normalen Bewegungsradius hinaus mag kurzfristig die Flexibilität erhöhen, führt aber auch zu Mikroverletzungen im Gewebe.

Die beste Form des Stretchings ist eine statisch-aktive Dehnung. Das bedeutet, sich langsam bis zum Widerstandspunkt dehnen und dann den gegenüberliegenden Muskel für 10-20 Sekunden anspannen. Wenn man zum Beispiel den Muskel auf der Rückseite des rechten Beines dehnt, würde man dann den Muskel auf der Vorderseite des rechten Beines für 20 Sekunden anspannen. Die Anspannung einer Muskelgruppe hat den neurologischen Effekt, die gegenüberliegende Muskelgruppe abzuschalten oder zu entspannen.

Das Abkühlen ist ebenso wichtig wie das Aufwärmen. Das Blut kehrt dadurch langsam zu den verschiedenen Organen zurück. Wenn man nach dem Training einfach plötzlich wieder aufhört, fließt das Blut zu schnell mit einer Fülle der oben erwähnten Abbauprodukte in die Organe hinein. Weil das meiste Blut in Ruhezeiten in den Organen gebraucht wird, würden sich ohne Abkühlung dort alle chemischen Stoffwechselabbauprodukte ansammeln. Im schlimmsten Fall wäre durch die toxische Anhäufung der ganze Nutzen des aeroben Trainings wieder verloren. Am Ende des Trainings reduzieren Sie einfach ihr Schritttempo langsam, bis der Puls wieder 10 bis 20 Schläge über dem Ruhepuls liegt. Das reicht vollkommen aus und sollte nur 10 Minuten andauern.

MAXIMUM AEROBIC FUNCTION TEST (MAF)

Es ist immer eine gute Idee, den Übungsfortschritt zu dokumentieren. Nach ein paar Wochen Herzfrequenztraining werden sich positive Zeichen einstellen, man fühlt sich besser, ist nicht mehr so müde, hat mehr Energie, wird nicht mehr so leicht krank, schläft besser usw. Diese subjektiven Veränderungen sind wichtig, aber der Maximum Aerobic Function Test (MAF) zur Beurteilung der objektiven Veränderungen ist es auch.

Man sucht sich eine Strecke aus, z. B. 8- oder 10-mal um den örtlichen Sportplatz, die man innerhalb seines optimalen Herzfrequenzbereichs joggend oder walkend absolviert, beschleunigt oder verlangsamt wie es nötig ist. Wenn die Strecke geschafft ist, dokumentiert man die Zeit. Nach 2 bis 3 Wochen sollte man den Test wiederholen. Stellen Sie sicher, dass die Begleitumstände bei jedem Test gleich oder mindestens ähnlich sind. Die Ergebnisse an einem ruhigen, schönen Tag unterscheiden sich wahrscheinlich von denen an einem nassen, windigen Tag. Wenn der nächste Test zeigt, dass man die gleiche Distanz innerhalb des optimalen Herzfrequenzbereichs in kürzerer Zeit schafft, dann hat sich das aerobe System verbessert.

Man kann das auch umgekehrt messen. Man bestimmt eine Zeiteinheit und misst die Strecke, die man in dieser Zeit hinter sich bringt. Wenn man bei einem späteren Test eine weitere Strecke zurücklegen kann, ist das ein Fortschritt. Diese Tests sind von emotionaler Bedeutung, weil sie einen quantitativen Erfolg demonstrieren, der zu kontinuierlichem Training ermutigt. Darum sollte man alle 3 bis 4 Wochen so einen Test einlegen.

Die meisten werden merken, dass sie sich ziemlich schnell verbessern und vom Walking zu einem leichten Jogging wechseln müssen, um nicht unter ihrer optimalen Herzfrequenz zu bleiben. Wenn es zu keiner Verbesserung kommt, müssen andere Ursachen berücksichtigt werden. Könnten Krankheit, zusätzlicher Stress, zu wenig Ruhe und/oder zu viele schlechte Nahrungsmittel zu dem mangelnden Fortschritt beitragen? Wenn dem so ist, muss das verändert werden. Es könnte auch eine gute Idee sein, an einem solchen Punkt Hilfe von einem FBA-Therapeuten zu suchen. Manchmal braucht es vielleicht nur ein paar kleine Optimierungen, um die Gesundheit wieder in die Spur zu bringen.

Zusammenfassung

- Machen Sie für drei Monate aerobes, keinerlei anaerobes Training.
- Überschreiten Sie nie Ihren optimalen Herzfrequenzbereich während des Trainings.
- Ohne Pulsmesser sollte man nur bei einer Geschwindigkeit mit sehr leichter Anstrengung trainieren.
- Aufwärmen.
- Stretching.
- Abkühlen.
- Jeden Monat einen MAF-Test zur Dokumentation des Fortschritts.

ANHANG C – ENERGIEPRODUKTION

Einer der drei häufigsten Gründe, warum Patienten ihren Hausarzt aufsuchen, ist Erschöpfung und Müdigkeit. Dieses eine Symptom ist Beweis genug dafür, dass das medizinische Modell, immer nur einzelne Teile zu behandeln, fehlerhaft ist. Wenn es nicht die Schilddrüse ist, zu welchem Spezialisten soll der Hausarzt den Patienten denn schicken? Jedesmal, wenn beim Hausarzt jemand über Müdigkeit klagt, wird er daran erinnert, dass die traditionelle Form der Gesundheitsfürsorge, die seit vielen Jahrzehnten praktiziert und für deren Verbreitung Millionen Euro aufgewendet wurden, einfach nicht ausreicht. Müdigkeit und auch fast alle anderen Leiden haben viele Facetten und beanspruchen zahlreiche Körpersysteme gleichzeitig.

Aus Sicht der funktionellen Medizin steht auch eine Person, die sich „okay" fühlt, nicht immer in ihrer Vollkraft. Der Körper benötigt nur 10 bis 20 % seiner Gesamtenergie für den Alltag im zivilisierten Leben, also aufstehen, waschen, Arbeit am Schreibtisch, fernsehen usw. Neurologische Funktionen, Verdauung, Reparaturarbeiten, Entgiftung, Stoffwechsel, Immunabwehr und andere durch das autonome Nervensystem automatisch vorangetriebene innere Abläufe verbrauchen den größten Teil der Energie. In diesen Bereichen kann es auch am ehesten zu einem Ausfall kommen.

Die Energieerzeugung hängt von zahlreichen Mechanismen und zellulären Interaktionen ab, die zusammen ablaufen müssen, um ihr gemeinsames Ziel zu erreichen: die Generierung eines essenziellen Moleküls namens ATP. Das gesamte Energieerzeugungssystem ist ein Gewirr von Stoffwechselabläufen, die leicht aus der Bahn zu werfen sind. Wie in *Hoffnung auf Gesundheit* beschrieben, sind die Hauptangriffspunkte Störungen der Verdauung, des Immunsystems sowie Ungleichgewichte im Blutzucker- und im Hormonhaushalt – sie alle führen zu zellulärer Entzündung. Mit FBA kann ein Therapeut den gesamten Energiepfad verfolgen, der von Anfang bis Ende vier Schritte in zwei Phasen umfasst.

WAS IST ENERGIE?

Ohne Nahrung würden wir nach 40 Tagen an Entkräftung sterben. Ohne Wasser könnten wir vielleicht eine Woche überleben. Ohne Sauerstoff würde das Leben in ein paar Minuten erlöschen. Wenn das gesamte ATP unserem Körper plötzlich entzogen würde, wäre nach drei Sekunden kein Leben mehr möglich.

ATP ist ein Molekül Adenosin verbunden mit drei Phosphatgruppen. Alle Reaktionen, ob intra- oder extrazelluläre oder andersartige, sind abhängig von der Abgabe einer einzelnen Phosphatgruppe vom ATP-Molekül. ATP entsteht, indem zuerst ein Adenosinmolekül sich mit einem Phosphatmolekül verbindet zu Adenosinmonophosphat AMP, durch Hinzufügen eines weiteren Phosphatmoleküls entsteht Adenosindiphosphat ADP, das dritte Phosphatmolekül vollendet die Entstehung des Adenosintriphosphat ATP. Die Energieproduktion in Form von ATP geschieht in unserem Körper Billionen Mal pro Sekunde. ATP kann Phosphatmoleküle aufnehmen oder abgeben. Sie abzugeben ist der leichtere Teil. Sie zurückzugewinnen ist schon schwieriger. Wenn es reichlich ATP gibt, haben wir viel Energie zur Verfügung. Allerdings hat der Weg zum Energiereichtum viele Hindernisse und Schlaglöcher.

Die Energieproduktion findet in zwei Phasen statt, die wiederum jeweils in zwei Schritte unterteilt sind. Das Ziel der ersten Phase, Glycolyse genannt, ist es, das, was der Mensch gegessen hat, in Blutzucker (Glucose) zu verwandeln. Dann wandelt der Körper die Glucose in ein Molekül namens Acetyl Coenzym A oder kurz Acetyl CoA um. In der zweiten Phase wird aus dem frisch entstandenen Acetyl CoA mit Hilfe von Sauerstoff ein Bündel ATP. Das nennt man oxidative Phosphorylierung. Wenn alles gut geht, kann ein Glucose-Molekül beide Phasen durchlaufen und dabei insgesamt 38 energieproduzierende ATP-Moleküle erzeugen.

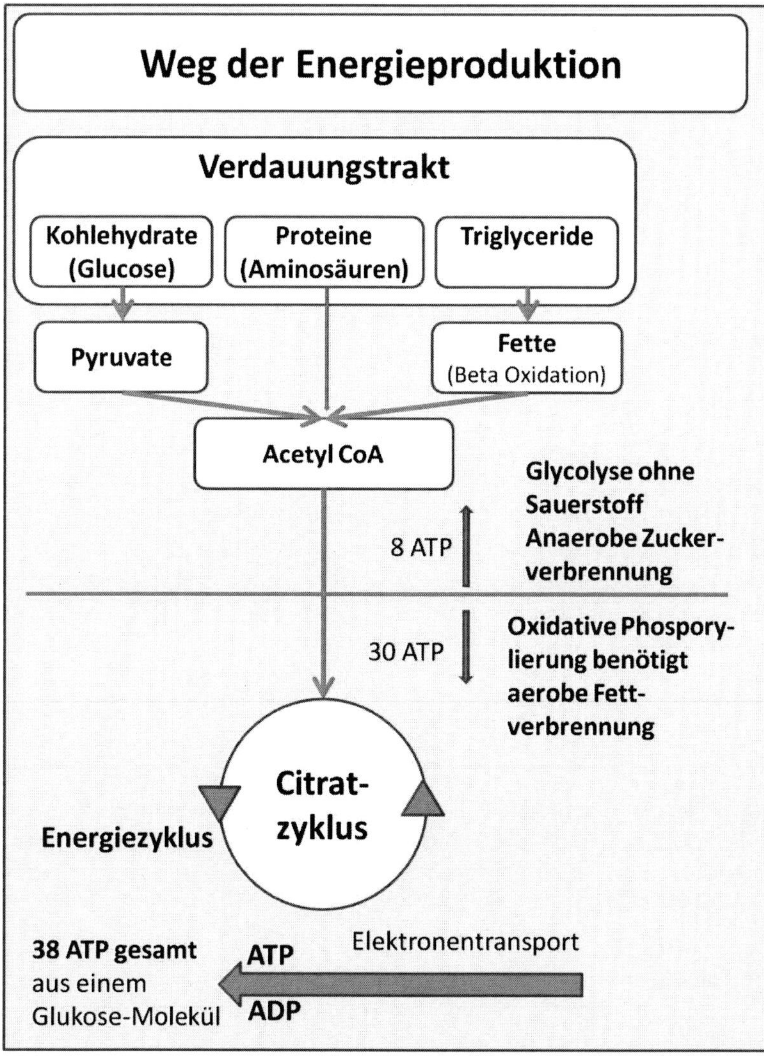

Abbildung 57: Grundlagen der Energieproduktion

Die Grafik oben illustriert die grundlegenden Schritte des Energiezyklus, beginnend mit Schritt 1: Die Verdauung von Proteinen, Kohlenhydraten und Fetten. Der Körper muss jedes dieser Makromoleküle abbauen, um das Endprodukt Acetyl CoA zu erzeugen. Der Weg von einem Glucosemolekül zum Acetyl CoA schafft aber nur 8 der erwünschten 38 ATP-Moleküle.

Das Acetyl CoA muss der Körper nun in den Citratzyklus überführen. Das ist Schritt 2. Im dritten Schritt durchläuft Acetyl-CoA den Citratzyklus. In einem zyklischen Prozess wird Acetyl CoA in acht verschiedene Moleküle transformiert, wobei aus dem letzten wieder das erste wird und der Prozess von neuem beginnt. Das klingt vielleicht sinnlos, ist es aber nicht. Aus dem Prozess gehen zwei weitere ATP-Moleküle hervor sowie eine Reihe anderer für Körperfunktionen und Gehirn sehr wichtige biochemische Substanzen. Nachdem zwei Drittel der Energieproduktion vollendet sind, hat der Körper insgesamt 10 der gewünschten 38 ATP-Moleküle geschaffen. Schritt 4, der letzte Schritt, produziert den Löwenanteil von ATP. In diesem Schritt, der sogenannten Elektronentransportkette, werden die Phosphatmoleküle mit einem Vorratsbestand von ADP verbunden und so die letzten 28 ATP-Moleküle erzeugt.

Energieverlust

Jeder Schritt des Energiepfades hat spezifische Erfordernisse. Wenn die nicht erfüllt werden, kann die Energieproduktion nicht weitergehen. Wenn das Verdauungssystem beeinträchtigt ist, werden im ersten Schritt Proteine, Kohlenhydrate und Fette nicht richtig aufgespalten, was zu einem verminderten Acetyl CoA-Spiegel führt. Das ist wie bei einem neuen Auto: Wenn alle Teile zusammengesetzt sind, aber kein Sprit im Tank ist, wird es nirgendwohin fahren. Wenn aber das Verdauungssystem gut arbeitet und Sprit im Tank vorhanden ist? Das nächste potenzielle Problem ist das Hormonsystem. Schritt 2 ist abhängig von einer gut funktionierenden Schilddrüse. Wenn eine Unterfunktion vorliegt, wird der Körper das Acetyl CoA nicht für den Citratzyklus bereitstellen. Deshalb klagen Patienten mit Hypothyreose über Müdigkeit. Die Analogie für diesen Schritt wäre eine defekte Benzinpumpe im Auto – zwar ist Benzin im Tank, aber es wird nicht in die Kolben gepumpt.

Zum Durchlaufen des Citratzyklus müssen viele verschiedene Wirkstoffe vorhanden sein. Schritt 3 benötigt spezifische B-Vitamine und die richtige Form von Magnesium. Das sind die Zündfunken des Energiezyklus. Benzin im Kolben ohne einen Funken von den Zündkerzen ist nutzlos. Schließlich Schritt 4. Der Motor im Auto stellt die Antriebskraft bereit, das Getriebe sorgt durch die Übertragung auf die Achsen dafür, dass sich die Räder drehen. Wenn Schritt 1 bis 3 funktionieren, kann der Körper sich die Straße hinab bewegen. Wenn das Getriebe aber durchdreht, wird in Schritt 4 das Getriebe nicht in einen höheren Gang schalten können. Dieser Schritt benötigt den Kaiser aller Nährstoffe: Sauerstoff. Mit der Hilfe von Eisen oder Vitamin

B12 transportieren die roten Blutkörperchen Sauerstoff. Wenn die Sauerstoffversorgung eines Menschen niedrig ist, wird er sich immer müde fühlen. Das ist bei jeder Form von Anämie der Fall.

All das klingt vielleicht kompliziert, aber es gibt gute Neuigkeiten: Mit einer Handvoll hormetischer Nährstoffe können all diese Schritte in beiden Phasen eines gut funktionierenden Energiesystems vollzogen werden. Der FBA-Therapeut kann in ein paar Minuten jeden der Schritte und die dazu notwendigen Nährstoffe überprüfen.

VERBRENNE FETT, NICHT MUSKEL

Wenn der Körper aus irgendeinem Grund nicht von Phase I (Glycolyse) in Phase II (oxidative Phosphorylierung) wechselt, liegt der Gesamtenergiegewinn nur bei 20 % seines eigentlichen Vermögens. Dieser Grad an Energiedefizit verlangt zwingend Notfallmaßnahmen vom Körper. In dem Bestreben, wenigstens etwas von dem lebensnotwendigen ATP zu produzieren, greift er auf einen Prozess zurück, den man Gluconeogenese nennt - die Schaffung von Glucose aus anderen Molekülen. Das bedeutet, der Körper verbraucht sein eigenes Muskelgewebe. Diese radikale Methode, sein letzter Ausweg, zerstört Muskelgewebe zur Gewinnung von Milchsäure und Aminosäuren. Die Aminosäuren aus diesem Prozess können dann in den Citratzyklus eintreten. Durch eine Abfolge von Schritten kann der Körper die Milchsäure zur Glucoseproduktion nutzen. Es liegt auf der Hand, dass diese Methode der Energiegewinnung wenig wünschenswert ist. Und doch ist das der Stoffwechselzustand von Menschen, die übermäßig trainieren, die unter exzessivem Stress stehen, oder die unter Blutzuckerschwankungen leiden.

Die Entzündung aus übermäßigem Training oder aus der Zerstörung durch freie Radikale produziert eine Fülle von chemischen Substanzen des Immunsystems namens Zytokine. Diese unterbrechen weiter den Phase-II-Stoffwechsel und blockieren den Gewichtsverlust, weil sie die Fett verbrennende Substanz hormonsensitive Lipase an ihrer Arbeit hindern.

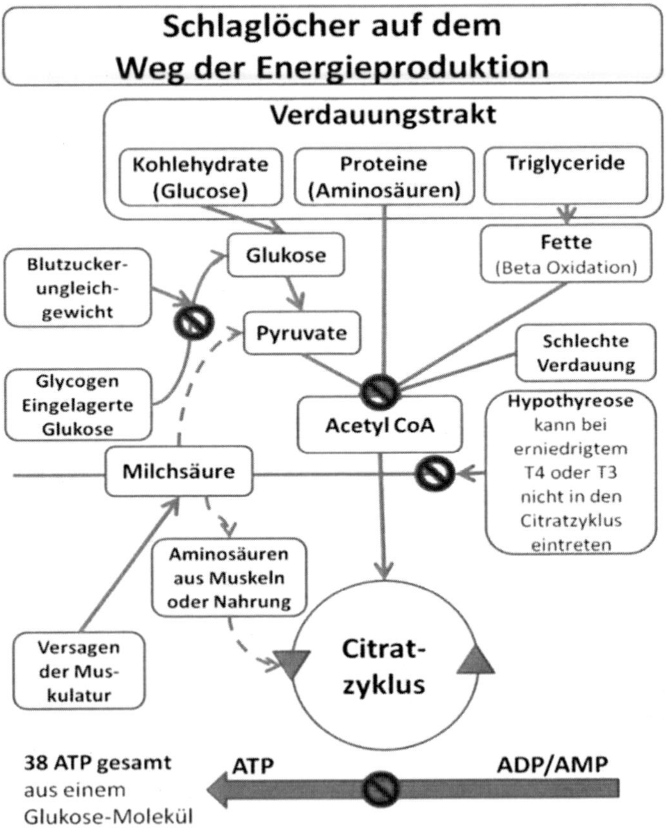

Abbildung 58: Schlaglöcher im Energiepfad

Dieses Beispiel kennt jeder. Die ehemals in ihren Zwanzigern und Dreißigern fitte und schlanke junge Frau wird vierzig, und alles scheint in die Binsen zu gehen. Die Zeichen der Veränderung sind überall. In manchen Fällen erlaubt das Leistungsdenken und das „Kein Schmerz, kein Gewinn"-Verhalten ihr, die Zeichen zu ignorieren. Die Sportliche quält sich durch ihr Training und erwartet, dass die gleichen Resultate wie früher – festerer Bauch, besser sitzende Kleidung – nur ein paar mehr Wiederholungen und ein paar Bissen weniger Essen brauchen. Aber nichts ist mehr so, wie es war.

Den Körper ein Leben lang zu zwingen, sich an Trainings- und/oder emotionalen Stress anzupassen, führte zu geschwächter Regulation der lebensnotwendigen Energiesysteme und zur Auszehrung von Nährstoffen, die für die Fettumwandlung, die Nutzbarmachung des Depotzuckers, das Neurotransmittergleichgewicht im Gehirn, die Insulinregulation und das Gleichgewicht des Immunsystems nötig sind. Wenn sie nun einmal mehr den Stoffwechsel auffordert, in einen höheren Gang zu schalten, ist er dazu nicht mehr in der Lage.

Langsam und ungeachtet der erhöhten Anstrengungen baut sich Fettgewebe auf und Muskelgewebe ab. Es scheint wie im Treibsand, je mehr sie kämpft, sich mit den bewährten Methoden daraus zu befreien, desto weniger gelingt es. Sie bleibt in Phase I stecken. Leider sind das noch nicht alle schlechten Nachrichten. Die gleichen Stressoren, die Phase I vergiftet haben, haben inzwischen wahrscheinlich auch Phase II angegriffen. Das bedeutet, sie kann kein ATP mehr aus ADP gewinnen – der Teil des gesamten Zyklus, der das meiste ATP produziert, funktioniert nicht mehr.

Noch einmal: Wenn die Energieproduktion vor dem letzten Schritt der Aufstockung von ADP zu ATP gestört wird, kann das einen Gesamtenergieverlust von 80 % bedeuten. Klar, dass ein so dürftiger Energielevel zu sehr schlechter Lebensqualität führt. Um diesem trostlosen Zustand vorzubeugen, wird der Körper alle erreichbaren alternativen Maßnahmen nutzen. Aber der Preis ist hoch.

Der Glycolyse entkommen – Phase I Reparatur

Zu viel Essen, zu viel Stress und Übermüdung sind die Gründe, warum die meisten Menschen in der Glycolyse stecken bleiben – Fett wird eingelagert und Muskelgewebe verbrannt. Um dem zu entkommen und wieder in den Citratzyklus einzutreten, muss ein Therapeut fünf Fragen beantworten.

- *Mobilisiert der Körper Fett?* Lipolyse ist der Prozess, das Fett aus seinem Lagerplatz, dem Fettgewebe, freizusetzen. Für diesen Prozess werden viele Nährstoffe benötigt, während zu viel von dem Stresshormon Adrenalin den Prozess erschwert. Die wichtigsten hormetischen Nährstoffe, die diesen Schritt erleichtern, sind Carnitin, Magnesiumphosphat, Niacin (B3) in einer seiner vielen Formen und das Enzym Lipase.
- *Nutzt der Körper das Fett richtig?* Wenn das Gewebe das Fett freigegeben hat, zirkuliert es erstmal im Blut als Triglyceride. Der Körper kann nun die Triglyceride in ihre Einzelteile zerlegen und daraus schließlich Acetyl CoA gewinnen. Wenn der Therapeut hier ein Defizit findet, könnte der Patient eine spezifische Form des Vitamin B3 (Niacin) benötigen.

Niacin hat viele aktivierte Formen. In 70 % der Fälle wird NADH gebraucht, NADP oder NADPH in den anderen 30 %.

- *Ist die Schilddrüse happy?* Die beiden hauptsächlichen Schilddrüsenhormone (T3 and T4) tragen zum Eintritt des Acetyl CoA in den Citratzyklus bei. Man findet nur selten ein isoliertes Schilddrüsenproblem. Oft ist die Schilddrüsenbelastung nur ein sekundäres Problem, verursacht durch zu viel Insulin, welches den Anschluss von T3 und T4 an ihre Rezeptoren stört. Wenn primär T3 gestört ist, wird meistens Selen als wichtiger Nährstoff gebraucht. Wenn T4 das Problem ist, braucht man Jod (außer in Fällen von Hashimoto, einer Autoimmunerkrankung der Schilddrüse).
- *Bildet der Körper ordnungsgemäß Glycogen?* Nach dem Essen gibt es in der Regel überschüssige Glucose. Sie wird als Glycogen in Leber, Muskeln und Nieren eingelagert oder der Körper wandelt sie in Fett um. Manche können Glycogen aufgrund von zuviel Adrenalin nicht richtig einlagern, was zu niedrigen Blutzuckerreserven führt. Das wird zwischen den Mahlzeiten deutlich, wenn der Körper wieder Glucose für das Gehirn und andere Gewebe benötigt. Wenn dann nur geringe Mengen Glycogen zur Verfügung stehen, kommt es wahrscheinlich zu Symptomen von Unterzucker wie Unruhe, Benommenheit oder Heißhunger auf Süßigkeiten. Das Gegenmittel für dieses Problem besteht häufig darin, den Cortisolspiegel anzuheben, indem man die müden Nebennieren unterstützt, und die passende Form von Calcium oder Vitamin B1 oder B12 sowie bestimmte Spurenelemente zu finden.
- *Nutzt der Körper das Glycogen ordnungsgemäß?* Möglicherweise liegt jede Menge Glycogen bereit in den Lagerräumen der Leber, Muskeln und Nieren, aber die Räume sind verschlossen, sodass es nicht genutzt werden kann. Vitamin B6, in seiner aktivierten Form als Pyridoxal-5-Phosphat, ist der Schlüssel. Auch Adrenalin wird für die Freisetzung von Glycogen gebraucht. Aber aufgrund der vielfältigen Stressformen sind die meisten Menschen sowieso voll von dieser anregenden Substanz.

In die Vollkraft kommen – Phase II Reparatur

Phase II besteht aus dem Citratzyklus und der Elektronentransportkette. Hier sind die beiden häufigsten Szenarien für einen Zusammenbruch in einem dieser beiden Schritte:

- *Stehen genug B-Vitamine zur Verfügung?* Von den vier Schritten des Energiepfades ist der Citratzyklus aus verschiedenen Gründen am wenigsten störanfällig. Diejenigen, die am ehesten Unterstützung dafür benötigen, sind die Sportler/Wochenend-Krieger. Die meisten anderen aber – diejenigen, die von sich glauben, sie bräuchten es am meisten – sind gar nicht mehr in der Lage, einen Vitamin-B-Komplex oder auch nur ein Multivitaminpräparat richtig zu verwerten. Der zeitweilige Energieschub, den sie nach der Einnahme spüren, ist mehr mit einem kurzen Koffein-Kick zu vergleichen als mit einer gesunden Anhebung des Energiesystems, und es kann auch zu unerwünschten Nebenwirkungen kommen. Für den Sportler ist allerdings der Bedarf an B-Vitaminen hoch, und ohne sie leidet der Citratzyklus.

- *Stellt der Körper das nötige Phosphat zur Verfügung?* Wie oben beschrieben wird ADP unter Hinzufügung eines dritten Phosphatmoleküls zu ATP umgewandelt. Auch hier kann Insulin wieder zum häufigsten Unterbrecher werden. In diesem Stadium werden Eisen und Vitamin B12 notwendig. Ohne Eisen und B12 kann der Körper den Sauerstoff nicht zu den Zellen und Mitochondrien transportieren, wo die Energieproduktion stattfindet. Um das Problem zu korrigieren, braucht der Körper eine der aktivierten Formen von B12, das Adenosylcobalamin, und das Mineral Eisenphosphat. Der letzte wichtige Nährstoff zur Energiegewinnung ist Magnesium. Noch einmal: Es gibt über 2500 bekannte Enzyme im menschlichen Körper, und 70 % davon benötigen Magnesium. Natürlich funktioniert nicht irgendein Magnesium. Im Fall von Energiemangel ist meistens Magnesiumphosphat die beste Wahl.

Es ist nicht schwierig, den hormetischen Nährstoff zu finden, der zur Überprüfung des Energiepfades und zum Neustart der Stoffwechselabläufe nötig ist. Um herauszufinden, was den Nährstoffmangel eigentlich verursacht hat, muss der Therapeut die individuellen Systeme durch die Primären Reflexpunkte beurteilen. Zur Erhaltung der Gesundheit gilt, dass Reparaturarbeiten nicht lange halten können, wenn der Patient seine krankmachenden Lebensgewohnheiten nicht verändert. Eine zuckerarme Ernährung und ein leichtes aerobes Trainingsprogramm sind beide wichtig für die nachhaltige Korrektur des Energiezyklus.

ABBILDUNGSVERZEICHNIS

LITERATUR

1 National Health Interview Survey, 1997-March 2010. http://www.cdc.gov/nchs/data/nhis/earlyrelease/201009_11.pdf

2 Most People Think They Are Healthy. http://www.netdoctor.co.uk/interactive/news/theme_news_detail.php?id=19091328&tab_id=103

3 National Health Interview Survey, 1997-March 2010. http://www.cdc.gov/nchs/data/nhis/earlyrelease/201009_11.pdf

4 Deaths and Mortality. http://www.cdc.gov/nchs/fastats/deaths.htm

5 Mental Disorders Affect 1 in 4 People. The World Health Report 2001. http://www.who.int/inf-pr-2001/en/pr2001-42.html

6 Life Expectancy. Center for Disease Control. http://www.cdc.gov/nchs/fastats/lifexpec.htm

7 Cohen, S., Tyrrell, D. A., and Smith, A. P. (1991). Psychological Stress and Susceptibility to the Common Cold. The New England Journal of Medicine 325(9), 606-12.

8 Chrousos, G. P. and Gold, P. W. (1992).The Concepts of Stress and Stress System Disorders. Overview of Physical and Behavioral Homeostasis. JAMA 267(Mar 4), 1244-52.

9 Gur A, Oktayoglu P. Central Nervous System Abnormalities in Fibromyalgia and Chronic Fatigue Syndrome: New Concepts in Treatment. Curr Pharm Des. 2008;14(13):1274-94.

10 Buskila D, Press J. Neuroendocrine Mechanisms in Fibromyalgia-Chronic Fatigue. Best Pract Res ClinRheumatol. 2001 Dec;15(5):747-58.

11 Fibromyalgia: Poorly Understood; Treatments are Disappointing. Prescrire Int. 2009 Aug;18(102):169-73.

12 Crofford LJ. The hypothalamic-Pituitary-Adrenal Stress Axis in Fibromyalgia and Chronic Fatigue Syndrome. Z Rheumatol. 1998;57Suppl 2:67-71.

13 Fossel M. Cell Senescence in Human Aging and Disease. Ann N Y Acad Sci. 2002 Apr;959:14-23.

14 Hayflick L. (1965). The Limited in Vitro Lifetime of Human Diploid Cell Strains. Exp. Cell Res. 37 (3): 614-636.

15 Oz, Mehmet, Roizen, M. You: The Owner's Manual: An Insider's Guide to The Body That Will Make You Healthier and Younger. Harper Collins Publishers; 2005.

16 Benn, P. A. Specific Chromosome Aberrations in Senescent Fibroblast Cell Lines Derived from Human Embryos. Am J Hum Genet 28(5): 465-473 (1976);

17 Boukamp, P., S. Popp, et al. (2005). Telomere-dependent Chromosomal Instability. J Investig Dermatol Symp Proc 10(2): 89-94 (2005).

18 Meza-Zepeda, L. A., A. Noer, et al. High-resolution Analysis of Genetic Stability of Human Adipose Tissue Stem Cells Cultured to Senescence. J Cell Mol Med 12(2): 553-263 (2008)

19 Andrews, Bill. Curing Aging. http://www.sierrasciences.com/telomere/index.html

20 Funk, et al. Telomerase Expression Restores Dermal Integrity to in Vitro-Aged Fibroblasts in a Reconstituted Skin Model. Experimental Cell Research, 2000

21 Bodnar, et al. Extension of Life-Span by Introduction of Telomerase into Normal Human Cells. Science, 1998.

22 Choi J, Fauce SR, Eff ros RB. Reduced Telomerase Activity in Human T lymphocytes Exposed to Cortisol. Brain Behav Immun. 2008;22: 600–05.

23 Richter T, Zglinicki T. A Continuous Correlation between Oxidative Stress and Telomere Shortening in Fibroblasts. Exp Gerontol. 2007;42: 1039–42

24 Epel ES, Blackburn EH, Lin J, et al. Accelerated Telomere Shortening in Response to Life Stress. Proc Natl Acad Sci USA. 2004;101: 17312–15.

25 Jennings B, Ozanne S, Hales CN. Nutrition, Oxidative Damage, Telomere Shortening, and Cellular Senescence: Individual or Connected Agents of Aging?. Mol Gen & Metab. 2000; 71:32-42

26 Passos JF, von Zglinicki T. Mitochondria, Telomeres and Cell Senescence. Exp Gerontol. 2005 Jun;40(6):466-72.

27 Passos JF, Saretzki G, von Zglinicki T. DNA Damage in Telomeres and Mitochondria during Cellular Senescence: Is There a Connection? Nucleic Acids Res. 2007;35(22):7505-13

28 Liu L, Trimarchi JR, Smith PJ, et al. Mitochondrial Dysfunction Leads to Telomere Attrition and Genomic Instability. Aging Cell. 1 (2002), pp. 40–46.

29 Tentolouris N, Nzietchueng R, Cattan V, et al. White Blood Cells Telomere Length is Shorter in Males with Type 2 Diabetes and Microalbuminuria. Diabetes Care. 2007 Nov;30(11):2909-15.

30 Adaikalakoteswari A, Balasubramanyam M, Ravikumar R, et al. Association of Telomere Shortening with Impaired Glucose Tolerance and Diabetic Macroangiopathy. Atherosclerosis. 2007 Nov;195(1):83-9.

31 Cherkas LF, Hunkin JL, Kato BS, et al. The Association between Physical Activity in Leisure Time and Leukocyte Telomere Length. Arch Intern Med. Arch Intern Med.

32 Shin YA, Lee JH, Song W, et al. Exercise Training Improves the Antioxidant Enzyme Activity with No Changes of Telomere Length. Mech Ageing Dev. 2008 May;129(5):254-60.

33 Ornish D, Lin J, Daubenmier J, et al. Increased Telomerase Activity and Comprehensive Lifestyle Changes: A Pilot Study. Lancet Oncol. 2008 Nov;9(11):1048-57

34 Pizzorno, Lara. Slowing Telomere Attrition and Cellular Senescence Today, Part II. Longevity Medicine Review. http://www.lmreview.com/

35 Graham, Danielle. Genetics, Epigenetics and Destiny. An Interview With Bruce Lipton. http://www.superconsciousness.com

36 Tarone, RE, Blot, WJ, McLaughlin, JK. Nonselective Nonaspirin Nonsteroidal Anti-Inflammatory Drugs and Gastrointestinal Bleeding: Relative and Absolute Risk Estimates from Recent Epidemiologic Studies. Am J Ther 2004;11(1):17–25.

37 Singh, G, Triadafilopoulos, G. Epidemiology of NSAID Induced Gastrointestinal Complications. J Rheumatol 1999;26(suppl):18–24.

38 Ames BN. Low Micronutrient Intake May Accelerate the Degenerative Diseases of Aging Through Allocation of Scarce Micronutrients by Triage. Proc. Natl. Acad. Sci. U.S.A. 2006;103:17589-94.

39 ibid

40 Biaglow JE, et al. Role of glutathione and other thiols in cellular response to radiation and drugs. Drug Metab Rev 1989;20:1-12.

41 Aw TY. Intestinal Glutathione: Determinant of Mucosal Peroxide Transport, Metabolism, and Oxidative Susceptibility. Toxicol Appl Pharmacol. 2005 May 1;204(3):320-8.

42 Dvoráková M, Sivonová M, et al. The Effect of Polyphenolic Extract from Pine Bark, Pycnogenol on the Level of Glutathione in Children Suffering from Attention Deficit Hyperactivity Disorder (ADHD). Redox Rep. 2006;11(4):163-72.

43 Li YJ, Scott WK, et al. Revealing the Role of Glutathione S-transferase Omega in Age-at-Onset of Alzheimer and Parkinson Diseases. Neurobiol Aging. 2006 Aug;27(8):1087-93. Epub 2005 Jun 27.

44 Kaufmann Y, Todorova VK, Luo S, Klimberg VS. Glutamine Affects Glutathione Recycling Enzymes in a DMBA-Induced Breast Cancer Model. Nutr Cancer. 2008;60(4):518-25.

45 Odom RY, Dansby MY, Rollins-Hairston AM, Jackson KM, Kirlin WG. Phytochemical Induction of Cell Cycle Arrest by Glutathione Oxidation

and Reversal by N-acetylcysteine in Human Colon Carcinoma Cells. Nutr
Cancer. 2009;61(3):332-9.
46 Ji DB, Ye J, Li CL, Wang YH, Zhao J, Cai SQ. Antiaging Effect of
Cordyceps Sinensis Extract. Phytother Res. 2009 Jan;23(1):116-22.
47 Ames BN. Low Micronutrient Intake May Accelerate the Degenerative Diseases of Aging Through Allocation of Scarce Micronutrients by Triage. Proc. Natl. Acad. Sci. U.S.A. 2006;103:17589-94.
48 Fenech M. The Role of Folic Acid and Vitamin B12 in Genomic Stability of Human Cells. Mutat Res. 2001 Apr 18;475(1-2):57-67.
49 Ames BN, Elson-Schwab I, Silver EA. High-dose Vitamin Therapy Stimulate Variant Enzymes with Decreased Coenzyme-binding Affinity (increased Km): Relevance to Genetic Disease and Polymorphisms. Am. J. Clin. Nutr. 2002;75:616-58.
50 Riedl, et al. Oral Sulforaphane Increases Phase II Antioxidant Enzymes in the Human Upper Airway. Clinical Immunology (2009) vol. 130 (3) pp. 244-251
51 Albensi BC, Mattson MP (2000). "Evidence for the involvement of TNF and NF-κB in hippocampal synaptic plasticity". Synapse 35 (2): 151–9
52 Brasier AR (2006). "The NF-κB Regulatory Network". Cardiovasc. Toxicol. 6 (2): 111–30.
53 Bhagavan HN, Chopra RK. Coenzyme Q10: Absorption, Tissue Uptake, Metabolism and Pharmacokinetics. Free Radic Res. 2006 May;40(5):445-53.
54 Yasko, Amy. Genetic Bypass, Using Nutrition to Bypass Genetic Mutations; Matrix Development Publishing, 2005.
55 Yang XD, Tajkhorshid E, Chen LF. Functional Interplay Between Acetylation and Methylation of the RelA Subunit of NF-kappaB.
Mol Cell Biol. 2010 May;30(9):2170-80. Epub 2010 Feb 16.
56 Vitamin B Supplements Could Delay Onset of Alzheimer's, Says Study. http://www.guardian.co.uk/lifeandstyle/2010/sep/08/vitamin-b-could-delays-alzheimers
57 Tonetti M, Sturia L, Bistolfi T, Benatti U, De Flora A. Extracellular ATP Potentiates Nitric Oxide
Synthase Expression Induced by Lipopolysaccharide in RAW 264.7 Murine Macrophages. Biochem
Biophys Res Commun. 1994:203(1):430-5.
58 Mortensen DP, Gonzalez-Alonso J, Bune LT, et al. ATP-induced Vasodilation and Purinergic
Receptors in the Human Leg: Roles of Nitric Oxide, Prostaglandins and Adenosine. Am J Physiol
Regul Integr Comp Physiol. 2009;296:R1140-R1148.
59 Bivalacqua TJ, Liu T, et al. Endothelial Nitric Oxide Synthase Keeps Erection Regulatory Function Balance in
the Penis. Eur Urol. 2007 Jun;51(6):1732-40.
60 Harris MB, Mitchell BM, et al. Increased Nitric Oxide Synthase Activity and Hsp90 Association in Skeletal Muscle
Following Chronic Exercise. Eur J Appl Physiol. 2008 Nov;104(5):795-802.
61 Miljkovic D, Trajkovic V. Inducible Nitric Oxide Synthase Activation by Interleukin-17.
Cytokine Growth Factor Rev. 2004 Feb;15(1):21-32.
62 Pall, Martin. Explaining "Unexplained Illnesses". Informa HealthCare; New York. 2009
63 Sears, Barry. The Age-Free Zone.Haper Collins Books, NY, NY; 2000, p.162
64 Ibid; p.167.
65 Sartore G, Lapolla A, et al. Desaturase Activities and Metabolic Control in Type 2 Diabetes. Prostaglandins LeukotEssent Fatty Acids. 2008 Jul-Aug;79(1-2):55-8.

66 Reese AC, Fradet V, Witte JS. Omega-3 Fatty Acids, Genetic Variants in COX-2 and Prostate Cancer.J NutrigenetNutrigenomics. 2009;2(3):149-58.

67 Simopolous, Artemis. Essential Fatty Acids in Health and Chronic Disease. The American Journal of Clinical Nutrition, Vol 70, No. 3, 5605-5695, September, 1999.

68 Lipton, Bruce, The Biology of Belief. Hay House Inc. 2005

69 Weitz D, et al. Fish Oil for the Treatment of Cardiovascular Disease. Cardiol Rev. 2010 Sep-Oct;18(5):258-63.

70 Di Minno MN, et al. Exploring Newer CardioprotectiveSstrategies: Omega-3 Fatty Acids in Perspective. ThrombHaemost. 2010 Aug 30;104(4).

71 Endres S, Ghorbany R, Kelley V et al. The Effect of Dietary Supplementation With n-3 Polyunsaturated Fatty Acids on the Synthesis of Interleukin-1 and Tumor Necrosis Factor by Mononuclear Cells. N Engl J Med 1989; 320: 265–71.

72 Meydani S, Endres S, Wood M et al. Oral n-3 Fatty Acid Supplementation Suppresses Cytokine Production and Lymphocyte Proliferation. Comparison in Young and Older Women. J Nutr 1991; 121: 547–55.

73 Barham JB, Edens MB, Fonteh AN, Johnson MM, Easter L, Chilton FH (August 2000). "Addition of Eicosapentaenoic Acid to Gamma-Linolenic Acid-Supplemented Diets Prevents Serum Arachidonic Acid Accumulation in Humans". J. Nutr.130 (8): 1925–31.

74 Johnson MM, Swan DD, Surette ME, et al. (1997). "Dietary Supplementation With γ-Linolenic Acid Alters Fatty Acid Content and Eicosanoid Production in Healthy Humans".J. Nutr.127 (8): 1435–44.

75 Mozaffarian D, Katan MB, Ascherio A, Stampfer MJ, Willett WC.Trans Fatty Acids and Cardiovascular Disease. N Engl J Med. 2006; 354:1601-13.

76 Willett WC, Stampfer MJ, Manson JE, et al. Intake of Trans Fatty Acids and Risk of Coronary Heart Disease Among Women. Lancet.1993; 341:581-585.

77 Matthias, B. and Schulze, M.B. Dietary Pattern, Inflammation, and Incidence of Type 2 Diabetes in Women. Am J ClinNutr.Sep 2005; 82: 675-684.

78 Heaton, K. The Sweet Road to Gallstones. Brit Med J. Apr 14, 1984; 288: 1103-1104.

79 Welsh et al., Caloric Sweetener Consumption and Dyslipidemia Among US Adults, JAMA, April 2010, 303(15)

80 Yudkin, J. Sugar Consumption and Myocardial Infarction. Lancet. Feb 6, 1971; 1(7693): 296-297.

81 Profiling Food Consumption in America. http://www.usda.gov/factbook/chapter2.pdf

82 Enig, Mary G, PhD, Trans Fatty Acids in the Food Supply: A Comprehensive Report Covering 60 Years of Research, 2nd Edition, Enig Associates, Inc, Silver Spring, MD, 1995, 4-8

83Fernandez, N A, Cancer Res, 1975, 35:3272; Martines, I, et al, Cancer Res, 1975, 35:3265

84 Pitskhelauri, G Z, The Long Living of Soviet Georgia, 1982, Human Sciences Press, New York, NY

85 Koga, Y et al, "Recent Trends in Cardiovascular Disease and Risk Factors in the Seven Countries Study: Japan," Lessons for Science from the Seven Countries Study, H Toshima, et al, eds, Springer, New York, NY, 1994, 63-74

86 Moore, Thomas J, Lifespan: What Really Affects Human Longevity, 1990, Simon and Schuster, New York, NY

87 Enig, Mary G, Ph D, et al, Fed Proc, Jul 1978, 37:9:2215-2220

87Asthma. http://www.cdc.gov/nchs/fastats/asthma.htm

87Akinbami LJ, Schoendorf KC. Trends in Childhood Asthma: Prevalence, Health Care Utilization, and Mortality. Pediatrics 110 (2 Pt 1) :315–22. 2002.

87Rate of Parent-Reported ADHD Increasing. http://www.cdc.gov/ncbddd/features/adhd-parent-reporting.html

87Zimm, Angela. Children Sicker Now Than in Past, Harvard Report Says. http://www.bloomberg.com

87Lu WY, Inman MD. Gama-Aminobutyric Acid Nurtures Allergic Asthma. ClinExp Allergy. 2009 Jul;39(7):956-61.

87 Xiang YY, Wang S, et al. A GABAergic System in Airway Epithelium is Essential for Mucus Overproduction in Asthma. Nat Med. 2007 Jul;13(7):862-7.

87 McCormick DA. GABA as an Inhibitory Neurotransmitter in Human Cerebral Cortex.J Neurophysiol. 1989 Nov;62(5):1018-27.

88 Ausubel, Kenny. When Healing Becomes a Crime; Rochester, VT: Healing Arts Press, 2000, p. 118

89 Cuthbert S, Rosner A, Technique Summary: Applied Kinesiology: http://www.chiroaccess.com/Articles/Technique-Summary-Applied-Kinesiology.aspx?id=0000144

90 What Is AK?: http://www.icakusa.com

91 Types of Kinesiology: http://www.kinesiologyshop.com

92 Schmitt, Walter; http://www.theuplink.com

93 Astil-Smith, Chris; http://www.metabolics.com

94 Lebowitz, Michael; http://www.michaellebowitzdc.com

95 Schmitt, Walter H., Yanuck, Samuel; Expanding the Neurological Examination Using Functional Neurologic Assessment: Part I, The Neurologic Basis of Applied Kinesiology. International Journal of Neuroscience, vol 97. Issue 1 &2. March 1999. pp. 77-108

96 Cuthbert SC, Goodheart GJ Jr., On The Reliability and Validity of Manual Muscle Testing: A Literature Review, Chiropr Osteopat. 2007 Mar 6;15(1):4.

97 Walther, David; Applied Kinesiology Synopsis, 2nd edition. Systems DC, 2000, p. 347

98 Reeves & Swenson, Disorders of the Nervous System, http://www.dartmouth.edu/ ~dons/part_1/chapter_8.html#chpt_8

99 Monrad-Krohn, G.H., Refsum S.: The Clinical Examination of the Nervous System, ed. 12, London, H.K. Lewis & Co., 1964.

100 DeJong, R.N.: The Neurologic Examination, ed. 4. New York, Paul B. Hoeber, Inc., 1958.

101 Wartenberg, R.: The Examination of Reflexes: A Simplification. Chicago, Year book Medical Publishers, 1945.

102 Woolf CJ, Ma Q. Nociceptors—Noxious Stimulus Detectors. Neuron. 2007 Aug 2;55(3):353-64. Review. PubMed PMID: 17678850.

103 K Jensen et al., The Lancet Nov 8 1975, p.920

104 Stephens JA, Reinking RM, Stuart DG (1975) J Neurophysiology 38:1217-1231

105 Miller, Herbert, The Role of Autogenic Inhibition in the Reduction of Muscle Splinting. http://www.ncbi.nlm.nih.gov/pmc/articles/PMC2484598/

106 Sympathetic Outflow Enhances the Stretch Reflex Response in the Relaxed Soleus Muscle in Humans. J Appl Physiol 98: 1366-1370, 2005.

107 McCulloch M, Jezierski T, et al. Diagnostic Accuracy of Canine Scent Detection in Early- and Late-Stage Lung and Breast Cancers. Integr Cancer Ther. 2006 Mar;5(1):30-9.

108 Machado RF, Laskowski D, et al. Detection of Lung Cancer by Sensor Array Analyses of Exhaled Breath. Am J Respir Crit Care Med. 2005 Jun 1;171(11):1286-91.

109 Bajtarevic A, Ager C, et al. Noninvasive Detection of Lung Cancer by Analysis of Exhaled Breath. BMC Cancer. 2009 Sep 29;9:348.

110 Horvath G, Järverud GA, et al. Human Ovarian Carcinomas Detected by Specific Odor. Integr Cancer Ther. 2008 Jun;7(2):76-80.

111 Sonoda H, Kohnoe S, et al. Colorectal Cancer Screening with Odour Material by Canine Scent Detection. Gut. 2011 Jan 31. [Epub ahead of print]

112 Guyton, Arthur C. &Hall, John E., Textbook of Medical Physiology, 11th Edition; Saunders Publishing, 2005

113 Guyton, Arthur C. Textbook of Medical Physiology. W.B. Saunders Co, 8 th ed. 1991. p. 29

114 Electron, Wikipedia.org, http://en.wikipedia.org/wiki/Electrons#cite_note-de_broglie-47

115 Atom, Wikipedia.org, http://en.wikipedia.org/wiki/Atom

116 Electromagnetic Waves, Univ of Waterloo, http://science.uwaterloo.ca/~cchieh/cact//c120/emwave.html

117 Becker, Richard. Electromagnetic Fields and Interactions; Blaisdell Publishing, 1982, p. 59

118 Edwards, J.C. "Principles of NMR." Process NMR Associates: http://www.process-nmr.com/pdfs/NMR%20Overview.pdf. Retrieved 2009-02-23.

119 Keeler, James. Understanding NMR Spectroscopy: http://www-keeler.ch.cam.ac.uk/lectures/Irvine/chapter2.pdf.

120 Choices in Testing for Complete Cardiovascular Care, http://www.labcorp.com/pdf/Cardiovascular_flyer_L4719_0407_1.pdf

121 Otvos JD. Measurement of Lipoprotein Subclass Profiles by Nuclear Magnetic Resonance Spectroscopy. In: Rifai N, Warnick GR, Dominiczak MH, eds. Handbook of Lipoprotein Testing. 2 nd ed. Washington DC: AACC Press; 2000:609-623.

122 Otvos J, Jeyarajah E, Bennett D. A Spectroscopic Approach to Lipoprotein Subclass Analysis. J Clin Ligand Assay. 1996; 19(3):184-189.

123 Dolphin, Lambert: http://ldolphin.org/light.html

124 D'Adamo, Peter J. Live Right 4 Your Type, Penguin Putnam Inc. New York, 2001. p. 4

125 Guyton, Arthur C. & Hall, John E., Textbook of Medical Physiology, 11th Edition; Saunders Publishing, 2005

126 Pressman AS, Electromagnetic Fields and Life; Plenum Press, New York 1970

127 Dubrov AP, The Geomagnetic Field and Life: Geomagneticbiology; Plenum Press, New York, 1978

128 Ho M W, The Rainbow and the Worm: The Physics of Organism, 2nd ed. World Scientific, River Edge, NJ 1998

129 Marino, A.A. & Carrubba, S. The Effects of Mobile-Phone Electromagnetic Fields on Brain Electrical nd Activity: A Critical Analysis of the Literature. Med. Biol. 28:250–274, 2009.

130 Kheifets L, Shimkhada R. Childhood Leukemia and EMF: Review of the Epidemiologic Evidence. Bioelectromagnetics. 2005;Suppl 7:S51-9.

131 Brainard GC, Kavet R, Kheifets LI. The Relationship Between Electromagnetic Field and Light Exposures to Melatonin and Breast Cancer Risk: A Review of the Relevant Literature. J Pineal Res. 1999 Mar;26(2):65-100.

132 Oschman, James L, Energy Medicine: The Scientific Basis, Churchill Livingstone, 2000 p.176

133 Ibid

134 Adey W R, Balwin S M, Brain Interactions with Weak Electric and Magnetic Fields; Neurosciences Research Program Bulletin, 1997 15(1):1-129

135 Adey W R, Electromagnetic Fields and the Essence of Living Systems: Modern Radio Science. Oxford University Press, Oxford 1990 pp. 1-36

136 Seasonal Affective Disorder, The Mayo Clinic.org, http://www.mayoclinic.com/health/seasonal-affective-disorder/DS00195

137 Miller AL., Epidemiology, Etiology, and Natural Treatment of Seasonal Affective Disorder. Altern Med Rev. 2005 Mar;10(1):5-13.

138 Hirota T, Fukada Y., Resetting Mechanism of Central and Peripheral Circadian Clocks in Mammals. Zoolog Sci. 2004 Apr;21(4):359-68.

139 Holick MF. Vitamin D: Importance in the Prevention of Cancers, Type 1 Diabetes, Heart Disease, and Osteoporosis. Am J Clin Nutr. 2004 Mar;79(3):362-71.

140 Chowdhury I, Sengupta A, Maitra SK., Melatonin: Fifty Years of Scientific Journey From the Discovery in Bovine Pineal Gland to Delineation of Functions in Humans. Indian J Biochem Biophys. 2008 Oct;45(5):289-304.

141 Holick MF., Photosynthesis of Vitamin D in the Skin: Effect of Environmental and Life-style Variables. Fed Proc. 1987 Apr;46(5):1876-82.

142 Campbell SS, Murphy PJ., Extraocular Circadian Phototransduction in Humans. Science. 1998 Jan 16;279(5349):396-9.

143 Oschman, James L, Energy Medicine: The Scientific Basis, Churchill Livingstone, 2000 p.179-181

144 Ibid

145 The Bird's Sixth Sense: How They See Magnetic Fields. http://blogs.discovermagazine.com/80beats/2009/10/29/the-birds-sixth-sense-how-they-see-magnetic-fields/

146 Oschman, James L, Energy Medicine: The Scientific Basis, Churchill Livingstone, 2000 p.45

147 Busse JW, Bhandari M, Kulkarni AV, Tunks E., The Effect of Low-intensity Pulsed Ultrasound Therapy on Time to Fracture Healing: A Meta-analysis. CMAJ. 2002 Feb 19;166(4):437-41.

148 Bedwell C, Dowswell T, Neilson JP, Lavender T., The use of Transcutaneous Electrical Nerve Stimulation (TENS) for Pain Relief in Labour: A Review of the Evidence. Midwifery. 2010 Feb 17.

149 Eichler , David, A. Study of a Subtle Energy Transduction Device on Anxiety Levels of Students in a Public School Setting. Journal of Alternative & Complementary Medicine: RUBIK/SRT& trade PAPER, Vol. 8, #6 (pp 823-856)

150 National Center for Health Statistics, http://www.cdc.gov/nchs/FASTATS/lcod.htm

151 Starfield B, Is US Health Really the Best in the World?, (JAMA), July 26th, 2000, vol. 284, No. 4

152 Brodie, Douglas, Cancer and Common Sense, Combining Science and Nature to Control Cancer. Winning Publications. White Bear Lake, MN 1997.

153 Diamond J, Cowden L, Goldberg J, An Alternative Medicine Definitive Guide to Cancer. Future Medicine Publishing. Tiburon, CA 1997.

154 Smith, Ben et al, Journal of Clinical Oncology, April 29, 2009; University of Texas M.D. Cancer Center.

155 National Center for Health Statistics, http://www.cdc.gov/nchs/FASTATS/lcod.htm

156 Bottorff MB., Am J Cardiol. Statin Safety and Drug Interactions: Clinical Implications. 2006 Apr 17;97(8A):27C-31C.

157 Tirkkonen T, Ryynänen A, Vahlberg T, Irjala K, Klaukka T, Huupponen R, Laine K. Frequency and Clinical Relevance of Drug Interactions with Lovastatin and Simvastatin: An Observational Database Study; Drug Saf. 2008;31(3):231-40.

158 Roberts DJ, Pain A, Kai O, Kortok M, Marsh K. Lancet. Autoagglutination of Malaria-infected Red Blood Cells and Malaria Severity. 2000 Apr 22;355(9213):1427-8.

159 Shill HA, Alaedini A, et al. Anti-ganglioside Antibodies in Idiopathic and Hereditary Cerebellar Degeneration. Neurology. 2003 May 27;60(10):1672-3.

160 Humphrey LL, Fu R, Rogers K, Freeman M, Helfand M. Homocysteine Level and Coronary Heart Disease Incidence: A Systematic Review and Meta-analysis. Mayo Clin Proc. 2008 Nov;83(11):1203-12.

161 Jamison RL, Hartigan P et al. Effect of Homocysteine Lowering on Mortality and Vascular Disease in Advanced Chronic Kidney Disease and End-stage Renal Disease: A Randomized Controlled Trial. JAMA. 2007 Sep 12;298(10):1163-70.

162 Humphrey LL, Fu R, Rogers K, Freeman M, Helfand M. Homocysteine Level and Coronary Heart Disease Incidence: A Systematic Review and Meta-analysis. Mayo Clin Proc. 2008 Nov;83(11):1203-12.

163 Heinz J, Kropf S, Luley C, Dierkes. Homocysteine as A Risk Factor for Cardiovascular Disease in Patients Treated by Dialysis: A Meta-analysis. J. Am J Kidney Dis. 2009 Sep;54(3):478-89.

164 Yasko, Amy. Genetic Bypass, Using Nutrition to Bypass Genetic Mutations; Matrix Development Publishing, 2005.

165 Ferreira PC, Piai Kde A, et al. Aluminum as a Risk Factor for Alzheimer's Disease. Rev Lat Am Enfermagem. 2008 Jan-Feb;16(1):151-7.

166 Perl DP, Good PF. The Association of Aluminum Alzheimer's Disease, and Neurofibrillary Tangles. J Neural Transm Suppl. 1987;24:205-11.

167 Miu AC, Benga O. Aluminum and Alzheimer's Disease: A New Look. J Alzheimers Dis. 2006 Nov;10(2-3):179-201.

168 Faesch S, Jennane F et al. Thyroiditis and Gluten Intolerance: Extrapancreatic Auto-immune Diseases Associated with Type 1 Diabetes. Arch Pediatr. 2007 Jan;14(1):24-30.

169 Ivarsson A, Persson LA, et al. Epidemic of Coeliac Disease in Swedish Children. Acta Paediatr. 2000 Feb;89(2):165-71.

170 Ivarsson A, Persson LA, Hernell O. Does Breast-feeding Affect the Risk for Coeliac Disease? Adv Exp Med Biol. 2000;478:139-49.

171 Weile B, Krasilnikoff PA. Extremely Low Incidence Rates of Celiac Disease in the Danish Population of Children. J Clin Epidemiol. 1993 Jul;46(7):661-4.

172 Agranoff BW, and Goldberg D. Diet and the Geographical Distribution of Multiple Sclerosis. Lancet 2(7888) (November 2 1974): 1061-1066.

173 Malosse D, Perron H, Sasco A, Seigneurin JM. Correlation Between Milk and Dairy Product Consumption and Multiple Sclerosis Prevalence: A Worldwide Study. Neuroepidemiology. 1992;11(4-6):304-12.

174 Akerblom HK, Vaarala O, Hyoty H, et al. "Environmental Factors in the Etiology of Type I Diabetes." Am. J. Med. Genet. (Semin. Med. Genet.) 115 (2002): 18-29.

175 Larsson SC, Andersson SO, Johansson JE, Wolk A. Cultured Milk, Yogurt, and Dairy Intake in Relation to Bladder Cancer Risk in a Prospective Study of Swedish Women and Men. Am J Clin Nutr. 2008 Oct;88(4):1083-7.

176 Larsson SC, Bergkvist L, et al. Calcium and Dairy Food Intakes are Inversely Associated with Colorectal Cancer Risk in the Cohort of Swedish Men. Am J Clin Nutr. 2006 Mar;83(3):667-73; quiz 728-9.

177 Naghma Khan, Farrukh Afaq and Hasan Mukhtar. Apoptosis by Dietary Factors: The Suicide Solution for Delaying Cancer Growth. Department of Dermatology, University of Wisconsin–Madison, Medical Sciences Center B-25, 1300 University Avenue, Madison, WI 53706, USA

178 McCullough ML, Rodriguez C, Diver WR, Feigelson HS, Stevens VL, Thun MJ, Calle EE. Dairy, Calcium, and Vitamin D Intake and Postmenopausal Breast Cancer Risk in the Cancer Prevention Study II Nutrition Cohort. Cancer Epidemiol Biomarkers Prev. 2005 Dec;14(12):2898-904.

179 Ames, Bruce. Low Micronutrient Intake May Accelerate the Degenerative Diseases of Aging Through Allocation of Scarce Micronutrients by Triage. Proc Natl Acad Sci U S A. 2006 November 21; 103(47): 17589–17594.

180 Cox IM, Campbell MJ, Dawson D: Red Cell Magnesium and Chronic Fatigue Syndrome. Lancet 337:757, 1991

181 Lodi R, Iotti S, Cortelli P, Pierangeli G, Cevoli S, Clementi V, Soriani S, Montagna P, Barbiroli B.: Deficient Energy Metabolism is Associated with Low Free Magnesium in the Brains of Patients with Migraine and Cluster Headache. Brain Res Bull. 2001 Mar 1;54(4):437-41.

182 Van Houdenhove B, Pae CU, Luyten P: Chronic Fatigue Syndrome: Is There a Role for Non-antidepressant pharmacotherapy? Expert Opinion Pharmacotherapy. 2010 Feb;11(2):215-23.

183 Ho E, Courtemanche C, Ames BN. Zinc Deficiency Induces Oxidative DNA Damage and Increases P53 Expression in Human Lung Fibroblasts. J. Nutr. 2003;133:2543-8.

184 Lebbink JH, Fish A, Reumer A, Natrajan G, Winterwerp HH, Sixma TK: Magnesium Coordination Controls the Molecular Switch Function of DNA Mismatch Repair Protein Mutations. J Biol Chem. 2010 Feb 18.

185 Ames, BN, JH Suh and J Lui. Enzymes Lose Binding Affinity (increased Km) for Coenzymes and Substrates with Age: A Strategy for Remediation. 2006. Nutrigenomics: Discovering the Path to Personalized Nutrition, John Wiley & Sons, New Jersey, pp. 277-94

186 Kaput, J. 2006. Diet – Disease Interactions at the Molecular Level: An Experimental Paradigm. Phytochemicals: Nutrient–Gene Interactions. M. Meskin, Bidlack, WR, and Randoph, RK. (Ed.) CRC Press. Pg 23 – 39.

187 Wu Y, Liu Y, Han Y, et al. Pyridoxine Increases Nitric Oxide Biosynthesis in Human Platelets. Int J Vitam Nutr Res. 2009 Mar;79(2):95-103.

188 Schmidt DR, Holmstrom SR, Fon Tacer K, et al: Regulation of Bile Acid Synthesis by Fat-soluble Vitamins A and D. J Biol Chem. 2010 Mar 16.

189 Maczurek A, Hager K, Kenklies M, et al: Lipoic Acid as an Anti-inflammatory and Neuroprotective Treatment for Alzheimer's Disease. Adv Drug Deliv Rev. 2008 Oct-Nov;60(13-14):1463-70.

190 Dimeloe S, Nanzer A, Ryanna K, Hawrylowicz C.J, Regulatory T Cells, Inflammation and the Allergic response-The Role of Glucocorticoids and Vitamin D. Steroid Biochem Mol Biol. 2010 Mar 18.

191 Gorman C, Park A, Del K, Health: The Fires Within. Time Magazine; Feb, 2004;161:8

192 Falder S, Silla R, Phillips M, Rea S, et al., Thiamine Supplementation Increases Serum Thiamine and Reduces Pyruvate and Lactate Levels in Burn Patients. Burns. 2010 Mar;36(2):261-9.

193 Jiang Q, Ames BN. γ-Tocopherol, But Not α-tocopherol, Decreases Proinflammatory Eicosanoids and Inflammation Damage in Rats. FASEB J. 2003;17:816-22.

194 Bolander FF., Vitamins: Not Just for Enzymes. Curr Opin Investig Drugs. 2006 Oct;7(10):912-5.

195 Shay KP, Moreau RF, Smith EJ, Smith AR, Hagen TM: Alpha-lipoic Acid as a Dietary Supplement: Molecular Mechanisms and Therapeutic Potential. Biochim Biophys Acta. 2009 Oct;1790(10):1149-60.

196 García OP, Long KZ, Rosado JL., Impact of Micronutrient Deficiencies on Obesity. Nutr Rev. 2009 Oct;67(10):559-72.

197 Major GC, Alarie F, Doré J, Phouttama S, Tremblay A: Supplementation with Calcium + Vitamin D Enhances the Beneficial Effect of Weight Loss on Plasma Lipid and Lipoprotein Concentrations. Am J Clin Nutr. 2007 Jan;85(1):54-9.

198 Plaisance EP, Lukasova M: Niacin Stimulates Adiponectin Secretion Through the GPR109A Receptor. Am J Physiol Endocrinol Metab. 2009 Mar;296(3):E549-58.

199 Hatzitolios A, Iliadis F, Katsiki N, Baltatzi M.: Is the Anti-hypertensive Effect of Dietary Supplements Via Aldehydes Reduction Evidence Based? A Systematic Review. Clin Exp Hypertens. 2008 Oct;30(7):628-39.

200 Houston MC.: Treatment of Hypertension with Nutraceuticals, Vitamins, Antioxidants and Minerals. Expert Rev Cardiovasc Ther. 2007 Jul;5(4):681-91.

201 Wilburn AJ, King DS, Glisson J, Rockhold RW, Wofford MR.: The Natural Teatment of Hypertension. J Clin Hypertens (Greenwich). 2004 May;6(5):242-8.

202 Kendler BS: Supplemental Conditionally Essential Nutrients in Cardiovascular Disease Therapy. J Cardiovasc Nurs. 2006 Jan-Feb;21(1):9-16.

203 Eby GA 3rd, Eby KL., Magnesium for Treatment-resistant Depression: A Review and Hypothesis., Med Hypotheses. 2010 Apr;74(4):649-60.

204 Dodig-Curković K, Dovhanj J, et al: The Role of Zinc in the Treatment of Hyperactivity Disorder in Children. Acta Med Croatica. 2009 Oct;63(4):307-13.

205 Fava M, Mischoulon D: Folate in Depression: Efficacy, Safety, Differences in Formulations, and Clinical Issues. J Clin Psychiatry. 2009;70 Suppl 5:12-7.

206 Bolander FF., Vitamins: Not Just for Enzymes. Curr Opin Investig Drugs. 2006 Oct;7(10):912-5.

207 Yamaguchi M., Role of Nutritional Zinc in the Prevention of Osteoporosis. Mol Cell Biochem. 2009 Dec 25.

208 Ames BN. Low Micronutrient Intake May Accelerate the Degenerative Diseases of Aging Through Allocation of Scarce Micronutrients by Triage. Proc. Natl. Acad. Sci. U.S.A. 2006;103:17589-94.

209 Spellacy WN, Buhi WC, Birk SA.: Vitamin B6 Treatment of Gestational Diabetes Mellitus: Studies of Blood Glucose and Plasma Insulin. Am J Obstet Gynecol. 1977 Mar 15;127(6):599-602.

210 Rosenblatt J, Bissonnette A, Ahmad R, Wu Z, Vasir B, et al: Immunomodulatory Effects of Vitamin D: Implications for GVHD. Bone Marrow Transplant. 2010 Jan 18.

211 Killilea DW, Maier JA. A Connection Between Magnesium Deficiency and Aging: New Insights From Cellular Studies. Magnes Res. 2008 Jun;21(2):77-82.

212 Killilea DW, Ames BN. Magnesium Deficiency Accelerates Cellular Senescence in Cultured Human Fibroblasts. Proc Natl Acad Sci U S A. 2008 Apr 15;105(15):5768-73.

213 Ranieri M, Sciuscio M, Cortese AM, et al: The Use of Alpha-lipoic Acid (ALA), Gamma Linolenic Acid (GLA) and Rehabilitation in the Treatment of Back Pain: Effect on Health-related Quality of Life. Int J Immunopathol Pharmacol. 2009 Jul-Sep;22(3 Suppl):45-50.

214 Rosenberg EI, Genao I, Chen I, et al: Complementary and Alternative Medicine Use by Primary Care Patients with Chronic Pain. Pain Med. 2008 Nov;9(8):1065-72.

215 Bertollo CM, Oliveira AC: Characterization of the Antinociceptive and Anti-inflammatory Activities of Riboflavin in Different Experimental Models. Eur J Pharmacol. 2006 Oct 10;547(1-3):184-91.

216 Ames BN. Low Micronutrient Intake May Accelerate the Degenerative Diseases of Aging Through Allocation of Scarce Micronutrients by Triage. Proc. Natl. Acad. Sci. U.S.A. 2006;103:17589-94.

217 Ames BN, Elson-Schwab I, Silver EA. High-dose Vitamin Therapy Stimulate Variant Enzymes with Decreased Coenzyme-binding Affinity (increased Km): Relevance to Genetic Disease and Polymorphisms. Am. J. Clin. Nutr. 2002;75:616-58.

218 Flegal K, Carroll M, et al. Prevalence and Trends in Obesity Among US Adults, 1999-2008. JAMA. 2010;303(3):235-241.

219 http://www.ers.usda.gov/publications/foodreview/sep1996/ sept96d.pdf

220 Cannon C, Elizabeth V, The Complete Idiots Guide to the Anti-Inflammation Diet. Penguin Books, 2006; p. 160

221 Thiel RJ. Natural Vitamins May be Superior to Synthetic Ones. Med Hypotheses. 2000 Dec;55(6):461-9.

222 Han SN, Pang E, et al. Differential Effects of Natural and Synthetic Vitamin E on Gene Transcription in Murine T Lymphocytes. Arch Biochem Biophys. 2010 Mar 1;495(1):49-55.

223 Smith J, Seeds of Deception. Yes Books, Fairfiled, Iowa. 2003: p. 48

224 Setnikar I, Giacchetti C, and Zanolo G. Pharmacokinetics of Glucosamine. Drug Res 1986; 36:729-734.

225 D'Ambrosio E, Casa B, Bompani R, Scali G, Scali M. Glucosamine Sulfate: A Controlled Clinical Investigation in Arthrosis. Pharmacotherapeutica 1981; 2(8):504-508.

226 Drovanti A, Bignamini AA, Rovati AL. Therapeutic Activity of Oral Glucosamine Sulfate in Osteoarthrosis: A Placebo-controlled Double-blind Investigation. Clin Ther 1998; 3:260-272.

227 Dickenson, Annette, Who Uses Vitamin and Mineral Supplements?, http://www.crnusa.org/benpdfs/CRN011benefits_whovms.pdf

228 Adebowale A, Cox D, et al. Analysis of Glucosamine and Chondroitin Sulfate Content in Marketed Products, http://www.ana-jana.org/reprints/EddingtonStudy.pdf

229 Beal B. "Evaluation of Active Enzyme Activity in Six Oral Superoxide Dismutase Products." Paper presented at the 25 th Annual Conference of the Veterinary Orthopedic Society, Snowmass, Colorado, 1998;65.

230 Moore T. Messing with Mother Nature. The Washingtonian July 1999; 58-115.

231 Li Y, Wang C, Zhu K, Feng RN, Sun CH., Effects of Multivitamin and Mineral Supplementation on Adiposity, Energy Expenditure and Lipid Profiles in Obese Chinese Women. Int J Obes (Lond). Feb 9, 2010.

232 Taylor SI, Kadowaki T et al. Mutations in Insulin-Receptor Gene in Insulin-Resistant Patients. Diabetes Care. 1990 Mar;13(3):257-79.

233 Suzuki Y, Hatanaka Y, et al. Insulin Resistance Associated With Decreased Levels of Insulin-Receptor Messenger Ribonucleic Acid: Evidence of a De Novo Mutation in the Maternal Allele. J Clin Endocrinol Metab. 1995 Apr;80(4):1214-20.

234 The Relation of Salivary Cortisol to Patterns of Performance on a Word List Learning Task in Healthy Older Adults. Psycho Nuero Endo. 2008 Oct;33(9):1293-6

235 Circadian Stage-Dependent Inhibition of Human Breast Cancer Metabolism and Growth by the Nocturnal Melatonin Signal: Consequences of Its Disruption by Light at Night in Rats and Women. Integr Cancer Ther. 2009 Dec;8(4):347-53

236 Circadian Clock and Vascular Disease. Hypertens Res. 2010 May 7.

237 Melatonin-Insulin Interactions in Patients with Metabolic Syndrome. J Pineal Res. 2008 Jan;44(1):52-6.

238 Circadian Misalignment in Mood Disturbances. Curr Psychiatry Rep. 2009 Dec;11(6):459-65.

239 Juvenile Diabetes Research Foundation. http://www.jdrfrockymountain.org/

240 Chong JW, Craig ME, et al. Marked Increase in Type 1 Diabetes Mellitus Incidence in Children Aged 0-14 in Victoria, Australia, from 1999 to 2002. Pediatr Diabetes. 2007 Apr;8(2):67-73.

241 Vitale C, Marazzi G et al. Metabolic Syndrome. Minerva Med. 2006 Jun;97(3):219-29.

242 About Metabolic Syndrome. http://www.heart.org/HEARTORG/ Conditions/More/MetabolicSyndrome/About-Metabolic-Syndrome_UCM_301920_Article.jsp

243 Okinawa Centenarian Study. http://www.okicent.org/

244 New England Centenarian Study. http://www.bumc.bu.edu/centenarian/

245 Rosenthal M, Glew R. Medical Biochemistry: Human Metabolism in Health and Disease. John Wiley & Sons Publishing: 2009; p. 126

246 Merrill AH Jr, Henderson JM. Vitamin B6 Metabolism by Human Liver. Ann N Y Acad Sci. 1990;585:110-7.

247 Brownstein, David. Overcoming Thyroid Disorders. Medical Alternative Press, West Bloomfield MI, 2004. P. 196

248 Keniston RC, Nathan PA, Leklem JE, Lockwood RS. Vitamin B6, Vitamin C, and Carpal Tunnel Syndrome. A Cross-Sectional Study of 441 Adults. J Occup Environ Med. 1997 Oct;39(10):949-59.

249 Wang HS, Kuo MF et al. Pyridoxal Phosphate is Better than Pyridoxine for Controlling Idiopathic Intractable Epilepsy. Arch Dis Child. 2005 May;90(5):512-5.

250 Wang YQ, Yao MH. J Nutr Biochem. Effects of Chromium Picolinate on Glucose Uptake in Insulin-Resistant 3T3-L1 Adipocytes Involve Activation of P38 MAPK. 2009 Dec;20(12):982-91.

251 Zeyda M, Stulnig TM. Obesity, Inflammation, and Insulin Resistance—a Mini-Review. Gerontology. 2009;55(4):379-86.

252 Sears, Barry. The Age-Free Zone. Haper Collins Books, NY, NY; 2000

253 Zeyda M, Stulnig TM. Obesity, Inflammation, and Insulin Resistance—a Mini-Review. Gerontology. 2009;55(4):379-86.

254 Giovannucci E. Metabolic Syndrome, Hyperinsulinemia, and Colon Cancer: A Review. Am J Clin Nutr. 2007 Sep;86(3):s836-42.

255 Fujita T. Mineralocorticoid Receptors, Salt-Sensitive Hypertension, and Metabolic Syndrome. Hypertension. 2010 Apr;55(4):813-8.

256 Chei CL, Yamagishi K et al. Metabolic Syndrome and the Risk of Ischemic Heart Disease and Stroke among Middle-Aged Japanese.

257 Fletcher, Kristin. Ten Most Common Health Complaints. http://www.forbes.com/2003/07/15/cx_kf_0715health.html

258 Sandyk R. L-tryptophan in Neuropsychiatric Disorders: A Review. Int J Neurosci. 1992 Nov-Dec;67(1-4):127-44.

259 Szabo, Liz. The Number of Americans Taking Antidepressants Doubles. USA Today, 2009

260 Ostrow, Nicole http://www.bloomberg.com/apps/news, nostrow1@bloomberg.net

261 Kubera M, Lin AH, Kenis G, Bosmans E, van Bockstaele D, Maes M. "Anti-Inflammatory Effects of Antidepressants Through Suppression of the Interferon-Gamma/Interleukin-10 Production Ratio." J Clin Psychopharmacol. 2001 Apr;21(2):199-206

262 Maes M."The Immunoregulatory Effects of Antidepressants." Hum Psychopharmacol. 2001 Jan;16(1):95-103

263 Ferguson JM. The Effects of Antidepressants on Sexual Functioning in Depressed Patients: A Review. J Clin Psychiatry. 2001;62 Suppl 3:22-34.

264 Cougnard A, Verdoux H, Grolleau A, Moride Y, Begaud B, Tournier M. Impact of Antidepressants on the Risk of Suicide in Patients with Depression In Real-life Conditions: A Decision Analysis Model. Psychol Med. 2009 Aug;39(8):1307-15.

265 Exercise Found Effective Against Depression. http://www.nytimes.com/2000/10/10/health/exercise-found-effective-against-depression.html

266 Caspi A, Sugden K, et al. Influence of Life Stress on Depression: Moderation by a Polymorphism in the 5-HTT Gene. Science. 2003 Jul 18;301(5631):386-9.

267 Schroeder M, Krebs MO, et al. Epigenetics and Depression: Current Challenges and New Therapeutic Options. Curr Opin Psychiatry. 2010 Jul 16.

268 Ancoli-Israel S, Roth T. Characteristics of Insomnia in the United States: Results of the 1991 National Sleep Foundation Survey. Sleep. 1999 May 1;22 Suppl 2:S347-53.

269 Blask DE. Melatonin, Sleep Disturbance and Cancer Risk. Sleep Med Rev. 2009 Aug;13(4):257-64.

270 Viswanathan AN, Schernhammer ES. Circulating Melatonin and the Risk of Breast and Endometrial Cancer in Women. Cancer Lett. 2009 Aug 18;281(1):1-7.

271 Carrillo-Vico A, Guerrero JM, et al. A Review of the Multiple Actions of Melatonin on the Immune System. Endocrine. 2005 Jul;27(2):189-200.

272 Szczepanik M. Melatonin and Its Influence on the Immune System. J Physiol Pharmacol. 2007 Dec;58 Suppl 6:115-24.

273 Wu YH, Swaab DF. The Human Pineal Gland and Melatonin in Aging and Alzheimer's Disease. J Pineal Res. 2005 Apr;38(3):145-52.

274 Král' A. The Role of Pineal Gland in Circadian Rhythm Regulation.

Bratisl Lek Listy. 1994 Jul;95(7):295-303.

275 Wiley TS, Lights Out, Sleep Sugar and Survival. Pocket Books, New York NY, 2000

276 Isaacs, Scott, Hormonal Balance, Understanding Hormones, Weight, and Your Metabolism. Bull Publishing, Boulder, Colorado. 2002. P.3

277 Traish AM, Saad F, Guay A. The Dark Side of Testosterone Deficiency: II. Type 2 Diabetes and Insulin Resistance. J Androl. 2009 Jan-Feb;30(1):23-32.

278 Leder BZ, Rohrer JL, et al. Effects of Aromatase Inhibition in Elderly Men With Low or Borderline-low Serum Testosterone Levels. J Clin Endocrinol Metab. 2004 Mar;89(3):1174-80.

279 Lakshman KM, Basaria S. Safety and Efficacy of Testosterone Gel in the Treatment of Male Hypogonadism. Clin Interv Aging. 2009;4:397-412.

280 Lee, John., What Your Doctor May Not Tell You About Premenopause. Warner Books. New York, New York. 1999; pp. 55-75.

281 Bergkvist L, Adami H-O, Persson I, Hoover R, Schairer C. The Risk of Breast Cancer after Estrogen and Estrogen-progestin Replacement. N Eggl J Med 1989; 321:293-297.

282 Chang KJ, Lee TTY, Linares-Cruz G, Fourinier S, de Lignieres B. Influences of Percutaneous Administration of Estradiol and Progesterone on Human Breast Epithelial Cell Cycle in Vivo. Fertility and Sterility 1995;63:785-791.

283 Guyton, Arthur C. &Hall, John E., Textbook of Medical Physiology, 11th Edition; Saunders Publishing, 2005

284 How To Get Your Cholesterol Tested. http://www.heart.org/HEARTORG/Conditions/Cholesterol/SymptomsDiagnosisMonitoringofHighCholesterol/How-To-Get-Your-Cholesterol-Tested_UCM_305595_Article.jsp

285 Choices in Testing for Complete Cardiovascular Care, http://www.labcorp.com/pdf/Cardiovascular_flyer_L4719_0407_1.pdf

286 Otvos JD. Measurement of Lipoprotein Subclass Profiles by Nuclear Magnetic Resonance Spectroscopy. In: Rifai N, Warnick GR, Dominiczak MH, eds. Handbook of Lipoprotein Testing. 2 nd ed. Washington DC: AACC Press; 2000:609-623.

287 Otvos J, Jeyarajah E, Bennett D. A Spectroscopic Approach to Lipoprotein Subclass Analysis. J Clin Ligand Assay. 1996; 19(3):184-189.

288 VAP: The Most Comprehensive Cholesterol Test. http://www.atherotech.com/

289 Genest JJ, McNamara JR, Salem DN, Schaefer EJ. Prevalence of Risk Factors in Men with Premature Coronary Artery Disease. Am J Cardiol. 1991; 67:1185-1189.

290 Kannel WB. Range of Serum Cholesterol Values in the Population Developing Coronary Artery Disease. Amer J Cardiol. 1995; 76:69C-77C.

291 Chatzizisis YS, Koskinas KC, et al. Risk Factors and Drug Interactions Predisposing to Statin-Induced Myopathy: Implications for Risk Assessment, Prevention and Treatment. Drug Saf. 2010 Mar 1;33(3):171-87.

292 Schwartz GG, Olsson AG, Ezekowitz MD, et al. Effects of Atorvastatin on Early Recurrent Ischemic Events in Acute Coronary Syndromes. The MIRACL Study: A Randomized Controlled Trial. JAMA. 2001; 285(13):1711-1718.

293 Rubins HB, Robins SJ, Collins D, et al. Gemfibrozil for the Secondary Prevention of Coronary Heart Disease in Men With Low Levels of High-Density Lipoprotein Cholesterol. The Veteran Affairs High-Density Lipoprotein Cholesterol Intervention Trial Study Group. N Eng J Med. 1999; 341(6):410-418.

294 Miller DB. Secondary Prevention for Ischemic Heart Disease: Relative Numbers Needed to Treat with Different Therapies. Arch IntMed. 1997; 157:2045-2052.

295 Ridker PM, Rifai N, Rose L, Buring JE, Cook NR. Comparison of C-Reactive Protein and Low-Density Lipoprotein Cholesterol Levels in the Prediction of First Cardiovascular Events. N Engl J Med 2002;347:1557-1565.

296 Ridker PM, et al. C-Reactive Protein Levels and Outcomes after Statin Therapy. New England Journal of Medicine, Jan 6, 2005; 352: 20-28

297 Winslow R. Heart-Disease Sleuths Identify Prime Suspect: Inflammation of Artery, Wall Street Journal, October 7, 1999

298 Know Your Fats. American Heart Association Website; http://www.heart.org/HEARTORG/Conditions/Cholesterol/PreventionTreatmentofHighCholesterol/Know-Your-Fats_UCM_305628_Article.jsp

299 What Causes Heart Disease? http://trit.us/moderndiseases/hd.html

300 Mozaffarian D, Katan MB, Ascherio A, Stampfer MJ, Willett WC. Trans Fatty Acids and Cardiovascular Disease. N Engl J Med. 2006; 354:1601-13.

301 Willett WC, Stampfer MJ, Manson JE, et al. Intake of Trans Fatty Acids and Risk of Coronary Heart Disease Among Women. Lancet. 1993; 341:581-585.

302 Hu FB, Stampfer MJ, Rimm EB, et al. A Prospective Study of Egg Consumption and Risk of Cardiovascular Disease in Men and Women. JAMA. 1999; 281:1387-94.

303 Fernandez ML. Dietary Cholesterol Provided by Eggs and Plasma Lipoproteins in Healthy Populations. Curr Opin Clin Nutr Metab Care. 2006; 9:8-12.

304 Holvoet P, et al. The Metabolic Syndrome, Circulating Oxidized LDL, and Risk of Myocardial Infarction in Well-Functioning Elderly People in the Health, Aging, and Body Composition Cohort. Diabetes, Apr 1, 2004; 53(4): 1068-1073.

305 Osterud B, Bjorklid E. Role of Monocytes in Atherogenesis. Physiol Rev. 2003 Oct;83(4):1069-112.

306 Kristenson M, et al. Antioxidant State and Mortality from Coronary Heart Disease in Lithuanian and Swedish Men: Concomitant Cross Sectional Study of Men Aged 50. British Medical Journal, Mar, 1997; 314: 629.

307 Matthias, B. and Schulze, M.B. Dietary Pattern, Inflammation, and Incidence of Type 2 Diabetes in Women. Am J Clin Nutr. Sep 2005; 82: 675-684.

308 Heaton, K. The Sweet Road to Gallstones. Brit Med J. Apr 14, 1984; 288: 1103-1104.

309 Welsh et al., Caloric Sweetener Consumption and Dyslipidemia Among US Adults, JAMA, April 2010, 303(15)

310 Yudkin, J. Sugar Consumption and Myocardial Infarction. Lancet. Feb 6, 1971; 1(7693): 296-297.

311 Profiling Food Consumption in America. http://www.usda.gov/factbook/chapter2.pdf

312 Enig, Mary G, PhD, Trans Fatty Acids in the Food Supply: A Comprehensive Report Covering 60 Years of Research, 2nd Edition, Enig Associates, Inc, Silver Spring, MD, 1995, 4-8

313 Fernandez, N A, Cancer Res, 1975, 35:3272; Martines, I, et al, Cancer Res, 1975, 35:3265

314 Pitskhelauri, G Z, The Long Living of Soviet Georgia, 1982, Human Sciences Press, New York, NY

315 Koga, Y et al, "Recent Trends in Cardiovascular Disease and Risk Factors in the Seven Countries Study: Japan," Lessons for Science from the Seven Countries Study, H Toshima, et al, eds, Springer, New York, NY, 1994, 63-74

316 Moore, Thomas J, Lifespan: What Really Affects Human Longevity, 1990, Simon and Schuster, New York, NY

317 Enig, Mary G, Ph D, et al, Fed Proc, Jul 1978, 37:9:2215-2220

318 How Does Your Heart Function? http://www.besthearthealth.com/
about.html

319 Guyton, Arthur C. &Hall, John E., Textbook of Medical Physiology, 11th Edition; Saunders Publishing, 2005

320 ibid

321 Akay S, Ozdemir M. Acute Coronary Syndrome Presenting After Pseudoephedrine Use and Regression with Beta-Blocker Therapy. Can J Cardiol. 2008 Nov;24(11):e86-8.

322 Cherry DK, Woodwell DA. National Ambulatory Medical Care Survey: 2000 Summary. Advance Data. 2002;328.

323 Hypertension. http://www.cdc.gov/nchs/fastats/hyprtens.htm

324 Antihypertensive Medication Use Among US Adults with Hypertension Qiuping Gu, Ryne Paulose-Ram, et al. Circulation. 2006;113:213-221

325 National High Blood Pressure Education Program. http://www.nhlbi.nih.gov/guidelines/hypertension/express.pdf

326 Heijer T, et al. Homocysteine and Brain Atrophy on MRI of Non-demented Elderly. Brain. 2002;1:170-175

327 Van Den Kommer TN, Dik MG, et al. Homocysteine and Inflammation: Predictors of Cognitive Decline in Older Persons? Neurobiol Aging. 2008 Nov 10.

328 Oudi ME, Aouni Z, et al. Homocysteine and Markers of Inflammation in Acute Coronary Syndrome. Exp Clin Cardiol. 2010 Summer;15(2):e25-8.

329 Saposnik G, Ray JG, et al. Homocysteine-Lowering Therapy and Stroke Risk, Severity, and Disability: Additional Findings from the HOPE 2 Trial. Stroke. 2009 Apr;40(4):1365-72.

330 Yilmaz N, Pektas M, et al. The Correlation of Plasma Homocysteine with Insulin Resistance in Polycystic Ovary Syndrome. J Obstet Gynaecol Res. 2008 Jun;34(3):384-91.

331 Hirsch S, Poniachick J, et al. Serum Folate and Homocysteine Levels in Obese Females with Non-alcoholic Aatty Liver. Nutrition. 2005 Feb;21(2):137-41.

332 Prasad AS, Lei KY, et al. Effect of Oral Contraceptives on Nutrients. III. Vitamins B6, B12, and Folic Acid. Am J Obstet Gynecol. 1976 Aug 15;125(8):1063-9.

333 A Healthy Thyroid, http://www.aace. com/public/
awareness/tam/2005/pdfs/thyroid_disease_fact_sheet.pdf American Academy of Clinical Endocrinologists.

334 Brownstein, David. Overcoming Thyroid Disorders. Medical Alternative Press, West Bloomfield MI, 2004. P. 51

335 Pansini, F., et al. Effect of Hormonal Contraception on Serum Reverse Triiodothyronie Levels. Gynecol. Obstet. Invest., 23:133. 1987

336 Kharrazain, Datis. Why do I Still Have Thyroid Symptoms When my Lab Tests are Normal? Morgan James Publishing. Garden City, New York; 2010

337 Canaris GJ, Manowitz NR, Mayor G. The Colorado Thyroid Disease Prevalence Study. Arch Intern Med. Feb 28 2000;160(4):526-34.

338 Bailleres. Autoimmunity and Hypothyroidism. Clin Endocrin Metab. 1988 Aug;2(3):591-617.

339 Eur J Endocrinol. 2004 Mar; 150(3):363-9

340 Neuro Endocrinol Lett. 2006 Aug 5;27

341 Thyroid Antibodies. www.labtestsonline.org

342 Kharrazain, Datis. Why do I Still Have Thyroid Symptoms When my Lab Tests are Normal? Morgan James Publishing. Garden City, New York; 2010

343 ibid

344 Mainardi E, Montanelli A, et al. Thyroid-related Autoantibodies and Celiac Disease: A Role for a Gluten-free Diet? J Clin Gastroenterol. 2002 Sep;35(3):245-8.

345 Ch'ng CL, Jones MK, Kingham JG. Celiac Disease and Autoimmune Thyroid Disease. Clin Med Res. 2007 Oct;5(3):184-92.

346 Iuorio R, Mercuri V, et al. Prevalence of Celiac Disease in Patients with Autoimmune Thyroiditis. Minerva Endocrinol. 2007 Dec;32(4):239-43.

347 Kharrazain, Datis. Why do I Still Have Thyroid Symptoms When my Lab Tests are Normal? Morgan James Publishing. Garden City, New York; 2010, p. 27

347 Ibid. pp.224-225

348 Ibid. pp.224-225

349 Holick MF. Sunlight and Vitamin D for Bone Health and the Prevention of Autoimmune Diseases, Cancers and Cardiovascular Diseases. Am J Clin Nutr 2004:80:1678S-1688S.

350 Buford TW, Willoughby DS. Impact of DHEA(S) and Cortisol on Immune Function in Aging: A Brief Review. Appl Physiol Nutr Metab. 2008 Jun;33(3):429-33.

351 Fontana L. Neuroendocrine Factors in the Regulation of Inflammation: Excessive Adiposity and Calorie Restriction. Exp Gerontol. 2009 Jan-Feb;44(1-2):41-5.

352 Van Santen A, Vreeburg SA, et al. Psychological Traits and the Cortisol Awakening Response: Results from the Netherlands Study of Depression and Anxiety. Psychoneuroendocrinology. 2010 Aug 17.

353 Mujica-Parodi LR, Renelique R, Taylor MK. Higher Body Fat Percentage is Associated with Increased Cortisol Reactivity and Impaired Cognitive Resilience in Response to Acute Emotional Stress. Int J Obes (Lond). 2009 Jan;33(1):157-65.

354 Gill RE, Hirst EL, Jones JK. Constitution of the Mucilage from the Bark of Ulmus Fulva (slippery elm mucilage); the Sugars Formed in the Hydrolysis of the Methylated Mucilage. J Chem Soc. 1946 Nov:1025-9.

355 Deters A, Zippel J, Hellenbrand N, Pappai D, Possemeyer C, Hensel A.Aqueous Extracts and Polysaccharides from Marsh-mallow roots (Altheaoffi cinalis L.): cellular Internalisation and Stimulation of Cell Physiology of Human Epithelial Cells in Vitro. J Ethnopharmacol. 2010 Jan 8;127(1):62-9.

356 Marks IN, Boyd E. Mucosal Protective Agents in the Long-Term Management of Gastric Ulcer. Med J Aust. 1985 Feb 4;142(3):S23-5.

357 Food Allergies. http://www.cdc.gov/healthyyouth/foodallergies/

358 Landau, Elizabeth. Why are Food Allergies on the Rise? http://www.cnn.com/2010/HEALTH/08/03/food.allergies.er.gut/?hpt=C2

359 US Food and Drug Administration. Food Allergies: What You Need to Know.http://www.fda.gov/Food/ResourcesForYou/Consumers/ucm079311.htm.

359 Turnbull, JA. "Changes in Sensitivity to Allergenic Foods in Arthritis." Am J. Dig. Dis 1994; 11:182

360 Turnbull, JA. "Changes in Sensitivity to Allergenic Foods in Arthritis." Am J. Dig. Dis 1994; 11:182

361 Brownstein, David. Overcoming Arthritis. Medical Alternative Press, West Bloomfield MI, 2001. P. 141

362 Nambudripad Allergy Elimination Technique; http://www.naet.com

363 BioSet; http://www.drellencutler.com

364 Nambudripad, Devi. Say Goodbye To Your Allergies. 2003

365 Brimhall, John. Six Steps to Wellness. http://www.brimhallwellnesscenter.com

366 Cutler, Ellen. Live Free from Asthma and Allergies: Use the BioSET System to Detoxify and Desensitize Your Body. Celestial Arts, Berkeley CA; 2007.

367 Pellicano R, Peyre S, et al. Updated Review on Helicobacter Pylori as a Potential Target for the Therapy of Ischemic Heart Disease (2006). Panminerva Med. 2006 Dec;48(4):241-6.

368 Pellicano R, Parravicini PP, et al. Infection by Helicobacter Pylori and Acute Myocardial Infarction. Do Cytotoxic Strains Make a Difference?

New Microbiol. 2002 Jul;25(3):315-21.

369 Kharrazain, Datis. Why do I Still Have Thyroid Symptoms When my Lab Tests Are Normal? Morgan James Publishing. Garden City, New York; 2010

370 Diamant M, Blaak EE, de Vos WM. Do Nutrient-Gut-Microbiota Interactions Play a Role in Human Obesity, Insulin Resistance and Type 2 Diabetes? Obes Rev. 2010 Aug 13.

371 Neyrinck AM, Delzenne NM. Potential Interest of Gut Microbial Changes Induced by Non-Digestible

Carbohydrates of Wheat in the Management of Obesity and Related Disorders. Curr Opin Clin Nutr Metab Care. 2010 Sep 4.

372 Brownstein, David. Overcoming Arthritis. Medical Alternative Press, West Bloomfield MI, 2001. P. 13

373 Subramanya D, Grivas PD. HPV and Cervical Cancer: Updates on an Established Relationship. Postgrad Med. 2008 Nov;120(4):7-13.

374 Lawson JS. Do Viruses Cause Breast Cancer? Methods Mol Biol. 2009;471:421-38.

375 Sauce D, Larsen M, et al. EBV-Associated Mononucleosis Leads to Long-Term Global Deficit in T-cell Responsiveness to IL-15. Blood. 2006 Jul 1;108(1):11-8.

376 Am J Public Health. 2004 May; 94(5): 746–747.

377 James M. Perrin, MD; Sheila R. Bloom, MS; Steven L. Gortmaker, PhD

The Increase of Childhood Chronic Conditions in the United States. JAMA. 2007;297:2755-2759.

378 Zimm, Angela. Children Sicker Now Than in Past, Harvard Report Says. http://www.bloomberg.com

379 American Autoimmune Related Diseases Association, Inc.

380 Jacobson DL et al. Clin Immunol Immunopathol, 84: 223-243, 1997

381 Fitch E, Harper E, et al. Pathophysiology of Psoriasis: Recent Advances on IL-23 and Th17 Cytokines. Curr Rheumatol Rep. 2007 Dec;9(6):461-7.

382 Brownstein, David. Overcoming Arthritis. Medical Alternative Press, West Bloomfield MI, 2001. P. 154

383 Batmanghelidj, F. Your Body's Many Cries for Water. http://www.watercure.com/

384 Migraine. http://www.womenshealth.gov/faq/migraine.cfm#b

385 ibid

386 Edlow AG, Bartz D. Hormonal Contraceptive Options for Women with Headache: A Review of the Evidence. Rev Obstet Gynecol. 2010 Spring;3(2):55-65.

387 Wirth JJ, Mijal RS. Adverse Effects of Low Level Heavy Metal Exposure on Male Reproductive Function. Syst Biol Reprod Med. 2010 Apr;56(2):147-67.

388 Iavicoli I, Fontana L, Bergamaschi A. The Effects of Metals as Endocrine Disruptors. J Toxicol Environ Health B Crit Rev. 2009 Mar;12(3):206-23.

389 Houston MC. The Role of Mercury and Cadmium Heavy Metals in Vascular Disease, Hypertension, Coronary Heart Disease, and Myocardial Infarction. Altern Ther Health Med. 2007 Mar-Apr;13(2):S128-33.

390 Walton JR.. Evidence for Participation of Aluminum in Neurofibrillary Tangle Formation and Growth in Alzheimer's Disease.

J Alzheimers Dis. 2010 Aug 30.

391 Monnet-Tschudi F, Zurich MG, et al. Involvement of Environmental Mercury and Lead in the Etiology of Neurodegenerative Diseases. Rev Environ Health. 2006 Apr Jun;21(2):105-17.

392 McGoey, B. V., Deitel, M., Saplys, R. J., Kliman, M. E. (1990) Effect of Weight Loss on Musculoskeletal Pain in the Morbidly Obese. J Bone Joint Surg 72: 322–323.

393 Fontaine, K. R., Barofsky, I., Andersen, R. E., et al. (1999) Impact of Weight Loss on Health-related Quality of Life. Qual Life Res 8: 275–277.

394 Williamson, D. F., Pamuk, E., Thun, M., Flanders, D., Byers, T., Heath, C. (1999) Prospective Study of Intentional Weight Loss and Mortality in Overweight White Women Aged 40 – 64 Years. Am J Epidemiol 149: 491–503.

395 Mozaffarian D, Rimm EB. Fish Intake, Contaminants, and Human Health: Evaluating the Risks and the Benefits. JAMA. 2006; 296:1885-99.

396 ibid

397 Järup L. Hazards of Heavy Metal Contamination. Br Med Bull. 2003;68:167-82.

398 Galal-Gorchev H. Food Addit Contam. Dietary Intake, Levels in Food and Estimated Intake of Lead, Cadmium, and Mercury. 1993 Jan-Feb;10(1):115-28.

399 González-Weller D, Karlsson L, et al. Lead and Cadmium in Meat and Meat Products Consumed by the Population in Tenerife Island, Spain.

Food Addit Contam. 2006 Aug;23(8):757-63.

400 Järup L. Hazards of Heavy Metal Contamination. Br Med Bull. 2003;68:167-82.

401 Brownstein, David. Overcoming Thyroid Disorders. Medical Alternative Press, West Bloomfield MI, 2004. P. 216-222

402 Bosboom JL, Stoffers D, Wolters ECh. The Role of Acetylcholine and Dopamine in Dementia and Psychosis in Parkinson's Disease. J Neural Transm Suppl. 2003;(65):185-95.

403 Hasselmo ME. The Role of Acetylcholine in Learning and Memory.

Curr Opin Neurobiol. 2006 Dec;16(6):710-5. Epub 2006 Sep 29.

404 Haense C, Kalbe E, et al. Cholinergic System Function and Cognition in Mild Cognitive Impairment. Neurobiol Aging. 2010 Oct 18.

405 Resende RR, Adhikari A. Cholinergic Receptor Pathways Involved in Apoptosis, Cell Proliferation and Neuronal Differentiation. Cell Commun Signal. 2009 Aug 27;7:20.

406 Spagnolie A, et al. Long-term Acetyl-L-carnitine Treatment in Alzheimer's Disease. Neurology 1991;41:1726-1732.

407 Skvortsova RI, Pzniakovski VM, Agarkova IA. Role of Vitamin Factor in Preventing Phenol Poisoning. Vopr Pitan 1981; 2: 32-35.

408 Schrauzer G. Lithium Occurrences, Dietary Intakes, Nutritional Essentiality. JACN 2002; 21(1):14-21.

409 Vanyo L, Vu T, et al. Lithium Induced Perturbations of Vitamin B12, Folic acid and DNA metabolism. In Schrauzer Gn, Klippel, KF(eds): Lithium in Biology and Medicine. Weinheim:VCH Verlag, pp 17-30, 1991.

410 Brownstein, David. Overcoming Thyroid Disorders. Medical Alternative Press, West Bloomfield MI, 2004. P. 187

411 Yokosuka M, Ohtani-Kaneko R, et al. Estrogen and Environmental Estrogenic Chemicals Exert Developmental Effects on Rat Hypothalamic Neurons and Glias. Toxicol In Vitro. 2008 Feb;22(1):1-9.

412 Min J, Lee SK, Gu MB. Effects of Endocrine Disrupting Chemicals on Distinct Expression Patterns of Estrogen Receptor, Cytochrome P450 aromatase and p53 genes in Oryzias Latipes Liver. J Biochem Mol Toxicol. 2003;17(5):272-7.

413 Elliott Johansen, Bruce. The Dirty Dozen: Toxic Chemicals and Earth's Future. Praeger Publishers; 2003. P. 150

414 Sánchez-Pernaute O, Ospelt C, Neidhart M, Gay S. Epigenetic Clues to Rheumatoid Arthritis. J Autoimmun. 2008 Feb-Mar;30(1-2):12-20. Epub 2007 Dec 26.

415 Wilson AG. Epigenetic Regulation of Gene Expression in the Inflammatory Response and Relevance to Common Diseases. J Periodontol. 2008 Aug;79(8 Suppl):1514-9.

416 Campbell TC, Chen JS, Liu CB, Li JY, Parpia B. Nonassociation of Aflatoxin With Primary Liver Cancer in a Cross-Sectional Ecological Survey in the People's Republic of China. Cancer Res. 1990 Nov 1;50(21):6882-93.

417 Sudakin DL. Dietary Aflatoxin Exposure and Chemoprevention of Cancer: A Clinical Review. J Toxicol Clin Toxicol. 2003;41(2):195-204.

418 Patten RC. Aflatoxins and Disease. Am J Trop Med Hyg. 1981 Mar;30(2):422-5.

419 Podas T, Nightingale JM, et al. Is Rheumatoid Arthritis a Disease that Starts in the Intestine? Postgrad Med J. 2007 Feb;83(976):128-31.

420 Koboziev I, Karlsson F, Grisham MB. Gut-Associated Lymphoid Tissue, T cell Trafficking, and Chronic Intestinal Inflammation.

Ann N Y Acad Sci. 2010 Oct;1207

421 Brownstein, David. Overcoming Arthritis. Medical Alternative Press, West Bloomfield MI, 2001. P. 13

422 Nicklas RA. Sulfites: A Review With Emphasis on Biochemistry and Clinical Application. Allergy Proc. 1989 Sep-Oct;10(5):349-56.

423 Yang WH, Purchase EC. Adverse Reactions to Sulfites. CMAJ. 1985 Nov 1;133(9):865-7, 880.

424 Antonovsky, A. "Health, Stress and Coping" San Francisco: Jossey-Bass Publishers, 1979

425 Antonovsky, A. Unraveling The Mystery of Health - How People Manage Stress and Stay Well, San Francisco: Jossey-Bass Publishers, 1987

426 Esch T, Stefano GB. The Neurobiology of Pleasure, Reward Processes, Addiction and their Health Implications. Neuro Endocrinol Lett. 2004 Aug;25(4):235-51.

427Dawson R Jr., Pelleymounter MA, Cullen NJ, Gollub M, Liu S. "An Age Related Decline in Striatal Taurine is Correlated With a Loss of Dopaminergic Markers." Brain Res Bull 1999 Feb; 48(3); 319-24.

428 Bosboom JL, Stoffers D, Wolters ECh. The Role of Acetylcholine and Dopamine in Dementia and Psychosis in Parkinson's disease. J Neural Transm Suppl. 2003;(65):185-95.

429 Volz TJ. Neuropharmacological Mechanisms Underlying the Neuroprotective Effects of Methylphenidate [Ritalin].

430 Rate of Parent-Reported ADHD Increasing. http://www.cdc.gov/ncbddd/features/adhd-parent-reporting.html

431 Colter AL, Cutler C, Meckling KA. Fatty Acid Status and Behavioral Symptoms of Attention Deficit HyperactivityDisorder in Adolescents: A Case-Control Study. Nutr J. 2008 Feb 14;7:8.

432 Stevens LJ, Zentall SS, Deck JL, Abate ML, Watkins BA, Lipp SR, Burgess JR. Essential Fatty Acid Metabolism in Boys with Attention-Deficit Hyperactivity Disorder. Am J Clin Nutr. 1995 Oct;62(4):761-8.

433 Burgess JR, Stevens L, Zhang W, Peck L. Long-Chain Polyunsaturated Fatty Acids in Children with Attention-Deficit Hyperactivity Disorder. Am J Clin Nutr. 2000 Jan;71(1 Suppl):327S-30S.

434 Dodig-Curković K, et al. The Role of Zinc in the Treatment of Hyperactivity Disorder in Children. Acta Med Croatica. 2009 Oct;63(4):307-13.

435 Guilarate TR. Effects of Vitamin B-6 Nutrition on the Levels of Dopamine, Dopamine Metabolites, Dopa Decarboxylase Activity, Tyrosine, and GABA in the Developing Rat Corpus Striatum. Neurochemical Research 1989;14:571-578.

436Harmer CJ, McTavish SF, Clark L, Goodwin GM, Cowen PJ. Tyrosine Depletion Attenuates Dopamine Function in Healthy Volunteers. Psychopharmacology (Berl). 2001;154(1):105-11.

437 Huss M, Völp A, Stauss-Grabo M. Supplementation of Polyunsaturated Fatty Acids, Magnesium and Zinc in Children Seeking Medical Advice for Attention-Deficit/Hyperactivity Problems – An Observational Cohort Study. Lipids Health Dis. 2010 Sep 24;9:105.

438 Rucklidge JJ, Johnstone J, Kaplan BJ. Nutrient Supplementation Approaches in the Treatment of ADHD. Expert Rev Neurother. 2009 Apr;9(4):461-76.

439 Cruz NV, Bahna SL. Do Food or Additives Cause Behavior Disorders? Pediatr Ann. 2006 Oct;35(10):744-5, 748-54.

440 Sinn N. Nutritional and Dietary Influences on Attention Deficit Hyperactivity Disorder. Nutr Rev. 2008 Oct;66(10):558-68.

441 Maier SF, Watkins LR. Cytokines for Psychologists: Implications of Bidirectional Immune-to-Brain Communication for Understanding Behavior, Mood, and Cognition. Psychol Rev. 1998 Jan;105(1):83-107.

442 Audet MC, Mangano EN, Anisman H. Behavior and Pro-Inflammatory Cytokine Variations among Submissive and Dominant Mice Engaged in Aggressive Encounters: Moderation by Corticosterone Reactivity. Front Behav Neurosci. 2010 Aug 23;4. pii: 156.

443 Covelli V, Passeri ME, Leogrande D, Jirillo E, Amati L. Drug Targets in Stress-Related Disorders. Curr Med Chem. 2005;12(15):1801-9|PMID:16029148

444 http://www.909shot.com

445 Dodig-Curković K, et al. The Role of Zinc in the Treatment of Hyperactivity Disorder in Children. Acta Med Croatica. 2009 Oct;63(4):307-13.

446 Volz TJ. Neuropharmacological Mechanisms Underlying the Neuroprotective Effects of Methylphenidate [Ritalin].
Curr Neuropharmacol. 2008 Dec;6(4):379-85.

447 Plassman BL, et al. Prevalence of Dementia in the United States: The Aging, Demographics, and Memory Study. Neuroepidemiology. 2007;29(1-2):125-32.

448 Plassman BL, et al. Prevalence of Dementia in the United States: The Aging, Demographics, and Memory Study. Neuroepidemiology. 2007;29(1-2):125-32.

449 Bosboom JL, Stoffers D, Wolters ECh. The Role of Acetylcholine and Dopamine in Dementia and Psychosis in Parkinson's disease. J Neural Transm Suppl. 2003;(65):185-95.

450 Walton JR. Evidence for Participation of Aluminum in Neurofibrillary Tangle Formation and Growth in Alzheimer's Disease. J Alzheimers Dis. 2010 Aug 30.

451 Monnet-Tschudi F, Zurich MG, et al. Involvement of Environmental Mercury and Lead in the Etiology of Neurodegenerative Diseases. Rev Environ Health. 2006 Apr Jun;21(2):105-17.

452 Lee PH, Yong SW, An YS. Changes in Cerebral Glucose Metabolism in Patients with Parkinson Disease with Dementia after Cholinesterase Inhibitor Therapy. J Nucl Med. 2008 Dec;49(12):2006-11. Epub 2008 Nov 7.

453 Hasselmo ME. The Role of Acetylcholine in Learning and Memory. Curr Opin Neurobiol. 2006 Dec;16(6):710-5.

454 Hasselmo ME, Sarter M. Modes and Models of Forebrain Cholinergic Neuromodulation of Cognition. Neuropsychopharmacology. 2011 Jan;36(1):52-73.

455Jin CY, Lee JD, Park C, Choi YH, Kim GY. Curcumin Attenuates the Release of Pro-Inflammatory Cytokines in Lipoplysaccharide-Stimulated BV2 Microglia.ActaPharmacol Sin. 2007;28(10):1645-51.

456Jin CY, Lee JD, Park C, Choi YH, Kim GY. Curcumin Attenuates the Release of Pro-Inflammatory Cytokines in Lipoplysaccharide-Stimulated BV2 Microglia.ActaPharmacol Sin. 2007;28(10):1645-51.

457Huang O, Wu LJ, Tashiro S, Onedera S, Ikejima T. Elevated levels of DNA Repair Enzymes and Antioxidative Enzymes by (+)-Catechin in Murinemicroglia Cells after Oxidative Stress. J Asian Nat Prod Res. 8(1-2):61-71.

458Rezai-Zaldeh K, Ehrhart J, Bai Y, Sansberg PR, Bickfored P, Tan J, ShytelD. Apigenin and Luteolin Modulate Microglial Activation via Inhibition of STAT-1 Induced CD40 Expression. J Neuroinflammation. 2008;25(5):41.

459Chen HO, Jin ZY, Wang XJ, Xu XM, Deng L, Zhao JW. Luteolin Protects Dopaminergic Neurons from Inflammation-Induced Injury through Inhibitionof Microglial Activation. NeurosciLett. 2008;448(2):175-179.

460Suk K, Lee H, Kang SS, CHO GJ, Choi WS. Flavonoid Baicalein Attenuates Activation-induced Cell Death of Brain Microglia. J Pharmacol ExpTher. 2003;305(2):638-45.

461 Iacoboni, Marco. Mirroring People. Farrar, Straus and Giroux, 2008.

462 Klingberg T. Training and Plasticity of Working Memory. Trends Cogn Sci. 2010 Jul;14(7):317-24.

463 Baddeley A. Working Memory. Science. 1992 Jan 31;255(5044):556-9.

464 McNab F, Varrone A, et al. Science. Changes in Cortical Dopamine D1 Receptor Binding Associated With Cognitive Training. 2009 Feb 6;323(5915):800-2.

465 McNab F, Klingberg T. Prefrontal Cortex and Basal Ganglia Control Access to Working Memory. Nat Neurosci. 2008 Jan;11(1):103-7.

466Bingo 'Helps Beat Memory Loss', Ananova News Portal, February 23, 2001 http://www.ananova.com/news/story/sm_217474.html

467 Sharot T, Shiner T, et al. Dopamine Enhances Expectation of Pleasure in Humans. Curr Biol. 2009 Dec 29;19(24):2077-80.

468 Trenkwalder C, Seidel VC, Gasser T, Oertel WH. Clinical Symptoms and Possible anticipation in a Large Kindred of Familial Restless Legs Syndrome. Mov Disord 1996; 11:389-394

469 Howes OD, Montgomery AJ, et al. Elevated Striatal Dopamine Function Linked to Prodromal Signs of Schizophrenia. Arch Gen Psychiatry. 2009 Jan;66(1):13-20.

470 McGowan S, Lawrence AD, et al. Presynaptic Dopaminergic Dysfunction in Schizophrenia: A Positron Emission Tomographic [18F] Fluorodopa study. Arch Gen Psychiatry. 2004 Feb;61(2):134-42.

471 Pitchot W, Hansenne M, Ansseau M. Role of Dopamine in Non-Depressed Patients with a History of Suicide Attempts. Eur Psychiatry. 2001 Nov;16(7):424-7.

472 Guilleminault C, Palombini L, et al. Sleepwalking and Sleep Terrors in Prepubertal Children: What Triggers Them? Pediatrics. 2003 Jan;111(1):e17-25.

473Maton PN, Burton ME. Antacids Revisited: A Review of Their Clinical Pharmacology and Recommended Therapeutic Use.Drugs. 1999 Jun;57(6):855-70.

474 Sontag SJ. The Medical Management of Reflux Esophagitis. Role of Antacids and Acid Inhibition. GastroenterolClin North Am. 1990 Sep;19(3):683-712.

475Ching CK, Lam SK. Antacids. Indications and Limitations. Drugs. 1994 Feb;47(2):305-17.

476Scarpignato C, Pelosini I, Di Mario F. Acid Suppression Therapy: Where Do We Go From Here? Dig Dis. 2006;24(1-2):11-46.

477Guhad, FA, et al. Salivary IgA as a Marker of Social Stress in Rats. NeurosciLett,216(2). 137-140,1996.

478Evans MA and Shronts EP. Intestinal Fuels: Glutamine, Short-chain Fatty Acids, and Dietary Fiber. J Amer Diet Assoc 92, 1239-1246,1992.

479http://www.cdc.gov/ulcer/files/hpfacts.PDF

480Eidt S, Stolte M. The Significance of Helicobacter Pylori in Relation to Gastric Cancer and Lymphoma.Eur J GastroenterolHepatol. 1995 Apr;7(4):318-21.

481Cheon JH, Kim JH, et al. Helicobacter Pylori Eradication Therapy May Facilitate Gastric Ulcer Healing after Endoscopic Mucosal Resection: A Prospective Randomized Study. Helicobacter. 2008 Dec;13(6):564-71.

482Hunt, RH. Helicobacter Pylori: from Theory to Practice. Proceedings of a Symposium. Am J Med1996; 100 (5A) supplement.

483 Kowalski M, Pawlik M, et al. Helicobacter Pylori Infection in Coronary Artery Disease. J PhysiolPharmacol. 2006 Sep;57Suppl 3:101-11.

484http://www.cdc.gov/ulcer/files/hpfacts.PDF

485Hobsley M, Tovey FI, Holton J. Controversies in the Helicobacter Pylori/Duodenal Ulcer Story.Trans R Soc Trop Med Hyg. 2008 Dec;102(12):1171-5. Epub 2008 Jun 26.

486Beil W, Birkholz, Sewing KF. Effects of Flavonoids on Parietal Cell Acid Secretion, Gastric Mucosal Prostaglandin Production and Helicobacter Pylori Growth.ArzeneimForsch. 1995;45:697-700.

487Marle J, et al. Deglycrrhizinated Liquorice (DGL) and the Renewal of Rat Stomachepithelium. Eur J Pharm 1981;72:219.

48811Kang Jy, et al. Effect of Colloidal Bismuth Subcitrate on Symptoms and Gastrichistology in Non-ulcer Dyspepsia. A Double Blind Placebo Controlled Study. Gut.1990;31: 476-480.

489 Rich P. Cutis. Hormonal Contraceptives for Acne Management. 2008 Jan;81(1 Suppl):13-8.

490Kimball AB. Advances in the Treatment of Acne. J Reprod Med. 2008 Sep;53(9 Suppl):742-52.

491Yosipovitch G, Tang M, et al. Study of Psychological Stress, Sebum Production and Acne Vulgaris in Adolescents. ActaDermVenereol. 2007;87(2):135-9.

492Chiu A, Chon SY, Kimball AB. The Response of Skin Disease to Stress: Changes in the Severity of Acne Vulgaris as Affected by Examination Stress. Arch Dermatol. 2003 Jul;139(7):897-900.

493 Li YF, Jackson KL, et al. Interaction between Glutamate and GABA Systems in the Integration of Sympathetic Outflow by the Paraventricular Nucleus of the Hypothalamus. Am J Physiol Heart Circ Physiol. 2006 Dec;291(6):H2847-56.

494Kiani, Leila. Bugs in Our Guts. http://www.csa.com/discoveryguides/ probiotic/review.pdf

495 Romeo J, Nova E, et al. Immunomodulatory Effect of Fibres, Probiotics and Synbiotics in Different Life-Stages. Nutr Hosp. 2010 May-Jun;25(3):341-9.

496Gourbeyre P, Denery S, Bodinier M. Probiotics, Prebiotics, and Synbiotics: Impact on the Gut Immune System and Allergic Reactions. J Leukoc Biol. 2011 Jan 13.

497Moayyedi P, Ford AC, et al. The Efficacy of Probiotics in the Treatment of Irritable Bowel Syndrome: A Systematic Review. Gut. 2010 Mar;59(3):325-32.

498 Del Piano M, Carmagnola S, et al. The Use of Probiotics in Healthy Volunteers with Evacuation Disorders and Hard Stools: A Double-Blind, Randomized, Placebo-Controlled Study. J ClinGastroenterol. 2010 Sep;44Suppl 1:S30-4.

499Santos F, Vera JL, et al. The Complete Coenzyme B12 Biosynthesis Gene Cluster of Lactobacillus Reuteri CRL1098.Microbiology. 2008 Jan;154(Pt 1):81-93.

500 http://digestive.niddk.nih.gov/ddiseases/pubs/constipation/index.htm

501 Di Lorenzo C, Youssef NN. Diagnosis and Management of Intestinal Motility Disorders. SeminPediatr Surg. 2010 Feb;19(1):50-8.

502Ekanem AP, Brisibe EA. Effects of Ethanol Extract of Artemisia Annua L. AgainstMonogenean Parasites of Heterobranchus Longifilis. Parasitol Res. 2010 Apr;106(5):1135-9.

503 Belknap JK. Black Walnut Extract: An Inflammatory Model. Vet Clin North Am Equine Pract. 2010 Apr;26(1):95-101.

504 http://supremenutritionproducts.com/GoldenThreadSupreme/index.html

505Asthma. http://www.cdc.gov/nchs/fastats/asthma.htm

506Akinbami LJ, Schoendorf KC. Trends in Childhood Asthma: Prevalence, Health Care Utilization, and Mortality. Pediatrics 110 (2 Pt 1) :315–22. 2002.

507Rate of Parent-Reported ADHD Increasing. http://www.cdc.gov/ncbddd/features/adhd-parent-reporting.html

508Zimm, Angela. Children Sicker Now Than in Past, Harvard Report Says. http://www.bloomberg.com

509Lu WY, Inman MD. Gama-Aminobutyric Acid Nurtures Allergic Asthma. ClinExp Allergy. 2009 Jul;39(7):956-61.

510 Xiang YY, Wang S, et al. A GABAergic System in Airway Epithelium is Essential for Mucus Overproduction in Asthma. Nat Med. 2007 Jul;13(7):862-7.

511 McCormick DA. GABA as an Inhibitory Neurotransmitter in Human Cerebral Cortex.J Neurophysiol. 1989 Nov;62(5):1018-27.

512U.S. Department of Health and Human Services. (2003). National Survey of Child and Adolescent Well-Being: One Year in Foster Care Wave 1 Data Analysis Report. Retrieved April 27, 2006, from www.acf.hhs.gov/programs/opre/abuse_neglect/nscaw/reports/nscaw_oyfc/oyfc_title.html

513Kelley, B. T., Thornberry, T. P., & Smith, C. A. (1997).In the Wake of Childhood Maltreatment. Washington, DC: National Institute of Justice. Retrieved April 27, 2006

514English, D. J., Widom, C. S., & Brandford, C. (2004). Another Look at the Effects of Child Abuse.NIJ journal, 251, 23-24.

515Long-Term Consequences of Child Abuse and Neglect www.childwelfare.gov/pubs/factsheets/long_term_consequences.cfm#societ

516 Craig, Gary. http://www.selfgrowth.com/experts/gary_craig.html

517 Walker, Scott. http://www.netmindbody.com/net

518Callahan, R.J. and Callahan, J. (2000). Stop the Nightmares of Trauma. Chapel Hill: Professional Press. p. 143

519Ratey, John.Spark - The Revolutionary New Science of Exercise and the Brain. Little, Brown and Company; New York, NY 2008, p.236

520 Pedersen BK, Akerström TC, et al. Role of Myokines in Exercise and Metabolism. J Appl Physiol. 2007 Sep;103(3):1093-8.

521 Nielsen S, Pedersen BK. Skeletal Muscle as an Immunogenic Organ.

CurrOpinPharmacol. 2008 Jun;8(3):346-51.

522 Pedersen BK, Febbraio MA. Muscle as an Endocrine Organ: Focus on Muscle-Derived Interleukin-6. Physiol Rev. 2008 Oct;88(4):1379-406.

523 Cao H, Gerhold K, et al. Identification of a Lipokine, a Lipid Hormone Linking Adipose Tissue to Systemic Metabolism. Cell. 2008 Sep 19;134(6):933-44.

524Wiley TS, Lights Out, Sleep Sugar and Survival. Pocket Books, New York NY, 2000; p. 94.

525 La Gerche A, Prior DL. Exercise—Is it Possible to Have Too Much of a Good Thing? Heart Lung Circ. 2007;16Suppl 3:S102-4.

526 Exercise and Acute Cardiovascular Events: Placing the Risks into Perspective.MedSci Sports Exerc. 2007 May;39(5):886-97.

527Wortsman.Role of Epinephrine in Acute Stress. J. EndocrinolMetabClin North Am. 2002 Mar;31(1):79-106.

528http://www.cdc.gov/vitalsigns/AdultObesity/index.html

529http://www.mypyramid.gov/STEPS/stepstoahealthierweight.html